现代著名老中医名著重刊丛书·〈第三辑〉

伤寒挈要

刘渡舟　聂惠民　傅世垣　编著

人民卫生出版社

图书在版编目（CIP）数据

伤寒挈要/刘渡舟等编著. —北京：
人民卫生出版社，2006.12
（现代著名老中医名著重刊丛书　第三辑）
ISBN 978-7-117-08242-6

Ⅰ. 伤…　Ⅱ. 刘…　Ⅲ. 伤寒论—研究　Ⅳ. R222.2

中国版本图书馆 CIP 数据核字（2006）第 140414 号

门户网：www. pmph. com	**出版物查询、网上书店**
卫人网：www. ipmph. com	**护士、医师、药师、中医师、卫生资格考试培训**

现代著名老中医名著重刊丛书

第三辑

伤 寒 挈 要

编　　著：刘渡舟　聂惠民　傅世垣
出版发行：人民卫生出版社（中继线 010-59780011）
地　　址：北京市朝阳区潘家园南里 19 号
邮　　编：100021
E - mail：pmph @ pmph. com
购书热线：010-67605754　010-65264830
010-59787586　010-59787592
印　　刷：三河市宏达印刷有限公司
经　　销：新华书店
开　　本：850×1168　1/32　**印张：**9.75
字　　数：240 千字
版　　次：2006 年 12 月第 1 版　2024年 3 月第 1 版第14次印刷
标准书号：ISBN 978-7-117-08242-6/R・8243
定　　价：19.00 元
打击盗版举报电话：010-59787491　E-mail：WQ @ pmph. com
（凡属印装质量问题请与本社销售中心联系退换）

出版说明

自20世纪60年代开始，我社先后组织出版了一批著名老中医经验整理著作，包括医论医话等。半个世纪过去了，这批著作对我国近代中医学术的发展产生了积极的推动作用，整理出版著名老中医经验的重大意义正在日益彰显，这些著名老中医在我国近代中医发展史上占有重要地位。他们当中的代表如秦伯未、施今墨、蒲辅周等著名医家，既熟通旧学，又勤修新知；既提倡继承传统中医，又不排斥西医诊疗技术的应用，在中医学发展过程中起到了承前启后的作用。这批著作均成于他们的垂暮之年，有的甚至撰写于病榻之前，无论是亲自撰述，还是口传身授，或是其弟子整理，都集中反映了他们毕生所学和临床经验之精华，诸位名老中医不吝秘术、广求传播，所秉承的正是力求为民除瘼的一片赤诚之心。诸位先贤治学严谨，厚积薄发，所述医案，辨证明晰，治必效验，不仅具有很强的临床实用性，其中也不乏具有创造性的建树；医话著作则娓娓道来，深入浅出，是学习中医的难得佳作，为近世不可多得的传世之作。

由于原版书出版的时间已久，已很难见到，部分著作甚至已成为学习中医者的收藏珍品，为促进中医临床和中医学术水平的提高，我社决定将一批名医名著编为《现代著名老中医名著重刊丛书》分批出版，以飨读者。

第一辑收录13种名著：

《中医临证备要》
《施今墨临床经验集》
《蒲辅周医案》
《蒲辅周医疗经验》
《岳美中论医集》
《岳美中医案集》
《郭士魁临床经验选集——杂病证治》
《钱伯煊妇科医案》
《朱小南妇科经验选》
《赵心波儿科临床经验选编》
《赵锡武医疗经验》
《朱仁康临床经验集——皮肤外科》
《张赞臣临床经验选编》

第二辑收录14种名著：

《中医入门》
《章太炎医论》
《冉雪峰医案》
《菊人医话》
《赵炳南临床经验集》
《刘奉五妇科经验》
《关幼波临床经验选》
《女科证治》
《从病例谈辨证论治》
《读古医书随笔》
《金寿山医论选集》
《刘寿山正骨经验》
《韦文贵眼科临床经验选》
《陆瘦燕针灸论著医案选》

第三辑收录20种名著：

《内经类证》
《金子久专辑》
《清代名医医案精华》
《陈良夫专辑》
《清代名医医话精华》
《杨志一医论医案集》
《中医对几种急性传染病的辨证论治》
《赵绍琴临证400法》
《潘澄濂医论集》
《叶熙春专辑》
《范文甫专辑》

《临诊一得录》
《妇科知要》
《中医儿科临床浅解》
《伤寒挈要》
《金匮要略简释》
《金匮要略浅述》
《温病纵横》
《临证会要》
《针灸临床经验辑要》

这批名著原于20世纪60年代前后至80年代初在我社出版，自发行以来一直受到读者的广泛欢迎，其中多数品种的发行量都达到了数十万册，在中医界产生了很大的影响，对提高中医临床水平和中医事业的发展起到了极大的推动作用。

为使读者能够原汁原味地阅读名老中医原著，我们在重刊时采取尽可能保持原书原貌的原则，主要修改了原著中疏漏的少量印制错误，规范了文字用法和体例层次，在版式上则按照现在读者的阅读习惯予以编排。此外，为不影响原书内容的准确性，避免因换算造成的人为错误，部分旧制的药名、病名、医学术语、计量单位、现已淘汰的检测项目与方法等均未改动，保留了原貌。对于犀角、虎骨等现已禁止使用的药品，本次重刊也未予改动，希冀读者在临证时使用相应的代用品。

人民卫生出版社

2006年11月

前言

《伤寒论》是一部具有辉煌成就的中医古典医籍，为后汉张仲景所著。它继《内经》、《难经》等医学理论著述之后，开辟了临证医学的先河。因其有独特的辨证论治体系，理、法、方、药俱备，经得起长期临床实践的检验，故一直被誉为“经典著作”、“方书之祖”而成为学习中医的必读书籍。它不仅在国内颇有影响，就是在国外也享有盛名。为了适应中医教学与临床工作者深入、系统学习本书的需要，我们将多年从事该书教学以及运用其辨证论治法则指导临床的经验体会，以对原文进行归类编注的形式，撰写成书，取名《伤寒挈要》，供学习《伤寒论》的同道参考。

由于水平有限，写作时间仓促，书中难免有错漏之处，敬希广大读者予以批评指正。

本书的全部书稿由尉敏廷同志担任誊写与校对工作。

编者

一九七九年十二月

凡例

一、本书条文的节数号码与条文断句均依上海中医学院中医基础理论教研组校注、上海人民出版社 1976 年 7 月出版的《伤寒论》为准。

二、本书条文共为 398 条。

三、本书分总论与各论两部分。总论为指导学习各论而设，向读者提出了学习《伤寒论》的目的和要求，阐述了编者的学术观点，并借以指导全书。各论按六经病证分章次，原条文以证或方归类，条文按【原文】、【注解】、【治法】、【方药】、【方解】、【附医案】等项目编写。

四、为了便于读者掌握原文精神，根据考证及注家意见，对个别条文做了必要的删减与调整，如第 7 条只取前半部分，删去后半部分的“发于阳七日愈，发于阴六日愈，以阳数七阴数六故也”；第 176 条的“里有寒”，根据柯韵伯的意见，将“里有寒”改为“里有邪”；第 141 条“与三物小陷胸汤，白散亦可服”，考“小陷胸汤”、“亦可服”7 字为衍文，改为“与三物白散”。对凡作修改的条文，均在注解或按语中加以说明。此外，将原方煎服法中的“右”字均改为“上”字。

五、为了保存原书条文排列的意义，书中每条后标明节数号码，以资查对。并在注解中指出条文之间的内在联系，以反映原著用意之所在，避免了归类后破坏原书精神的流弊。此外，还于书后载有“论《伤寒论》条文组织排列的意义”一文，以供读者在研讨原文的次序和联接意义时作参考。

六、关于“霍乱”、“阴阳易差后劳复”的一些方证，多收于六经辨证之中。其中无法收入的条文，则按原文次序分别以第七章、第八章编写于后。

七、为便于读者查对原文，于书后附有条文索引与方剂索引。

八、为适于临床需要，书后还附有“古今剂量折算表”。

目录

总论

一、《伤寒论》导言

《伤寒论》历史变革

《伤寒论》原名叫《伤寒杂病论》，也有人叫《伤寒卒病论》，考“卒”字乃是“杂”字的误写。

这部书是公元 196—204 年后汉人张机（字仲景）所写的作品。

张仲景是南郡涅阳人，约生于公元 150—219 年，他的事迹汉书无传。据唐《名医录》载：“南阳人，名机，仲景乃其字也。举孝廉，官至长沙太守，始受术于同郡张伯祖，时人言，识用精微过其师。所著论，其言精而奥，其法简而详，非浅闻寡见所能及。”

东汉末年，由于统治阶级剥削，又加连年不断地战争，黎民百姓流离失所而导致了疾疫的流行，死的人很多。

张仲景所属的拥有两百多口人的南阳大族，在疫情的危害下，还不到十年时间就死亡了三分之二的人，其中死于伤寒的则占十分之七。

张仲景在序文中曾哀叹地说：“感往昔之沦丧，伤横夭之莫救。”因此激发了他著书活人的志愿。为了著书济世，他勤求古训，博采众方，广泛地吸收了汉以前的医学成就，并结合自己的体会，在前人的基础上而又有所创新。经过了辛勤的劳动和反复的印证，终于写成了《伤寒杂病论》合十六卷。

这部作品问世不久，就遭到了兵火的摧残和破坏，原书十六卷已残缺不全。

所幸在公元256—316年，西晋的太医令王叔和搜集了一些残存之书，并进行整理而撰次成篇，然而只整理了10卷，16卷的原貌已不复见。所以晋以后的《隋书·经籍志》和《唐书·艺文志》只载《伤寒论》10卷，而不再称16卷。日人山田正珍氏针对这一历史情况说："殊不知古昔十六卷之本，亡失不传，虽叔和亦不得而见之矣。"他指出了《伤寒论》从16卷变成10卷的始末。

到了公元1065年，宋治平年间，政府指令高保衡、林亿等人校正医书以为民用时，认为"百姓之急，无急于伤寒"，因把开宝年间节度使高继冲进上的《伤寒论》10卷总22篇加以校正，同时梓板而颁行于世。

在这个时间，翰林学士王洙在馆阁从蠹简中捡得的《金匮玉函要略方》3卷，也加以校正而刊行于世。

由于史书上没记载王叔和撰次《金匮玉函要略方》之事，此书可能经唐人之手所集，其确切情况有待考证。

《伤寒论》是一部什么书

《伤寒杂病论》本来是伤寒与杂病有机联系、相提并论的一部书。自宋治平梓板简称《伤寒论》，而林亿等人又有10卷论伤寒、6卷论杂病的说法，使人误解为《伤寒论》是专论伤寒，而《金匮要略》则专论杂病，流传直至今而不知悟。

为了正确理解本书起见，先介绍一下什么是伤寒，什么是杂病，以及伤寒与杂病的内在联系，方能对本书做出正确的评价。

先说伤寒。伤寒有广义和狭义之分，《素问·热论》说："今夫热病者，皆伤寒之类也。"这句话是指广义伤寒而言。至于狭义伤寒，则只限风寒，而不及风寒以外的其它邪气。考《伤寒论》的内容则是主论风寒，兼论杂病，它虽亦提及温病等证，乃是与风寒进行鉴别，作为伤寒类证而出现，所以，不像风寒那样论述全面，也没有系统的治法。因此，还不能说《伤寒论》就是广义的伤寒。

再说杂病。汉时对疾病分科尚无今日内科之称，当时对外感发热的急性病，皆叫做伤寒；对伤寒以外的疾病，包括许多慢性病，则都称之为杂病。

伤寒与杂病，本来是两种不同的发病形式，张仲景把它们共糅一书之中而相提并论的理由，是和以下几个问题有关的：

1. 因伤寒单纯发病者少，而与杂病相兼的则多，故伤寒与杂病合论则全面；

2. 人分男女，体有强弱，感邪虽一，发病则异；而且内因是变化的根据，故辨证不明杂病，则亦不能明伤寒。所以，只论伤寒，不论杂病，则不能曲尽辨证之长；

3. 有的病人先患他病，后感伤寒，内伤外感，病情杂沓，难求一致，无法用伤寒一种发病形式而统摄诸病。

柯韵伯对此深有体会地说："伤寒之中最多杂病，虚实互呈，故将伤寒、杂病合而参之，此扼要法也。"

综上所述，可以看出，《伤寒论》是通过伤寒与杂病的具体的病例，以反映它的辨证方法。也可以这样说，伤寒与杂病必须共论，方能显示六经辨证以统摄诸病的意义。故柯韵伯又说："盖伤寒之外皆杂病，病不能脱六经，故立六经而分司之。"也反映了六经辨证以统摄伤寒、杂病这一事实。

同时应该指出的是《伤寒论》这部书文义并茂，其组文构思，极尽含蓄吐纳、虚实反正、宾主假借、对比发挥之能事，是用二分法、两点论写成这部书，故在辨证中有其潜移默化的感染力，起到了文以载道的效果。

另外，还应看到作者在六经辨证中，只讲某经之为病，不讲某经之伤寒，把百病兼括于六经而不能逃出六经之外，他只在六经上求根本，而不在诸证上求枝叶，因而突出了六经辨证的特点。

方中行也认为《伤寒论》是论病之书，非为伤寒一病而设。这些提法，确实抓住了《伤寒论》的主要精神。

根据上述理由，说明了伤寒与杂病互相共论以阐明辨证论治之法，本来不存在伤寒在前、杂病在后，或10卷论伤寒、6卷论杂病的说法。学习《伤寒论》目的是在于辨证论治，绝不可降格以求而满足于伤寒一病。

《伤寒论》中六经的概念

六经的实质：《伤寒论》以六经辨证为核心，究竟六经的实质是否存在，在伤寒学中也议论纷纷，莫衷一是。有的学者把六经为病归纳成六类证候，用以赅括阴阳表里寒热虚实等证情。如丹波元坚在《伤寒论述义》中曾说：“《伤寒论》一部，全是性命之书……所谓病者何也？三阴三阳是也。热为阳，寒为阴，而表里虚实，互有不同，则六者之分，于是立焉。”可以看出，他是把六经建立在阳热阴寒的证候上，而不把六经证候建立在脏腑经络之上。为此，他又指出：“至于经络脏腑之言，经中间或及之，然本自别义，非全经之旨。惟以寒热定阴阳，则触处朗然，无不贯通也。”

由此可见，丹波元坚的学术观点，是反对从《素问·热论》的六经理论来探讨六经实质的。这种思潮在国内也大有人在，实有加以澄清之必要。

我认为《伤寒论》的六经，是继承了《热论》的六经，而有其脏腑经络的客观存在，所以，六经是物，而并不是符号。我们认为离开中医的传统经络学说而去解释六经则是值得商榷的。因为从《内经》到《伤寒论》经络学说本来是一脉相传，如本论的太阳病提纲，先揭出头项强痛，它和《热论》说的“其脉连风府”的精神完全符合。

论中还有许多按经取穴针刺之法，如果像丹波元坚没有经络的说法，岂不成为无源之水和无本之木。

所以，六经不能离开脏腑经络，如果离开脏腑经络去辨证，则“皮之不存，毛将焉附”，岂不是咄咄怪事。

但是，《伤寒论》却又和《热论》不一样。它在六经辨证上比《热论》有了发展。它不但辨热证和实证，而且也辨阴证、寒证和虚证，可以这样说《热论》的六经只辨伤寒，而《伤寒论》的六经，既辨伤寒，又辨杂病，从而建立了辨证论治的理论体系。

六经辨证方法：六经辨证方法，它以三阳经统摄六腑，三阴经统摄五脏，以反映脏腑经络的病理变化。

它还反映人体抗邪能力的强弱、病势进退缓急、正与邪相互关系和治疗是否得法等情况，从而辨出了病变部位、寒热趋向、邪正盛衰、阴病阳病，以作为诊断治疗的根据。

概括地讲，凡风寒初客于表，反映出来太阳经表不利，荣卫失和的证候，便是太阳病；邪由表入里，反映出胃家实的证候，便是阳明病；若正邪分争在胁下，反映出少阳枢机不利的证候，便是少阳病。至于三阴经的证候，主要以邪气入脏，阴盛阳衰，抗病力弱，机能衰减为其特点。如太阴病反映出来的是脾胃虚寒证；少阴病反映出来的是心肾阳虚证；厥阴病反映出来的是阴盛阳衰、阴极阳复的寒热错杂证。

六经辨证方法，应先辨明病发阴阳，阴阳既明，才能进而统摄表里、寒热、虚实的具体病情。

然而阴与阳、表与里、寒与热、虚与实是互相对立的，但由于脏腑的经脉沟通，就有可能使对立的阴阳寒热，变为相通的统一性。这种既对立而又统一的辩证思想，以反映六经的阴阳变化，这就是中医的辨证依据。

现以太阳经为例：足太阳膀胱和足少阴肾经脉相联，互为表里。它在一定的条件下，则阴阳是可以转化的。古人说“实则太阳，虚则少阴”，可见虚与实就是变阴变阳的一个条件，待到阴阳的病性一变，则表里、寒热也就随之而变。我们随着病情的变化，而用阴阳两点论去分析归纳，也就是《伤寒论》辨证的精神之所在。

由此来看，八纲辨证来自六经，而六经的每一经的病理反映，也都在八纲而体现。

六经的辨证，离不开脏腑经络的物质运动，若不尊重物质第一性，而又想求辨证之理，可以说未之有也。

张介宾说：“经脉者，脏腑之枝叶，脏腑者，经络之根本。知十二经之道，则阴阳明，表里悉，气血分，虚实见……凡人之生，病之成，人之所以治，病之所以起，莫不由之。”

张氏精辟地论述了辨证论治离不开经脉之道，可谓要言不繁，先获仲景之心。

张仲景在原序里也说“经络府俞，阴阳会通，玄冥幽微，变化难极，自非才高识妙，岂能探其理致哉！”可见仲景重视经络府俞的客观存在，使人要了解阴阳会通之理，然后在发病中才能了解阴阳脏腑可以转变，才可以一分为二的观点对待证候演变。

《素问·方盛衰论》说的好，善诊者“知丑知善，知病知不病，知高知下……用之有纪，诊道乃具，万世不殆。”这种教导医生从两方面的情况用以诊治疾病的思想是带有辩证法意义的。

但是，上述的一分为二辩证法思想必须绳之以六经，因为六经是有物的，它和只从症状表面变化那种“辨证”则有质的不同。

古人说：经者径也，据经方知病来去之路；经者界也，据经则知病之畔界而彼此不紊。

所以，辨证而在于证候，证候则根于六经。故古人又说：治病不明经络，犹如盲人瞎马，而鲜有不败。

六经病传变：六经为病不外正邪斗争，然正有强弱，邪有微甚，因而有传经与不传经之分。

一般地讲，凡邪气由表入里，由阳入阴，属于邪盛而病进；若正气抗邪有力，能拒邪外出，由里出表，或由阴转阳，属于邪衰而病退。但是，决定是否传经，在于正气的盛衰和治疗、护理是否得当，其中尤以正气的抗邪能力为先决条件。

辨病邪传变，对治疗和预防都有现实意义。其辨认方法，正如论中所说："伤寒一日，太阳受之，脉若静者，为不传；颇欲吐，若躁烦，脉数急者，为传也。"接着又说："伤寒二三日，阳明少阳证不见者，为不传也。"它说明了分析传经与不传经，要从其人的脉证变化入手，不是按六经顺序自然发展，更不是日传一经，以日而计传。

邪气传经的形式，归纳起来约有四种情况：

①一般传经：如太阳之邪或传阳明，或传少阳；

②表里传经：如太阳之邪，内传少阴；或少阳之邪，内传厥阴；

③越经传：太阳之邪，不传阳明、少阳而传于太阴；

④直中：若病邪不经太阳、阳明、少阳而开始发病即见少阴证候的，叫做"直中"。主要由于阳气虚衰，抗邪无力，邪气长蹇直入而中脏，所以，它比以上的传经之病为严重。

传经以外，还有合病与并病。合病与并病的情况，据丹波元坚说："合病并病者，表里俱病是也。方其感邪，表里同时受病者，谓之合病。表先受病，次传于里，而表犹在者谓之并病。合病则剧，并病则易，此合、并之略也。"

由上述可见，凡两经、三经同时发病，不分先后次第的叫合病，合病多为原发。

合病共有四种：曰太阳阳明合病；太阳少阳合病；少阳阳明合病；三阳合病。

若一经之病未愈，继而另经之病又起，而有先后次第之分的叫并病，并病多为续发。

并病有两种：曰太阳阳明并病；太阳少阳并病。

《伤寒论》治疗法则

《伤寒论》这部书是讲理法方药环节的。理：是指六经辨证之理，前边已加介绍。法：是指治疗的方法和指导治疗的原则。辨证最终目的在于治疗，用什么方法去治疗，用什么观点去指导治疗，确是临床上一个重要课题。

《伤寒论》在治法上，确立两个前提：一个叫“阴阳自和”，一个叫“保胃气，存津液”。阴阳自和的意义，是说治病求本，本于阴阳；阴阳不和则病，使其阴阳自和则愈。因此，在治疗时，从阴阳的大前提入手，则不失战略上的意义。

“保胃气，存津液”的精神，是说治病时要把人、病、药三方面的关系摆正，其中的“人”是主要的。这是因为治病服药，无非为的是人，因此，治病时就不要伤了人，因而提出了“保胃气，存津液”的法则。若没有这个法则，很可能在治疗中先伤了正气，正气先伤，则抗邪无力，会导致邪气滋长和发展，使治疗处于被动。

《伤寒论》的治病方法，有麻桂的汗法，瓜蒂的吐法，硝黄的下法，姜附的温法，芩连的清法，参草的补法，柴芩的和法，䗪蛭为丸的消法等等。

中医的治疗八法，从《伤寒论》而体现，后世医家奉为圭臬。临床治疗，离不开“八法”的范围，它有战术上的意义，它必须在“法”的指导下而进行。

《伤寒论》的方剂成就

中医最早的方剂记载见于《内经》。但它仅载13方，不能满足临床的需要。到了西汉，由于药物的发展，方剂也随之而增多。从出土的西汉木简来看，其中不少关于方剂的记载，反映出西汉时期，我国的方剂学已具有相当水平了。由此推论，《伤寒论》所载的113方和91味药物，非尽出张仲景之手，而有其继承。但是，张仲景能够保存了西汉或更早的医药遗产，并与辨证论治的理论结合起来，形成一个比较系统的理、法、方、药环节，确是一个重大的贡献。

《伤寒论》的方剂，上溯岐黄，下逮百世，有“方书之祖”之称，其主要成就可有下述几点：

1. 体现了治疗八法，在临床的具体应用上，奠定了方以法立，法以方传的理论；

2. 组方精简，配伍严密，经亿万人次实验而疗效显著；

3. 方与证结合得紧，确能解决证的要求，科学性很强，至今仍有研究价值；

4. 组方不拘一格，随证处施，不偏于一家之见，可为后世法。

学习《伤寒论》的方剂，要记其剂量大小轻重、煎服方法以及服药后的禁忌和要求，然后才能发挥经方治疗之效。

通过以上的叙述，可见《伤寒论》是一部兵火残余之书，它将伤寒与杂病共论以突出辨证论治为目的。

《伤寒论》的辨证方法，以六经为核心，而反映脏腑经络的生理病理变化。由于脏腑经络、阴阳会通的机制，故每经之病可以分为阴阳两类，又可由阴阳而划分为表里、寒热、虚实等证，它为“一分为二”的辨证方法，提供了物质的内核。

《伤寒论》的治疗法则，以阴阳自和为根本，而以保胃存津为前提，因而把治疗八法体现于113方之中，因此构成了中医的理法方药的治疗环节，为后世开辟了汤液治病的先河和规范。

二、学习《伤寒论》的方法

关于如何学好《伤寒论》的问题，见仁见智，说法不一。根据我们的体会，对以下几点应加以注意：

明确学习目的

《伤寒论》是祖国医学四大古典医著之一。作者总结了秦汉以前的医学大成，并结合临床经验，将疾病发展过程中各种错综复杂、变化多端的证候加以综合归纳，并以古代辩证法思想——阴阳学说为指导，而又与脏腑经络学说有机地结合在一起，从而创立了一种独特的而且行之有效的中医理论体系，至今仍然指导着临床实践，因此在继承发扬祖国医学遗产的学习中，都将它列为主课来研究。

《伤寒论》是长期实践的科学总结，它的精髓是以辨证论治为核心，因此必须通过学习而精通其理论体系，掌握其辨证施治规律，运用其理、法、方、药的法则，做到“古为今用”，为发展我国中医药理论体系而打下基础。

学习《伤寒论》，需要把前面介绍的《导言》部分学深学透，才能破除各种偏见，树立正确的学习目的，遵循辨证论治规律学好《伤寒论》。

掌握辨证关键

学习六经辨证方法要掌握辨证关键。在辨证关键方面，仲景对于疾病的发生、发展、辨证、治法以及对疾病的认识方法，为我们总结出极其丰富的经验，需要我们很好地继承。因此，只有充分掌握了六经辨证关键，才能将疾病的复杂的演变过程进行综合分析，做出明确的诊断，施以正确的治疗，收到预期的效果。只要我们对六经辨证信得及、记得住、用得上，就能起到辨证的作用。为此，既要领会其精神，又要熟记条文。记得越熟，领会得就越深。把 398 条前后左右融会贯通，如数家珍达到炉火纯青的程度，就自然而然地掌握了辨证论治的具体运用关键。因此，记得住和“熟能生巧”是一个带有根本性的问题，切不得等闲视之。

参考名注

《伤寒论》的注家很多，称得起“汗牛充栋”，蔚成大观。自宋至今，历代相续不下数百余家，都各有阐发，具有不同的特点，其中有不少大家对后世医学的影响是很大的。他们繁荣了中医学术，推动了伤寒学的发展，这必须加以肯定。我们认为较好的范本，如成无己的《注解伤寒论》，是以经解论。它根据《伤寒论》原书的编排，逐次加以注解，为现存最早的一部范本。又如柯韵伯的《伤寒来苏集》，全书共分八卷，其中“伤寒论注”以证为主，汇集六经诸论，挈纲详目，证因类聚，方亦附之，对临证来说，是比较适用的，因而高出于一般注家，是一部价值较高、影响较大的书籍。余如徐大椿的《伤寒类方》，尤在泾的《伤寒贯珠集》等，都是驰名宇内，具有较高的学术价值。

总之，历代注家很多，有推崇本论者，有提出异议的，互相阐发，使本论得到不断充实和发展。但是，各注家之间亦有一些不同看法，甚至有相互排斥、相互非议的地方。我们应本着“百家争鸣”的精神，取各家之长，弃各方之短，以临床实践为标准，批判地继承，而绝不能兼收并蓄。

《伤寒论》的写作过程，作者总结了古代医学理论，撰用《素问》、《九卷》等书，勤求古训，博采众方，结合个人临床经验而成。因此，在学习《伤寒论》的同时，应先学好阴阳、藏象、经络等中医基本理论学说，打好坚实的物质基础而为先决条件。

另外，为把《伤寒论》学深学透，尚应熟习《金匮要略》、《神农本草经》等书籍，也是十分必要的。

学以致用

《伤寒论》是理论与实践相结合的典范，是临床实践经验的总结。因而学习《伤寒论》的目的是为了指导临床。只有会用，才算达到了目的。我们反对“纸上谈兵”，也反对“叶公好龙”式的学习。不能为了装潢门面而学《伤寒论》。必须做到学用结合。我们认为，首先要全面地掌握其理论体系，以此来指导临床实践，通过大量的临床实践来证实其理论的科学性。尤其对一些被称为“存疑待考”的条文，更不应轻易丢弃，应以实事求是的态度和科学的方法进行研究，验之于临床，而方可议论取舍。只有从实践中学到的《伤寒论》知识，才有真正的发言权。因此，陈修园所主张的白天看病、夜间读书的方法，值得我们重视。

古为今用

《伤寒论》是一部古典医籍，我们应抱着“古为今用”的态度，取其精华，去其糟粕。实践证明，《伤寒论》的理、法、方、药体系，至今仍指导着临床实践。例如：临床上用大承气汤、大柴胡汤、乌梅丸等方剂治疗急腹症和疑难重症，已取得了理想的效果。但是，我们决不可墨守成规，必须结合现代科学，把《伤寒论》的学术体系提高到一个新水平。

中国医药学是一个伟大的宝库，应当努力发掘，加以提高，而《伤寒论》则是宝库中的一颗灿烂明珠。在这科学的春天里，让它为造福于人类做出更大的贡献。

各论

六经病辨证纲要

中医学运用阴阳的朴素辩证法思想，通过寒热的证候来诊断疾病的性质。本文指出病发于阳、病发于阴以及阴证似阳、阳证似阴的真假寒热辨证，用以指导六经辨证先分阴阳的方法，确有全篇的纲要意义。

【原文】 病有发热恶寒者，发于阳也；无热恶寒者，发于阴也。……(7)

【注解】 此节提纲挈领，统论阴阳，冠于六经辨证之首，以示纲举目张，起到指导辨证的作用。

病，指疾病或病证。发热恶寒，指的具体证候。恶，当畏、怕讲。发热而又恶寒，反映了正邪斗争的病情，阳气能与邪争则发热，阳气被邪所伤则恶寒。凡三阳经病皆有发热，例如：太阳病有发热恶寒，阳明病有潮热或蒸蒸发热，少阳病则有往来寒热。所以说凡有发热的证候则为病发于阳经。无热恶寒是没有发热而只有恶寒，反映了阳气已虚，阴寒独盛，阳不能与邪争。所以三阴寒病皆无热证。由此可见，阴阳总统六经而验之于寒热，有热则知病发于阳，无热则知病发于阴。

【原文】 病人身大热，反欲得衣者，热在皮肤，寒在骨髓也；身大寒，反不欲近衣者，寒在皮肤，热在骨髓也。(11)

【注解】 通身皆热叫身大热。一般地讲，大热是病发于阳，若其人反有欲得衣被覆体的要求，这就在证候上出现了矛盾的情况。“热在皮肤，寒在骨髓”是自注的句子，说明这种身大热是假热。皮肤是形容其浅，骨髓形容其深。指出这种大热是很肤浅的表象，其实质（从反欲得衣被判断）是深在骨髓之真寒。这种真寒假热的证候，又叫做“阴极似阳”。

通身皆凉叫身大寒。一般地讲，大寒是病发于阴，若其人反有不欲接近衣被的情况，这也是证候上的矛盾。“寒在皮肤，热在骨髓”是自注的句子，解释这种身大热是肤浅的表象，而内有真热才是疾病的本质（从反不欲近衣被来判断）。这种真热假寒的证候，又叫做“阳极似阴”。

按语：综合上述，第一以寒热证情辨病发阴阳；第二以寒热病象，结合病人的喜恶以辨真伪之情，归结到“阴极似阳”、“阳极似阴”的病理上，以体现阴阳寒热的常法与变法。学习时应将两条结合起来体会，就更觉有味。

第一章　辨太阳病脉证并治

概　说

太阳，为足太阳膀胱经。其经脉起于目内眦，上行于额巅，络脑，还出别下项，挟脊抵腰中，入循膂，络肾属膀胱。太阳经是人体最大之经，它又与督脉并行于身后，因背为阳之府，督脉又为阳经总督，太阳经与之相并行，故为阳经之长。

太阳与少阴互为表里，阴阳会通，经脉相连。太阳腑为膀胱。《素问·灵兰秘典论》说："膀胱者，州都之官，津液藏焉，气化则能出矣。"说明了膀胱有气化的功能，故能藏津液而司开阖。然而膀胱的气化功能，必须借助于肾气的支持；然肾的主水功能，也必须赖于膀胱水腑的作用，故两经相为表里而生理功能相互联系。

肾与膀胱的关系，关键在于气化功能。那么，什么叫做气化？张介宾说："津液入者为水，水之化者由气，有化而入，而后又出，是谓气化则能出矣。"这说明了气化是由气以化水，由气以行水，故水的变化在于气的作用。

太阳腑居于下，有藏津液的作用；太阳经居于外则有主表作用。

太阳主表功能，也与气化的功能有关。因为太阳之气，须赖于肾气的资助，而肾阳通过太阳而行于体表叫做卫气。卫气之行，古人认为一日一夜，五十周于身，昼行于阳二十五周，夜行于阴二十五周，平旦阴气尽，阳气出于目，目张则气上行于头，循项而下太阳。太阳，巨阳之义。阳不巨，不足以密腠理而抵御外邪，故太阳为六经之首，总统营卫，肥腠理、温肌肉而司开阖。《灵枢·营卫生会》说:“太阳主外。”又说:“卫出下焦。”可见太阳与少阴的关系至为密切。

我们还认为卫气也是阳气和津液的变化。这是因为人体津液的输布,无不由于阳气的蒸化和推动作用。《灵枢·五癃津液别》说:“故三焦出气,以温肌肉,充皮肤,为其津,其流而不行者为液。”可见气行则津布,津布则肌肉始得温养。故《灵枢·本脏》也说:“肾合三焦膀胱,三焦膀胱者,腠理毫毛其应。”它具体反映了水脏、水腑、水道互相和合的气化功能与体表卫外机能的密切关系。所以,日本的学者称发汗为“解水毒”而与《灵枢·本脏》的精神遥相呼应,颇能耐人寻味。

卫气虽然来自于肾,而起自于下焦,但它又必须借赖中焦的水谷不断补充使其生化不息。《灵枢·营卫生会》说:“人受气于谷,谷入于胃,以传于肺,五脏六腑皆以受气,其清者为营,浊者为卫。”说明太阳主表不但和下焦有关,同时亦和中焦有关。如从上文“以传于肺,五脏六腑皆以受气”联系《灵枢·决气》所说“上焦开发,宣五谷味,熏肤充身泽毛,若雾露之溉,是谓气”,则可见太阳主表,虽有下焦的卫气,中焦的谷气,如缺少上焦的呼吸开发之气,则亦不能吐故纳新以将具有营养和防御机能的气输布到体表,也就不能发挥太阳主表和卫外为固的作用。

所以,对太阳主表,要建立在整体观上,它是先天的肾气、后天的谷气和呼吸的天阳之气相互协同作用的结果。然而,这种多方面的协同作用又集中于太阳一经而实现,人们通常把太阳的这种生理功能,概括为太阳主表。

太阳主表的功能,已如上述,现在讲一讲太阳的病理问题。太阳的病理可分为经腑两类。但由于经与腑相连,故在病理变化上,经与腑又常互相影响。如外来之邪,初犯体表,致使太阳经脉不利,阳气被郁不得宣通,而出现营卫不和等证,则可称之为太阳表证,或叫太阳经证。

太阳经脉营于头而会于项，故太阳受邪，经脉不利，则见“头项强痛”；阳气受伤，卫外失护，故见恶寒；由于气血向外抗邪，则其脉阴阳皆浮，“浮脉为阳表病居”，故脉浮反映太阳表受邪侵；邪遏阳闭则郁而不宣，故始虽恶寒，而后则发热。

《素问·五脏生成论》说：“肺之合皮也，其荣毛也。”表受邪侵，则皮毛不利，玄府失调，以致肺失宣降，则可发生咳嗽、气喘等证。又表与里相通，凡邪客于表而不解，可使里气不和而上逆，故太阳病不但有肺气不利的气喘，也有胃气不降的呕逆之证。

由于膀胱与肾相联系，太阳与少阴互为表里，故若其人少阴阳气虚者，而太阳感寒之后，则可内陷少阴之脏，而出现脉微细、但欲寐、厥逆和下利清谷等证；若太阳之邪不解，而少阴里证已见，如太阳头痛发热，而少阴脉来反沉，则叫太阳少阴“两感”之证。这种病因涉及少阴，故内带险情，实不可轻视。凡太阳病而内累少阴的，多与少阴阳虚有关。许叔微曾说：“伤寒不问阴证阳证，阴毒阳毒，要之真气完壮者易医，真气虚损者难治。谚云：伤寒多死下虚人。”就说明了肾虚伤寒的严重性。

膀胱为州都之官，主藏津液，有气化之权。若太阳在经之邪不解，而随经内犯膀胱腑时，或膀胱自身的气寒水凝，气不行水，水不化气，则可发生膀胱蓄水之证。膀胱者，水之府也，上通于水道而迤行于三焦，故膀胱蓄水以后，则水道不利，气化不行，因而出现烦渴欲饮、饮水则吐、小便不利或脉浮身热等证。

上述之太阳经邪若不与水结，而是热与血结的，其部位不在膀胱而在小肠的，则叫太阳蓄血证。

心主血，小肠与心相通，血热瘀于小肠则可上熏于心，而出现精神如狂或发狂的证候。但是，热与血瘀，其程度有轻有重，故其症状而又有不同。例如：热与血结而热大于瘀的，则少腹急结，其人如狂；若瘀血大于热的，则少腹硬满，其人发狂；若热与瘀皆轻，则仅见身热而少腹胀满之证。

第一节　太阳病提纲

【原文】 太阳之为病，脉浮，头项强痛而恶寒。(1)

【注解】 太阳为六经之首，主表而统营卫，为一身之外藩。风寒外邪侵犯机体，先从太阳经开始。太阳病又称表病，是正邪交争在表的病理反映。邪犯体表，气血向外，充盈于体表以抗外邪，故脉应之而浮。“头项强痛”是太阳经脉受邪凝滞不利的见证。凡阳经病皆可出现头痛，惟太阳经头痛则以项为专位。恶寒是太阳病的必见证，这是外邪伤了太阳，阳气受伤而温煦失职的表现。

按：凡称太阳病，便知为表受邪，病位在皮肤腠理营卫之间而未涉及脏腑。太阳病见证，莫确于脉浮、头项强痛、恶寒三证。但见此脉此证，便可作太阳病处治。这里补充一个问题，为什么太阳病提纲证中，有恶寒而不提发热？这对“病发于阳”又如何理解？我们认为凡外邪郁遏太阳之后，恶寒虽然先见，而发热亦必随之出现，故论中有“或已发热，或未发热”之文，说明了迟早必然要有发热的症状出现。

一、太阳病中风脉证提纲

【原文】 太阳病，发热、汗出、恶风、脉缓者，名为中风。(2)

【注解】 本书是太阳病中风证的提纲。凡是在太阳病脉证基础上，兼见发热汗出，恶风脉缓的，就叫中风。中，读仲，如箭之中的。但它和卒然倒地、人事不省的“中风”名同而病异。

太阳病，因脉证治法的不同，论中大致分为两类，一是有汗，一是无汗。有汗的以发热为主名中风；无汗的以恶寒为主名伤寒。风邪属阳，伤人浅而在于卫，卫阳与风阳争则发热；风伤卫使卫不固营，营阴不能内守则汗出；汗出肌疏，而风邪不解，故又见恶风。太阳病脉浮，汗出表虚，故脉象松弛而呈缓象。见此脉证，即称太阳病中风证。

按：太阳病中风发热，以手扪其皮肤虽热而湿润；太阳病伤寒发热，以手扪其皮肤则干燥灼手；中风恶风、见风则恶，无风则安；伤寒恶寒，虽居密室，近火就温亦不能减。中风的发热、汗出、恶风三症是互为因果的，从临床实践中看到此病在发热的同时而有汗出，常欲揭去衣被为快，但一见风寒则又洒淅恶之。于是，又须衣被覆身以自卫，此时恶风虽去而发热汗出又继之而来。

二、太阳病伤寒脉证提纲

【原文】 太阳病，或已发热，或未发热，必恶寒、体痛、呕逆、脉阴阳俱紧者，名为伤寒。(3)

【注解】 太阳病的伤寒证，是表被寒邪所伤的证候。寒为阴邪，其性凛冽，伤人阳气比中风的程度为重。伤寒也有发热，但不同于中风迅速，必待阳气闭郁之甚始现。然亦有阳盛而病即发热的，故用“或”字未定之词示义。“必恶寒”是同“或已发热，或未发热”作比较的。言发热虽有早晚，而恶寒必定先见，乃因太阳被寒邪所伤，失去了卫外作用所致。中风恶风，伤寒恶寒，但恶寒比恶风为重。中风是汗出恶风，属于表虚，伤寒是无汗恶寒，属于表实。邪有阴阳之分，病有深浅之别，具体见证各自不同，故不能一概而论。“体痛”就是周身疼痛，是伤寒突出的症状之一。寒为阴邪主凝涩，能使营卫不利，不通则痛，故谓“寒主痛”。“呕逆”乃胃气上逆的反映，是寒邪束表而影响于胃，胃气不和所致。“脉阴阳俱紧”的阴阳指尺寸言，伤寒表实无汗，故三部之脉浮紧有力。根据上述脉证，即可诊断为太阳病的伤寒证。

按：太阳病中风与伤寒，是从太阳病提纲证分出的两类不同证候。太阳中风，邪伤于卫而影响于营，卫强营弱故见发热、汗出、恶风、脉浮缓的表虚证；太阳伤寒卫营俱实，故见恶寒、无汗、体痛、呕逆、脉浮紧的表实证。因此，两证鉴别在于有汗和无汗为其前提。

三、太阳温病脉证提纲

【原文】 太阳病，发热而渴，不恶寒者，为温病。若发汗已，身灼热者，名风温。风温为病，脉阴阳俱浮、自汗出、身重、多眠睡、鼻息必鼾、语言难出；若被下者，小便不利、直视失溲；若被火者，微发黄色，剧则如惊痫，时瘛疭；若火熏之，一逆尚引日，再逆促命期。(6)

【注解】 温病，是感受温热邪气所引起的疾病。温热伤阴，它和风寒伤阳不同。然温病初犯肺卫，亦有发热、头痛、脉浮等证，故仲景统称之为太阳病。“发热而渴，不恶寒”为温病的特点。反映了温病不同于伤寒，它起病不经传变，即见口渴；且因阳为邪引外无寒束，故虽发热而并不恶寒。

风温，即温与风搏之证，它同伤寒为病迥然不同。寒邪束表，发汗则邪去而热解。风温为病则不然，如发汗则风可去而温反盛，故周身灼热较前更甚。风温之脉，因其风伤阳，而温伤阴，故脉阴阳俱浮而不紧；风泄津液，温伤肺气，故见自汗出而一身尽重。风温热盛则使人神昏，故多见昏睡之证；温热上壅，故鼻息声鼾而语言难出。此证当以辛凉甘寒为治。医不知而用泻下，则适以伤脏阴而邪气陷；脏阴伤则小便难，目直视；邪气陷则时复失溲而大便不禁。此证不但禁用汗下，更应禁用火疗，如误用火攻，则火热加于温热，则“两阳相熏灼，其身必发黄”。然此证亦有轻重之分，不可不辨。若火邪轻微熏于皮肤，而身发黄色；若火邪剧者，则内逼心神，其证则如惊痫之状；且风从火出，时时发生四肢瘛疭，或抽搐不开，或缓纵不收，此为误用火攻之逆。

此证若已误火而复又以火熏取汗，是逆而再逆，误而再误，一逆尚能延日待时而有图治之机，再逆则促短寿命而使人速死。

按：本节首冠太阳病，是用以与温病比较之意。因温病初起亦有头痛、发热、脉浮等近似太阳病的证候，然温病不恶寒，而有口渴，故与风寒外感证绝然不同。温病是温热之邪伤人之阴，与风寒伤人之阳有质的区别。在治法上有辛温和辛凉解表的不同。这里举温病、风温作为伤寒的类证，以示与风寒的相互鉴别，防止发生误治。其中指出的误火种种变逆，以见温病伤阴之大义。

第二节　太阳病经证

一、桂枝汤证及加减证、禁忌证

（一）桂枝汤证

【原文】 太阳中风，阳浮而阴弱，阳浮者，热自发；阴弱者，汗自出。啬啬恶寒，淅淅恶风，翕翕发热，鼻鸣干呕者，桂枝汤主之。(12)

【注解】 太阳中风，包括前节中风的全部脉证。切脉轻取即见叫“阳浮”，重按脉软叫“阴弱”，阳浮阴弱乃脉浮缓的互词。“阳浮者热自发，阴弱者汗自出”，是仲景自注文，说明中风发热、汗出的病理。“阳浮”是指卫阳被风邪所伤中而抗邪于外，故见发热；“阴弱”是卫被邪扰不保护荣，荣阴外泄而内弱，故见汗出。“啬啬恶寒，淅淅恶风”，形容畏恶风寒的样子。“啬啬”，读色色，畏缩怯敛的意思。“淅淅”，读析析，如冷水洒身不禁其寒的意思。“翕翕”，读习习，像衣被覆身产生之热，叫翕翕发热，也是对“阳浮者热自发”的补充。

风邪客表，肺气不利，鼻窍发塞，偶尔气通，则作鼻鸣。有声无物叫干呕，这是表病引起胃气上逆的反映。“桂枝汤主之”，言上述的太阳中风证候，唯宜桂枝汤主治。“主之”的意思是对证施药，不须顾虑，而信任使用。

【治法】解肌驱风，调和营卫

【方药】桂枝汤方

桂枝三两（去皮） 芍药三两 甘草二两（炙） 生姜三两（切） 大枣十二枚（擘）

上五味，㕮咀三味，以水七升，微火煮取三升，去滓，适寒温，服一升。服已须臾，啜热稀粥一升余，以助药力。温服令一时许，遍身漐漐，微似有汗者益佳，不可令如水流离，病必不除。若一服汗后病差，停后服，不必尽剂。若不汗，更服依前法。又不汗，后服小促其间，半日许令三服尽。若病重者，一日一夜服，周时观之，服一剂尽，病证犹在者，更作服；若汗不出，乃服至二三剂。禁生冷、粘滑、肉面、五辛、酒酪、臭恶等物。

【方解】桂枝汤为治疗太阳中风的主方，有解肌驱风，调和营卫，发汗以止汗，发汗而不伤正，止汗而不留邪的功能。桂枝辛温，辛能发散，温通卫阳；芍药微酸，酸则收敛，固护营阴。桂枝与芍药配伍，于发汗之中有敛汗之旨，和营之中有调卫之功。生姜之辛佐桂枝以解肌，大枣之甘佐芍药以和营。甘草甘平，有安内攘外而调和营卫。

本方的煎服法更为重要。“㕮咀”乃把药捣碎的意思。在服第一次药后，要温覆衣被，不但避风寒之袭，而且创发汗之条件；须臾（很短的时间）令患者喝热稀粥一碗，以资助谷气，而增加发汗作用，故啜粥之举是为助药力发汗而设。喝粥后，温服一时许，以遍身漐漐（读浙浙，汗出貌）微似有汗为好，“不可令如水流离，病必不除”。因汗出若多而伤营卫，则病反不愈。若一服汗出病差，则停止第二、三次的余药，可不必尽剂。若第一服而无汗，还可再服；又无汗，可缩短给药的间隔时间，以半日许令三服尽为准。若病重者，可昼夜给药，连服二、三剂，务使汗出病解为目的。服桂枝汤还应禁食生冷、油腻、不易消化、秽恶及有刺激性的食物。

按：柯琴说："此为仲景群方之魁，乃滋阴和阳，调和营卫，解肌发汗之总方也。"考本方倍芍药加饴糖名曰小建中汤，治虚劳腹痛、伤寒烦悸、梦遗失精等证；本方加龙骨、牡蛎名桂枝加龙骨牡蛎汤，治男子失精、女子梦交等证。由此可见桂枝汤有调和阴阳之功，而实非他方所能及。本论 58 条曰："凡病若发汗，若吐，若下，若亡血、亡津液，阴阳自和者，必自愈。"此仲景治病从阴阳不和而为证治之纲，今又以桂枝汤调和阴阳而为群方之冠，示人辨证论治须从阴阳入手，方能求其根本。

【附医案】 刘某，男，48 岁

初夏患感冒，头痛发热汗出，在发热不堪时，而欲撤除衣被以自适，然稍一遇风则啬啬淅淅而恶风为甚。于是，又须着衣覆被以自卫，然恶风虽去，而发热汗出又来。切其脉浮缓，舌苔白润。辨为太阳病的中风证。投桂枝汤温复，啜粥取汗而病愈。

【原文】 太阳病，头痛，发热，汗出，恶风，桂枝汤主之。(13)

【注解】 太阳病，不论中风、伤寒等邪，凡见头痛、发热、汗出、恶风等证时，即可用桂枝汤。示人以辨证为主，推广桂枝汤使用范围，而不仅限于中风一证。

按：桂枝汤虽为治太阳中风的主方，然太阳病或汗或下，而表仍不解，如见发热汗出、脉浮弱弛缓的，仍可用桂枝汤治疗，不必拘执中风或伤寒的框框。

【附医案】 曾治一男性，患荨麻疹，皮肤苦痒，屡治不愈。切其脉浮缓，舌苔薄白，且有汗出恶风证候，投桂枝汤微汗而瘳。

由此可见，以上两条好像重复，实际上一条专指治疗中风，另一条则泛指治疗太阳病各种有汗的表证。

【原文】 太阳病，发热、汗出者，此为荣弱卫强，故使汗出。欲救邪风者，宜桂枝汤。(95)

【注解】 此条应与第12条合观，以见“阳浮者热自发”，为卫中之邪强；“阴弱者汗自出”，为血中之荣弱。荣属阴而卫属阳，阴弱则荣不能藏，邪强则卫不能密，故尔发热又见汗出。“欲救邪风”的“救”字当“解”字体会。此条补充了中风证的病机是卫强营弱和发病的特点在于汗出一证。

【原文】 太阳病，初服桂枝汤，反烦，不解者，先刺风池、风府，却与桂枝汤则愈。(24)

【注解】 太阳病，指太阳中风证。“初服桂枝汤”，谓刚喝完第一次药。“反烦不解者”，是药后不见汗出，反增加发热烦闷不解，这是因为太阳经的风邪太盛，病重药轻，不能达到驱邪外出的目的，反而激发邪气的抵抗，故反烦不解。在这种情况下，当先刺风池、风府，疏泻在经之风邪，使阳气不被所郁，然后再续服桂枝汤如法取汗，则风邪自然解散。这种针刺与汤药结合的治法，很有临床意义。

按：这一条是论服桂枝汤不出汗的反应，应与第46条服麻黄汤发汗后的反应互相对看。

风池，足少阳胆经穴名，在枕骨粗隆直下正中凹陷与乳突连线之中点，两筋凹陷处。

风府，督脉穴名，在后项入发际一寸，枕骨与第一颈椎之间。

【原文】 太阳病，外证未解，脉浮弱者，当以汗解，宜桂枝汤。(42)

【注解】 太阳病外证未解，是发热、恶风寒的表证仍在，当再行发汗以解表。但因脉见浮弱，弱为不足之象，不宜过汗，故宜用桂枝汤。

按：脉浮弱寓有“阳浮而阴弱”，荣弱卫强之意。此条又有补充37条如脉浮弱的，则不用麻黄汤而用桂枝汤的意思。

【原文】 太阳病，外证未解，不可下也，下之为逆；欲解外者，宜桂枝汤。(44)

【注解】 太阳病外证未解，又有大便不通的兼证，故提出不可下，若先下之则为逆。结合90条的“本发汗，而复下之，此为逆也；若先发汗，治不为逆”的条文体会，则先表后里之义自见。

按：此证不用麻黄汤者，恐峻汗而增胃燥之故。

【原文】 太阳病，先发汗不解，而复下之，脉浮者不愈。浮为在外，而反下之，故令不愈。今脉浮，故在外，当须解外则愈，宜桂枝汤。(45)

【注解】 太阳病，用发汗法治疗，是为正治之法。然发汗后而病不解，应考查其原因，是汗不如法，还是病重药轻。医不察此，反用下法。结果，不仅表邪不解，还会引邪入里，形成误治变证。今者虽经误下，而脉仍见浮的，说明病还在表而未入里。“浮为在外，而反下之，故令不愈”为自注句，指出表证误下之非；“今脉浮”以次之文，是说脉浮病仍在于外，当须发汗则愈。然在误下之余，正气先伤，故宜桂枝汤为允。

按：第15、44、45三条前后连贯很紧，作者指出太阳病或因误下，或未经误下而拖延日久未愈，只要还有外证未解，而脉浮弱的，均可以桂枝汤以解外。文中没有强调“汗出”一症亦可使用桂枝汤发汗。可见，桂枝汤的前后重点而各有不同。

【原文】 吐利止而身痛不休者，当消息和解其外，宜桂枝汤小和之。(387)

【注解】 本条原在《辨霍乱病脉证并治篇》，是承386条的吐利止而表不解的出其治法。根据91条的表里缓急的治疗原则，先以理中、四逆辈急温其里。若吐利虽止而身痛不休的，当斟酌使用桂枝汤以缓解其外。此乃因吐下之余，正气受伤，而与一般解表者不同，故以“消息”二字，以示不可猛浪之意。

按：此条的桂枝汤，无啜粥与温覆取汗的要求，并且提出“小和”，而有少少与服的意思在内。其慎重之处，无非使人小心从事而已。

【原文】 伤寒发汗已解，半日许复烦，脉浮数者，可更发汗，宜桂枝汤。(57)

【注解】 伤寒服麻黄汤发汗，其病已解。经过半日许，其人复发烦热，而脉仍浮的，乃为表之余邪未尽，又继续集结发病，治当发汗以解余邪。然前已发汗，不堪峻汗，故用桂枝汤以代替麻黄汤之治。

按：此条可与第46条合看，以见服麻黄汤后余热不解的病机和治法。“复烦”的“烦”字，当“热”字体会。“复烦”就是又发热的同义词。

【原文】 病常自汗出者，此为荣气和。荣气和者，外不谐，以卫气不共荣气谐和故尔。以荣行脉中，卫行脉外。复发其汗，荣卫和则愈。宜桂枝汤。(53)

【注解】 病，是指一般的疾病，非专指感受风寒而言。经常自汗出的原因，为荣卫不相和谐所致。荣本身无病，叫“荣气和”；荣气虽然未病，但卫气不与之谐，则卫不护荣，荣卫相离而致病。此以荣行脉中而失卫护，卫行脉外而失荣守，荣卫相离而不谐调，故治疗必须发汗而使荣卫相合，则自汗可止。

按：荣气和，指荣气不病，非调和之义。常自汗出的病机，在于荣卫相离；“复发其汗”，因其自汗而更发之故，加一“复”字，借发汗而使荣卫相合则愈。

“以荣行脉中，卫行脉外”是引自《灵枢·营卫生会》的

“营在脉中，卫在脉外”的意思，而《灵枢·卫气》也说：“其浮气之不循经者，为卫；其精气之行于经者，为营气。”然其意义两书重点各有不同。盖《灵枢》是从生理出发，本条则以病理为主。

【原文】 病人脏无他病，时发热、自汗出，而不愈者，此卫气不和也。先其时发汗则愈，宜桂枝汤。(54)

【注解】 “病人”，指已病之人，非专指中风病人。今脏腑无他病，只有时发热、自汗出而因循不愈。“此卫气不和也”是自注句，说明本病属于卫气的不和，也就是在外的卫气与在内的营气不相和谐。卫不与营和则发热，是阳不得阴；营不得卫之护则汗出，是阴不得阳。营卫阴阳不和，所以有时发热而自汗出。桂枝汤能和营卫、调阴阳，故能治疗此证。然必于未发热之前，服药啜粥，使其微汗，则营卫相和，其病自愈。

按：以上两条，补出桂枝汤非独治太阳中风汗出，又能治疗由于营卫不和的发热汗出之证。

此条病本有汗，又复与桂枝汤发汗为何？然汗出为营卫不和之所致，而发汗又为调和营卫之手段，为此，桂枝汤具有发汗以止汗的意义。

小　结

桂枝汤治疗范围：①太阳病中风证，以发热、汗出、恶风为主。②太阳病，无论中风、伤寒，或汗、或下，凡见头痛、发热、汗出、恶风皆可用。③太阳伤寒，发汗后，余邪未尽；或太阳病下之后脉浮而外不解；或太阳病迁延日久脉浮弱者，皆可用。④治病人脏无他病，时发热、自汗出的卫气不和证。桂枝汤的特点，发汗以止汗，发汗而不伤正，止汗而不留邪，调和营卫，健胃降冲，故应用较广。

（二）桂枝汤的加减证

1. 桂枝加葛根汤证

【原文】 太阳病，项背强几几，反汗出恶风者，桂枝加葛根汤主之。(14)

【注解】 太阳病，汗出恶风，是桂枝汤证。兼见项背强几几（“几”音殊，形容项背拘强，引颈而顾盼不自如的症状），是风邪客入太阳经，发生气血不利的反映。用桂枝汤解肌祛风，加葛根疏通经脉并能滋润项背的强急。

按：项背强几几的拘急之证，理应无汗，今有汗，故曰“反汗出”。此条承太阳病头痛，而及于项背，以见太阳循经自上而下的病理反映。

【治法】 疏解太阳经中之邪

【方药】 桂枝加葛根汤方

葛根四两　桂枝三两（去皮）　芍药三两　生姜三两（切）　甘草二两（炙）　大枣十二枚（擘）

上六味，以水一斗，先煮葛根减二升，去上沫，内诸药，煮取三升，去滓，温服一升。覆取微似汗，不须啜粥，余如桂枝法将息及禁忌。

【方解】 本方用桂枝汤解肌以驱风，加葛根疏通经脉，以利血气之行，而解项背之拘急。

按：宋本此方有麻黄三两，经林亿校正：“此证云汗出恶风，而方中有麻黄，恐非本义也。第三卷有葛根汤证云‘无汗恶风’，正与此方同，是合用麻黄也。此云桂枝加葛根汤，恐是桂枝中但加葛根耳。”考《玉函》桂枝加葛根汤方，无“麻黄三两（去节）”六字。

将息二字，古人缺注，山田正珍氏“将”训以为行，“息”训以为止，言服药之法，病差则不终一剂止之，不愈则服至二三剂，此所谓“将息”也。

2. 桂枝加厚朴杏子汤证

【原文】 喘家，作桂枝汤，加厚朴、杏子佳。(18)

【注解】 “喘家”指素有喘病的人。今又新感太阳中风，表有邪则肺气不利，喘病发作，故用桂枝汤解风邪，加厚朴、杏仁理气利肺以治喘，较单纯用桂枝汤为好。

按：《千金翼》"喘家"下多"有汗"二字。桂枝加厚朴杏子汤治风寒作喘而有汗出者，但必须同麻杏甘膏汤证相鉴别。麻杏甘膏汤亦见汗出而喘，然兼见脉数、口干、舌红苔黄等热证，切勿忽略。

【原文】 太阳病，下之微喘者，表未解故也，桂枝加厚朴杏子汤主之。(43)

【注解】 太阳病下之为逆，导致邪入发生各种变证。今虽误下，其人微喘，肺气不利而表犹未解，此误下之侥倖者，故用桂枝汤发汗以解表，加厚朴杏子利肺以平喘。

按：以上两条虽皆用桂枝加厚朴杏子汤，但病机并不相同。一为喘家新感，故称"桂枝加厚朴杏子佳"，此乃权宜之治法；一为下之微喘，表未解，故称"桂枝加厚朴杏子汤主之"，此乃对证施用，而无复可疑之法。

【治法】 解肌驱风，降气利肺

【方药】 桂枝加厚朴杏子汤方

桂枝三两（去皮） 甘草二两（炙） 生姜三两（切） 芍药三两 大枣十二枚（擘） 厚朴二两（炙、去皮） 杏仁五十枚（去皮尖）

上七味，以水七升，微火煮取三升，去滓，温服一升，覆取微似汗。

【方解】 方以桂枝汤解肌驱风，加杏仁利肺、厚朴理气则喘可止。

3. 桂枝加附子汤证

【原文】 太阳病，发汗，遂漏不止，其人恶风，小便难，四肢微急，难以屈伸者，桂枝加附子汤主之。(20)

【注解】 太阳病，指太阳中风而言，如果不用桂枝汤治疗，而滥用麻黄汤发汗，不但表邪不解，且使卫阳更虚，以致汗出如漏，不能禁止。“其人恶风”原为中风之一证，今复提出，则比未汗前为更甚。“小便难，四肢微急，难以屈伸”是属于过汗之后，膀胱气液受损则小便困难；筋脉不得气液濡润则四肢微急，难以屈伸。似此亡阳脱液，而又风邪不解，故以桂枝汤解肌驱风，加附子补阳摄阴以使漏汗止则液可复，此治病求本之法。

按：《医学入门》说：“小便难者，出不快也。”盖以“膀胱者，州都之官，津液藏焉，气化则能出。”此证汗漏则液脱，阳虚又不能施化，故见小便难；而又四肢微急，难以屈伸，辨证焦点在于“汗出遂漏不止”。仲景不急于滋阴液而先固阳气，因固阳即所以摄阴，阴不走泄则津液自复，读之耐人寻味。

【治法】 解表扶阳摄阴

【方药】 桂枝加附子汤方

桂枝三两（去皮） 芍药三两 甘草二两（炙） 生姜三两（切） 大枣十二枚（擘） 附子一枚（炮、去皮，破八片）

上六味，以水七升，煮取三升，去滓，温服一升。本云：桂枝汤，今加附子。将息如前法。

【方解】 因误汗阳气与津液两伤，而风邪在表不解，故以桂枝汤解肌驱风，加附子扶阳摄阴，此强主弱客汗止而邪去之法。

【附医案】 某同事之嫂，病自汗久不愈，虚惫不堪。服参芪等药不下数十帖，而汗出犹未止。一日向余求方，余曰：脉沉否？有之；畏寒否？亦有之。曰：证乃阳虚而非气虚，是以参芪无效。可试服桂枝加附子汤，固阳以摄阴，兼能调和营卫，或可因之而愈。如所言，凡三剂而汗止。

4. 桂枝去芍药汤证及桂枝去芍药加附子汤证

【原文】 太阳病，下之后，脉促、胸满者，桂枝去芍药汤主之。(21)

【注解】 太阳病，若误用下法，治不顺理，导致里虚邪陷。其脉急促者，主正与邪急，在阳而未入阴。“胸满”（满、读闷）主邪从表传胸，有渐入之势，然仍在阳分。故用桂枝汤鼓舞心胸阳气拒邪仍从表解；去芍药，恐酸敛而羁縻桂枝的宣发。

按：卫气开发于胸中，故太阳邻近于胸。若太阳之邪不解，每有邪陷于胸，发生胸满之证。此时如脉沉紧，则为结胸实证；今脉不沉而促，按之反濡者，反映了正邪争拒，在阳而未入阴，在胸而犹未入腹。然促为阳脉，阳能争则脉促，故知病在阳。胸为表之里，然去表未远，而又属高位，故可用桂枝去芍药治之，此为救阳避阴之法。

【治法】 辛温通阳，因势利导。

【方药】 桂枝去芍药汤方

桂枝三两（去皮） 甘草二两（炙） 生姜三两（切） 大枣十二枚（擘）

上四味，以水七升，煮取三升，去滓，温服一升。本云：桂枝汤，今去芍药。将息如前法。

【方解】 方用桂枝汤以鼓舞心胸阳气、透邪出表仍从外解。去芍药之义有二：一因芍药酸苦为阴而不利于胸满；二是芍药有碍于桂枝温通心胸之阳。

【原文】 若微恶寒者，桂枝去芍药加附子汤主之。(22)

【注解】 继上证若其人微有恶寒，“见微而知著”，反映了阳虚的本质，故于上方再加附子扶阳，是为正邪兼顾之法。

【治法】 补阳消阴

【方药】 桂枝去芍药加附子汤方

桂枝三两（去皮） 芍药三两 甘草二两（炙） 生姜三两（切） 大枣十二枚（擘） 附子一枚（炮、去皮，破八片）

上六味，以水七升，煮取三升，去滓，温服一升。本云：桂枝汤，今加附子。将息如前法。

【方解】 用桂枝去芍药汤以治胸满，加附子以治恶寒。此证在“脉促胸满”时已伏有阳虚之机，故一见恶寒，便可加用附子，大力助阳而为扶正之计。

按：无热恶寒为病发于阴，因胸满未除，恶寒尚微，故仍用桂枝去芍以治上，加附子助阳以温下，此乃上下兼顾之法。

以上两条，说明太阳病，本以微发汗为佳，若过汗遂漏不止，以致伤阳耗液，出现恶风、小便难、四肢微急等证。阴阳两伤，治以扶阳为主，故于桂枝汤中加附子。

若太阳病，本不应下而误下，使在表之邪有机可入。其人“脉促”主正虽伤而犹能力争；“胸满”系邪虽在胸而去表未远，故用桂枝去芍药汤，拒邪仍从表解。若同时见轻微恶寒，则阳虚之证已现，则加附子以扶阳。

桂枝加附子汤，风邪未解而阳虚；桂枝去芍药加附子汤，表邪已解而阳气不振。方药不同，主治亦有别。

【附医案】　王某，男，42岁，工人

多年来，胸中发满，甚或疼痛，遇寒则增剧。并伴有咳嗽、气短等证。其脉沉弦而缓，握其手则凉，询其小便清长且多，舌淡嫩、苔白略滑。辨为心胸阳虚，寒邪凝滞而为病。

为疏：桂枝三钱　炙甘草二钱　附子三钱　生姜三钱　大枣七枚

患者见方除姜枣外仅三味药，流露不满之色。一周后欣然来告，称连服六剂，多年之胸中满痛得以解除。

5. 桂枝加芍药生姜各一两人参三两新加汤证

【原文】　发汗后，身疼痛，脉沉迟者，桂枝加芍药生姜各一两人参三两新加汤主之。(62)

【注解】　发汗后表证已解不应身体疼痛。今出现身疼痛，必须凭脉以决定表里虚实。“脉沉迟者”，脉沉主里、迟主血少气虚，反映了身疼痛是汗后气虚血少不能充养肢体所致。治疗用桂枝加芍药以补荣血，加人参以补血气，加生姜使药力作用于体表，以实荣卫之不足。方名“新加”乃仲景新加之方已非桂枝之旧。

【治法】 补气血调营卫

【方药】 桂枝新加汤方

桂枝三两（去皮） 芍药四两 甘草二两（炙） 人参三两 大枣十二枚（擘） 生姜四两

上六味，以水一斗二升，煮取三升，去滓，温服一升。本云：桂枝汤，今加芍药、生姜、人参。

【方解】 用桂枝汤调和营卫，加芍药以补血，加人参以补气，加生姜领药力走于外，以治身痛之证。

按：产后气血双虚而身痛不可耐者，用此方多效。

6. 桂枝去桂加茯苓白术汤证

【原文】 服桂枝汤，或下之，仍头项强痛、翕翕发热、无汗、心下满微痛、小便不利者，桂枝去桂加茯苓白术汤主之。(28)

【注解】 病有头项强痛、翕翕发热、无汗等症，医生认为是表邪不解，投以桂枝汤发汗；还见心下满微痛与小便不利之症，医生又认为里有凝结，而治以泻下之法。然无论或汗、或下对此证均无效可言。

那么，这是什么病，为什么汗下皆无效？此证乃太阳之邪内陷于腑，腑气不利，水气内停，故辨证关键在于小便不利一证。

夫病在内者，可以反映于外；病在腑者，可以外应于经。此证头项强痛、翕翕发热为经气不利；心下满微痛、小便不利为太阳腑有水邪凝结，如不利其小便则经、腑之证皆不能除，故用桂枝去桂加茯苓白术汤利其小便则愈。

【治法】 利水以通经

【方药】 桂枝去桂加茯苓白术汤方

芍药三两 甘草二两（炙） 生姜（切） 白术 茯苓各三两 大枣十二枚（擘）

上六味，以水八升，煮取三升，去滓，温服一升，小便利则愈。本云：桂枝汤，今去桂枝加茯苓、白术。

【方解】 此证无表邪，故减去桂枝；小便不利，心下满微痛，是水饮内停，故加茯苓、白术淡渗除湿；生姜健胃化饮，以散心下之满；芍药助疏泄，以解心下之痛；甘草、大枣则为培脾制水而设。

按：五苓散方有桂枝用以解表，其方后要求“多饮暖水，汗出愈”；本证无表，故减桂枝，其方后要求“小便利则愈”。叶天士说：“通阳不在温而在利小便。”小便一利，阳气得通，则头项强痛等证随之而解。自吴谦等人提出留桂去芍以后，在去桂去芍问题上造成了混乱，可见注疏之事不可不慎。

【附医案】 陈慎吾老大夫生前治一发热患者，屡经医治而发热不退。问其小便不利，胃脘胀满不适，脉沉而弦，舌苔水白。陈老辨为水饮内停，阳气外郁之发热，乃不治热而治水，用本方三剂热退而安。

小　　结

桂枝汤加减证，属于外邪不解的：有太阳病项背强几几，反汗出恶风的桂枝加葛根汤证；喘家病中风，或误下太阳微喘的有桂枝加厚朴杏子汤证；太阳病发汗遂漏不止的有桂枝加附子汤证。病邪已离于表的：有太阳病，下之后，脉促胸满的桂枝去芍药汤证；若微恶寒的桂枝去芍药加附子汤证；以及汗后气血双虚而身疼痛脉沉迟的桂枝新加汤证；汗下后病不解心下满微痛、小便不利的桂枝去桂加茯苓白术汤证。

我们掌握了桂枝汤的治疗范围，又能随证加减化裁，使它既治中风，又治杂病，举一反三，以推广桂枝汤的治疗范围。

（三）桂枝汤的禁忌证

【原文】 若酒客病，不可与桂枝汤，得之则呕，以酒客不喜甘故也。(17)

【注解】 酒客是指平素嗜酒成癖，不是一次醉酒的人。酒曲蕴郁脾胃，则可化成湿热，往往出现头痛、发热、呕吐等症，治当解酒利湿，慎不可误认为中风用桂枝汤治疗。另外，酒客内有积湿，如患太阳中风，亦当慎用桂枝汤。盖桂枝汤为辛温之剂，辛能助热，甘能助湿，湿热得辛甘之药而壅滞脾胃，势必使胃气上逆而作呕，故仲景注云“以酒客不喜甘故也”。若酒客内无湿热，则桂枝汤亦可服用。

按：山田正珍主张酒客虽有中风之证，不可执桂枝之成法与之，宜减去甘草、大枣二物以投之。也有人主张于桂枝汤加枳椇子、葛花为得体，录之以供参考。

【原文】 太阳病三日，已发汗，若吐、若下、若温针，仍不解者，此为坏病，桂枝不中与之也。观其脉证，知犯何逆，随证治之。桂枝本为解肌，若其人脉浮紧、发热、汗不出者，不可与之也。常须识此，勿令误也。(16)

【注解】 考《少阳篇》第 267 条有“若已吐下发汗温针，谵语，柴胡汤证罢，此为坏病。知犯何逆，以法治之”。由此论之，“仍不解者”指病不解而言，非太阳表证之不解。此时桂枝证已罢，而已转成“坏病”。坏者，自败之义，言历经误治而正证自坏。若为医所误，其证不坏者仍可与桂枝汤而不禁。由此可见，“坏病”则桂枝汤已不可用。由于坏病变化多端，故对坏病救治之法，仲景只能示之以原则，即所谓“观其脉证，知犯何逆，随证治之”。

本文第二段是论伤寒禁用桂枝汤的问题。桂枝汤治太阳表虚有汗，本为解肌驱风而设。如果是脉浮紧、发热，汗不出的太阳伤寒表实证，切不可与桂枝汤。“常须识此，勿令误也”，为作者叮咛之句，示人要记住：浮紧、无汗是伤寒的麻黄汤证，不能用桂枝汤。

【原文】 太阳病，下之后，其气上冲者，可与桂枝汤，方用前法；若不上冲者，不得与之。(15)

【注解】 太阳病属表证，宜用汗法，驱邪使从表解。若误下使正气不伸反引表邪内陷，故表病宜汗不宜下。今误用下法虚其里，使邪有可乘之机，往往构成各种邪陷里证。但也有的人正气充足，不因误下致邪陷，而有“气上冲”的表现。气，指太阳之气；上冲，指太阳之气犹能抗邪于表，见头痛、发热、脉浮等证，反映了太阳之气与邪斗争向上向外，此时仍可与桂枝汤微汗以解其邪。若是太阳之气不上冲，表证已不存在，邪已入里，就不要用桂枝汤。可与45条互参。

【原文】 凡服桂枝汤吐者，其后必吐脓血也。(19)

【注解】 桂枝汤为辛温之剂，对于内热者须禁用。服桂枝汤本不应吐，若素有内痈的患者，则热灼气血，营卫不和，亦可出现类似太阳之证。如误认中风而投桂枝汤，则发汗伤津，药与热搏必吐脓血，反使病情增剧。

小　结

桂枝汤的禁忌证，包括了伤寒脉浮紧，发热汗不出的表实证；太阳病下之后，其气不上冲的阳气内陷证；酒客病的湿热内蕴，胃气不和，营卫失调的类似中风证；或误用汗下等法，导致太阳正证自坏，变成种种的“坏病”；或者其人素有内热，热灼气血，营卫不和证。以上诸证，都须禁用桂枝汤治疗。

以此类推，由于桂枝汤是辛温之剂，它对时疫温病而阳盛于内，津液先伤，证见口渴舌干，喉痛咽烂等候，此方亦不可滥用。《伤寒例》曾说：“况桂枝下咽，阳盛则毙。”可见古人对桂枝汤的治禁早有明训，须加以注意，而为遵守。本论第29条也提到少阴阴阳两虚之证，亦不可妄投桂枝汤而发其汗。在此为之指明，以免发生遗漏。

总之，桂枝汤虽是一个很好的方剂，但它也有一定的局限性和使用上的禁忌。因此，必须预为指出，方能正确使用桂枝汤。

二、麻黄汤证及加减证、禁忌证

(一) 麻黄汤证

【原文】 太阳病，头痛、发热、身疼、腰痛、骨节疼痛、恶风、无汗而喘者，麻黄汤主之。(35)

【注解】 表病当分有汗、无汗两类。桂枝汤方是有汗类，麻黄汤方是无汗类。有汗为表虚，无汗为表实。表实证的治疗是用麻黄汤。

条文共有八证，头痛、发热、恶风、身疼是表虚表实共有症，腰痛、骨节痛、无汗而喘是表实的独见症。伤寒表实无汗，寒性收引，气血凝涩，所以疼痛为突出，古人说：“寒主痛。”寒邪郁滞体表，内合于肺则作喘，这和无汗有关。恶风，是恶寒的互词，不言紧脉是省文，应与第3条合参。

按：寒束于表，毛窍闭塞，肺气不利则喘；寒邪伤荣，血脉不利则关节疼痛。治用麻黄汤发汗，可以散寒解热，通利荣卫，宣肺平喘。

【治法】 发汗解表，宣肺平喘。

【方药】 麻黄汤方

麻黄三两（去节） 桂枝二两（去皮） 甘草一两（炙） 杏仁七十个（去皮尖）

上四味，以水九升，先煮麻黄，减二升，去上沫，内诸药，煮取二升半，去滓，温服八合，覆取微似汗，不须啜粥，余如桂枝法将息。

【方解】 麻黄配桂枝，辛温发汗，以开荣卫，散风寒，宣肺郁；杏仁利肺平喘，又助麻黄之宣发；甘草扶正和中，剂量不宜大，恐碍麻黄走表之功。

【附医案】 1967年，余参加北京医疗队，赴甘肃省。时方严冬，冰封雪冻，寒气袭人肌骨，因不慎而患伤寒。自觉恶寒特甚，鼻流清涕，无汗，身热作咳，周身疼痛无以复加，脉浮而紧，舌苔薄白。自拟麻黄汤原方一剂，服后卧火炕上温覆取汗，爽然而愈。

察我国的西北、东北等严寒地带，麻黄汤证屡见不鲜。不能说麻黄汤方已过时，而是大有用武之处。

【原文】 太阳病，脉浮紧、无汗、发热、身疼痛，八九日不解，表证仍在，此当发其汗。服药已微除，其人发烦目瞑，剧者必衄，衄乃解。所以然者，阳气重故也。麻黄汤主之。(46)

【注解】 文中的“麻黄汤主之”，应接“此当发其汗”之后，此乃汉人倒装文法。

太阳病，脉浮紧，无汗发热，身疼痛，虽持续至八九日不解，亦属于太阳病的表实证，故仲景说“此当发其汗”，而治用麻黄汤。服汤后其症状已微有解除，意在言外，尚未痊愈。这是发汗以后，卫分之邪得解，而荣中之邪犹未得解，若此时正气得势，欲驱邪以外出，则其人发烦，目瞑（视物不明），此症若剧，则其人必衄血，衄则荣中之邪得出，其病则愈。由此可见，发烦目瞑乃衄血之前驱症，其所以出现这种证象，是因为太阳之气闭郁太甚所致，故仲景曰：“阳气重故也。”

按：第24条是论服桂枝汤后的反应，本条是论服麻黄汤后的反应。桂枝汤的反应是由于无汗而反烦，而麻黄汤的反应则是发汗、证已微除，然后才衄而作解。足见阳气闭郁之甚时而邪解并非容易。

山田正珍氏认为：“微除”是“须臾”的误写。他认为应同桂枝汤方后“服已须臾”之文相等，录之以供参考。

【原文】 伤寒脉浮紧，不发汗，因致衄者，麻黄汤主之。(55)

【注解】 伤寒脉浮紧，为麻黄汤证。若不发汗，则表邪抑郁，而邪无出路。若体强的人而从衄解者，临床亦有之。若其人虽衄，而血出不多，达不到载邪作解的目的，犹如汗出不彻而表邪不解一样。治疗可用麻黄汤发汗，以分消营中之邪，则衄血与表邪同时俱解。

按：伤寒衄解，每见于阳气旺盛之人，俗叫“出大寒”、或名“红汗”。一衄之后，脉静身凉则愈。若衄而不畅，表证不解，切莫用凉药以冰伏阳气，仍宜麻黄汤发汗，使汗以代衄，则血宁正安而愈。若衄后证变，邪已化热，则另当别论。

【原文】 太阳病，脉浮紧，发热身无汗，自衄者愈。(47)

【注解】 此证为太阳伤寒的麻黄汤证。若不得汗解，邪无出路，其人阳气复盛，邪又不能内传，则使营分之邪郁而变热，迫血上行，载邪外出而作解，虽异于发汗之形式，然其作解则一。

按：此种伤寒衄解，每见于青壮年阳气有余之人。若老人和婴儿则颇为少见，因其阳气不足，不能拒邪以外出之故。46条论服麻黄汤而病不解，然后作衄则解；本条是未服麻黄汤发汗，而正气拒邪外出自衄则愈。

【原文】 脉浮者，病在表，可发汗，宜麻黄汤。(51)

【注解】 此条承50条“假令尺中迟者，不可发汗”，而论尺脉不迟而浮者，则主病在表，而又不挟虚，故宜麻黄汤发汗。

【原文】 脉浮而数者，可发汗，宜麻黄汤。(52)

【注解】 脉浮而数，寓有紧象之意。亦承50条而论尺脉不迟而浮紧者，为伤寒表实之脉，故可发汗，宜麻黄汤。

按：以上两条，又有一层意思，凡用麻黄汤者，其脉必以浮或浮紧为依据，若脉沉而不浮者，则麻黄汤切不得用。

小　　结

麻黄汤证，为太阳伤寒，表实无汗，此时的寒邪，已从卫而伤荣，它的病情比桂枝汤为重。柯韵伯所总结的麻黄八症，即头痛、身疼、腰痛、骨节疼痛、发热、恶风寒、无汗、气喘，只缺少脉浮紧，因为已详于第3条中。以上的脉症反映寒邪伤阳的病理特点。如果再概括一点讲，又可缩小为四症，即恶寒、身疼、无汗、气喘。恶寒，反映了寒邪伤阳，“或已发热，或未发热，必恶寒”，可见恶寒是一个主症；寒主痛，伤于寒可使荣卫气血不利，所以“八症”中，疼痛就占了一半，其重要性是可想而知的了；无汗，是四症中的核心症候，反映了寒性收敛，能使皮腠闭塞，把太阳之气液，郁遏于表，所以，虽发热而皮肤干燥无汗；肺之合皮，其荣毛，寒邪束于体表，毛窍为之不利，则使肺气宣降失司，因而作喘。

伤寒无汗表实，若延迟日久，阳气郁遏过重，虽用麻黄汤发汗，也不能一次将荣卫之邪发出体外，因此，可发生发烦、目瞑欲作衄解的前驱症状。

另外，由于汗血同源的道理，故伤寒无汗表实，有自衄作解之机。若衄而不畅，不能载邪外出，仍可用麻黄汤发汗，以分消营中之邪则愈。

凡用麻黄汤发汗，必须尺脉不迟，而见脉浮或浮紧者为准，切不可按寸不及尺，犯粗心大意的错误。

(二) 麻黄汤的加减证

1. 葛根汤证

【原文】 太阳病，项背强几几，无汗，恶风，葛根汤主之。(31)

【注解】 此节应同第14条桂枝加葛根汤证合参，方能进一步了解葛根汤的治疗意义。

桂枝加葛根汤证项背强几几，反汗出恶风，属中风表虚的证候；本节的项背强几几，无汗恶风，属风寒表实的证候。

按：葛根汤除治无汗的项背强几几，还能治太阳阳明合病必自下利，以及阳明经脉被风寒所伤的缘缘面赤、发热、恶寒、额部头痛等证。

【治法】 发汗通经利血气

【方药】 葛根汤方

葛根四两　麻黄三两（去节）　桂枝二两（去皮）　生姜三两（切）　甘草二两（炙）　芍药二两　大枣十二枚（擘）

上七味，以水一斗，先煮麻黄、葛根，减二升，去白沫，内诸药，煮取三升，去滓，温服一升，覆取微似汗，余如桂枝法将息及禁忌。诸汤皆仿此。

【方解】 此方即桂枝汤加葛根、麻黄而成。麻黄、桂枝发汗解表；葛根疏通经脉治项背强几几；芍、甘调荣，姜、枣和卫。

【附医案 1】 崔某，女，18 岁

病口噤不能张，勉强可张到 2.5 厘米，如再强之则两颊疼痛难以忍耐。经北京市某医院确诊为“颞颌关节炎”。其脉弦，舌苔白黄相杂。

察其所病之处，为足阳明胃经所循行。邪客其经，血脉不利，则口不能张开。观其舌苔发黄，是经中有热而非寒，法葛根汤意加减化裁。

葛根八钱　生石膏八钱　玉竹三钱　丹皮三钱　白芍三钱　钩藤三钱　甘草一钱

此药以葛根疏通阳明之经脉，生石膏兼清阳明之热，佐以白芍、丹皮、钩藤为凉血平肝息风之法。

此方服至第三剂，口张能容两指；又服三剂，口张如平人，迄今亦未发病。

【附医案 2】 曹家达治封姓工人，病恶寒，遍身无汗，循背脊之筋疼痛不能转侧，脉浮紧。此外邪袭于皮表，故恶寒。况脉浮紧，证属麻黄而项背强痛，因邪气已侵及背输经络，故治以葛根汤方。

葛根五钱　麻黄二钱　桂枝二钱　白芍二钱　甘草二钱　生姜四片　红枣四枚

服药后，顷刻，觉背内微热，再服，背汗遂出，次及全身，安睡一宵，病遂告愈。

2. 大青龙汤证

【原文】 太阳中风，脉浮紧、发热、恶寒、身疼痛、不汗出而烦躁者，大青龙汤主之；若脉微弱，汗出恶风者，不可服之。服之则厥逆、筋惕肉瞤，此为逆也。(38)

【注解】 太阳中风，概括风寒之邪而言，非指中风一证。脉浮紧，为太阳伤寒表实之脉；发热，恶寒，身疼痛，为风寒表实之证，当用麻黄汤发汗。若因循失治，或者药轻不得汗，以致风寒闭郁不解，阳气不得宣泄，正邪相争，则见烦躁之证。然不兼口渴引饮则非阳明里热。故用大青龙汤峻发在表之邪，以宣泄阳郁之热，则烦躁可解而表证得去。若其人脉不浮紧而微弱无力，且见汗出恶风症候，这是太阳病的中风表虚证，则不得用本方发汗。若误服本方过汗亡阳，阳气不能充达于四肢，则四肢发生厥逆；亡阳液脱不能荣养筋肉，则见筋惕肉瞤等症，是为治疗之逆。

按：大青龙汤是在麻黄汤基础上倍麻黄，加石膏、生姜、大枣，故为发汗之峻剂。

本证的烦躁，是汗不出所致，和里实证不大便烦躁或里热口渴的烦躁而有所不同。

【治法】 发汗除烦，宣通阳郁。

【方药】 大青龙汤方

麻黄六两（去节） 桂枝二两（去皮） 甘草二两（炙） 杏仁四十枚（去皮尖） 生姜三两（切） 大枣十枚（擘） 石膏如鸡子大（碎）

上七味，以水九升，先煮麻黄，减二升，去上沫，内诸药，煮取三升，去滓，温服一升，取微似汗。汗出多者，温粉粉之。一服汗者，停后服。若复服，汗多亡阳，遂虚，恶风烦躁、不得眠也。

【方解】 本方由麻黄汤加减而成，是发汗的峻剂，倍用麻黄佐桂枝、生姜辛温发散表邪，加石膏辛寒以除烦热，甘草、大枣和中以资汗源。此方发汗甚峻，有时难以控制，若汗出多，则以米粉粉身，以止其汗。若已汗出，便停后服；若复服，则汗多亡阳使人虚，而有恶风烦躁、不得眠之变。

【附医案】 某医在我院进修《伤寒论》课，家住农村，回乡探亲时，适值抗旱打井，一壮年社员，汗出如洗，缒绳下井，井下阴冷，顿时汗消，因患身痛、恶寒发热、烦躁难忍，服药无效。其脉浮紧，面赤气粗，某医辨为大青龙证，开大青龙汤原方，甫一服，汗出烧退霍然而愈。

【原文】 伤寒，脉浮缓，身不疼，但重，乍有轻时，无少阴证者，大青龙汤发之。(39)

【注解】 大青龙汤为不汗出阳郁之烦躁而设。然亦有在“不汗出”的同时，皮腠之间的水液凝涩不散，而出现周身沉重，甚至酸楚，以及两臂沉重难以抬举；或手指作肿，其脉不紧而缓的，亦可用大青龙汤发泄其水毒使从汗出则愈。

按：对此条的解释也有人认为是寒邪化热，如尤怡说：“伤寒脉浮缓，脉紧去而成缓，为寒欲变热之证……伤寒邪在表则身疼，邪入里则身重；寒已变热而脉缓，经脉不为拘急，故身不疼而但重，其脉犹浮，则邪气在或进或退之时，故身体有乍重乍轻之候也。”

尤怡之说亦有道理，兹录之以供参考。

【附医案】 吕某，男，46 岁

患两手臂酸重难举，诊脉时抬手都感觉吃力。西医诊为神经炎，注射维生素 B 无效。其人身体魁梧，而脉来濡缓，舌苔白滑而腻。初诊认为卫虚挟湿，投防己黄芪汤反使病情加重。于是，始悟仲景“饮水流行，归于四肢，当汗出而不汗出”之语，乃疏大青龙汤令发汗，果一剂而瘳。

3. 小青龙汤证

【原文】 伤寒，表不解，心下有水气，干呕、发热而咳，

或渴，或利，或噎，或小便不利、少腹满，或喘者，小青龙汤主之。(40)

【注解】 “伤寒表不解”，谓脉紧、头痛、发热、恶寒之症仍在。“心下有水气”，谓寒饮内停蓄于胃脘。寒饮扰胃，胃气上逆则干呕；水寒射肺则咳；水饮之邪变动不居，故有津液不滋之或渴；水走肠间之或利；水寒滞气之或噎；水气内停之小便不利，甚则少腹胀满。若水寒凌肺而气不下降则作喘。治疗用小青龙汤外散寒邪内蠲水饮。

按：小青龙汤以散寒蠲饮为称，临床所见往往有表证者少，而无表证者多，然寒饮每从表寒而来，“形寒饮冷则伤肺”，故此方以肺胃寒饮为治疗之重点。

【治法】 温散寒饮，表里两解。

【方药】 小青龙汤方

麻黄三两（去节） 芍药三两 干姜三两 五味子半升 甘草三两（炙） 桂枝三两（去皮） 半夏半升（洗） 细辛三两

上八味，以水一斗，先煮麻黄减二升，去上沫，内诸药，煮取三升，去滓，温服一升。

【方解】 本方外散风寒，内化寒饮，有两解表里作用，若无表寒，则专一散饮。

方中麻黄、桂枝发散风寒之邪，细辛、干姜温化肺胃寒饮，半夏涤痰降逆，甘草护正和中。此药辛散为最，恐耗心肾之气，故以五味子之酸收以保心肾，芍药之酸敛以护荣阴，方能去邪而不伤正。又干姜、细辛、五味子三药相配，为辛散酸收并用，乃仲景治寒饮作喘惯用之法，此亦不可不知。

按：小青龙汤治寒饮作喘极效，但不宜久服，因能发动冲气，又易伤阴动血。忆1958年冬，予治一喘疾患者，乃寒饮射肺证，投小青龙汤，服之而效，患者甚喜，不与予谋，一连服十数剂之多，时残冬已尽，新春又来，患者突然鼻衄，势甚汹涌而不能止，家人颇为惊慌。后至同仁医院急诊血止，然身体由此而衰，又求余诊，始知其情。噫！过服小青龙之祸可不慎欤!

凡临床用小青龙汤而喘势已减，便可以苓桂杏甘汤或苓桂味甘汤善后调理则较为稳妥。

【原文】 伤寒，心下有水气，咳有微喘、发热不渴。服汤已，渴者，此寒去欲解也，小青龙汤主之。(41)

【注解】 本条文之“小青龙汤主之”应接“发热不渴”之后。小青龙汤证的病机是伤寒心下有水气，因而发生咳而微喘与发热不渴的表里证。若服小青龙汤以后，其人原不渴而如今渴的，仲景注为“此寒去欲解”；因寒饮去而阳气布则渴。

小　结

麻黄汤加减证中有葛根汤证、大青龙汤证及小青龙汤证。这三个方证皆是表实无汗，但葛根汤证为无汗恶风而项背强几几；大青龙汤证为不汗出而烦躁；小青龙汤证为无汗表不解而心下有水气。因此，这三个表证同中而有异。葛根汤发汗以利经输；大青龙汤发汗以解烦躁；小青龙汤发汗以平咳喘。如果其人汗出恶风的表虚证，这三个方子都不能服，误服过汗则有各种坏病发生。

（三）麻黄汤的禁忌证

【原文】 脉浮紧者，法当身疼痛，宜以汗解之；假令尺中迟者，不可发汗。何以知然，以荣气不足，血少故也。(50)

【注解】 浮紧是伤寒脉，身疼痛是伤寒证，脉证相合，宜用麻黄汤发汗。“假令尺中迟”，尺脉候里，迟脉是精血不足的反映。里虚不耐攻伐，故不能发汗。“何以知然”是诘问语，追究为什么尺脉迟不能发汗?“以荣气不足，血少故也”，说明是因为营气不足，血液亏少之故。

按：尺中脉迟而伤寒不解，叫“挟虚伤寒”。许叔微用小建中汤，俟尺脉不迟，然后再用麻黄汤发汗。可供参考。

【原文】 咽喉干燥者，不可发汗。(83)

【注解】 咽喉，人体之要道，肺肾之脉贯其间。咽喉干燥为肺肾津液不足之证，因此，虽有表证，亦不可用辛温发汗。若强发之，则更劫其阴，必致干燥益甚而变证百出。

按：虽言咽喉而口舌已在其中。“不可发汗”后，恐有脱落之文字。

【原文】 淋家，不可发汗。汗出必便血。(84)

【注解】 淋家，素患小便淋沥之人，其原因多由于下焦蓄热，津液受损，虽有外感，亦不可发汗。若误汗伤阴，使邪热炽盛，不但津液愈亏，更惧逼血妄行而引起便血之证。

【原文】 疮家，虽身疼痛，不可发汗。汗出则痉。(85)

【注解】 久患疮疡的人，气血腐为脓液，正气已伤，虽有表证，不可发汗。误用汗法，则荣卫更虚，筋脉失其濡养，必发生筋脉强直，肢体拘挛的痉证。

按：钱潢曰：“疮家，非谓疥癣之疾也，盖指大脓、大血、痈疽、溃疡……之属也。”

【原文】 衄家，不可发汗。汗出必额上陷、脉急紧、直视不能眴，不得眠。(86)

【注解】 衄家，则阳明经血早已先伤，故虽病伤寒亦不得发汗，如误发其汗，则阳明经气更虚而额上皮陷（阳明经脉行于额头）；血脉已虚，无血以润养，则脉拘急紧张，目直视而不能眴（眴，读镟，义同瞬），为此故不得眠。

【原文】 亡血家，不可发汗。发汗则寒栗而振。(87)

【注解】 亡血家，指平素有失血疾患的病人。因其血虚，而气亦不足，故虽有表证，亦不得用麻黄汤发汗。《灵枢·营卫生会》说：“夺血者无汗。”亡血发汗，势必阴阳两伤，故其人寒栗而身振摇。

【原文】 汗家，重发汗，必恍惚心乱，小便已阴疼，与禹

余粮丸。(88)

【注解】 汗为心之液。凡经常出汗的人，心气早已先虚，若重发其汗，则邪不解而心益虚，必然发生心神恍惚不明、神虚意乱而不能自主之症，并且小便毕而阴中作痛。此因心与小肠为表里，今心液虚，而小肠之液亦竭所致。与禹余粮丸以敛汗而养心。

按：禹余粮丸方本缺。魏荔彤认为即赤石脂禹余粮汤。《医宗金鉴》认为“与禹余粮丸”五字为衍文。未知孰是。

【原文】 病人有寒，复发汗，胃中冷，必吐蛔。(89)

【注解】 病人胃中寒，反发其汗，阳气愈微，胃中冷甚，假如有蛔必不能安，故必吐出。

按：宜理中汤加乌梅、蜀椒。

【原文】 脉浮数者，法当汗出而愈。若下之，身重、心悸者，不可发汗，当自汗出乃解。所以然者，尺中脉微，此里虚。须表里实，津液自和，便自汗出愈。(49)

【注解】 由脉浮数，可知发热恶寒、头项强痛等证同时存在，为病在于表，法当以汗解之。若误下之，非但表邪不解，而又徒伤正气，因出现身重、心悸的气血两虚之证。此时，就不能再发汗了。可待其气血津液恢复便自汗出而愈。

所以然者，因为患者尺中脉微，反映了肾中阳气不足，故当禁汗。须待正气充实，表里气复，津液调和，而后汗出乃愈。

按：凡伤寒表实而尺脉不起者，亦可用小建中汤治疗。待尺脉起，再用麻黄汤发汗。

【附医案】 昔有乡人丘生者病伤寒，予为诊视。发热头痛烦渴，脉虽浮数而无力，尺以下迟而弱。予曰：虽属麻黄证，而尺迟弱，仲景云：尺中迟者，荣气不足，血气微少，未可发汗。予于建中汤加当归黄耆令饮。翌日脉尚尔。其家煎迫，日夜督发汗药，言几不逊矣，予忍之。但只用建中调荣而已。至五日尺部方应，遂投麻黄汤，啜第二服，发狂。须臾稍定，略睡已得汗矣。信知此事是难是难。仲景虽云不避晨夜，即宜便治。医者亦须顾其表里虚实，待其时日。若不循次第，暂时得安，亏损五脏，以促寿限，何足贵也。（录自《普济本事方》）

小　结

麻黄汤为伤寒表实而设，所以，以无汗而脉阴阳俱紧为主。如果伤寒挟虚而尺脉沉迟不起，则为荣气不足，血少之故，不可用麻黄汤发汗。以此类推，文中指出的咽、淋、疮、衄、血、汗、寒诸般阴阳气血不足之证，虽有伤寒表邪不解，亦当禁用麻黄汤发汗。语云：强人伤寒发其汗（指用麻黄汤）；虚人伤寒建其中（指用小建中汤），可谓要言不繁而中肯綮了。

三、桂枝麻黄合方证

（一）桂枝麻黄各半汤证

【原文】 太阳病，得之八九日，如疟状，发热恶寒，热多寒少，其人不呕，清便欲自可，一日二三度发。脉微缓者，为欲愈也；脉微而恶寒者，此阴阳俱虚，不可更发汗、更下、更吐也；面色反有热色者，未欲解也，以其不能得小汗出，身必痒，宜桂枝麻黄各半汤。(23)

【注解】 “一日二三度发”六字，当移“热多寒少”句下。此条以“太阳病得之八九日”九个字为纲，而系以“欲愈者”、“阴阳俱虚”者与“未欲解”者三证，并辨其治法。此条言伤寒之证，得病有八九天，曾经汗下而病仍不解。现有的症状是寒热如疟，而且发热多于恶寒，发作的次数也较少，每天只发作两三次，这就反映了在表的邪气并不为重；病人也不呕，而大便是可以的，没有什么不正常，这就反映了这个人里气是调和的；再论其脉象，从前的脉浮紧，变成了现在的微缓之象，说明了邪气已衰，正气将欲恢复，故为欲解之兆。若以上的证候，得之八九日之后，而脉微不缓并且还恶寒的，这是经过或汗、或吐、或下以后，其邪虽已解除，然表里之气由此而虚，所谓“此阴阳俱虚”，治当从扶正入手，不可再用更汗、更吐、更下之法。若其人不见恶寒，而面呈发热之色的，反映了太阳表邪不解，阳气怫郁不伸，而表仍未解；且由于不得小汗出，其身必痒。发痒，也是表有邪的反映。此时，如用麻黄汤发汗，则嫌其峻；如改用桂枝汤发汗，则又嫌其缓，仲景故合二方之半，使药力不峻也不缓而恰到好处。

按：凡外感风寒不解而出现身痒的，此方实有立竿见影之效。

【治法】 发汗透邪止痒

【方药】 桂枝麻黄各半汤方

桂枝一两十六铢（去皮） 芍药 生姜（切） 甘草（炙） 麻黄各一两（去节） 大枣四枚（擘） 杏仁二十四枚（汤浸去皮尖及两仁者）

上七味，以水五升，先煮麻黄一二沸，去上沫，内诸药，煮取一升八合，去滓，温服六合。本云桂枝汤三合，麻黄汤三合，并为六合，顿服，将息如上法。臣亿等谨按桂枝汤方，桂枝、芍药、生姜各三两，甘草二两，大枣十二枚。麻黄汤方，麻黄三两，桂枝二两，甘草一两，杏仁七十个。今以算法约之，二汤各取三分之一，即得桂枝一两十六铢，芍药、生姜、甘草各一两，大枣四枚，杏仁二十三个零三分枚之一，收之得二十四个，合方。详此方乃三分之一，非各半也，宜云合半汤。

【方解】 小邪在表，稽留日久，若不得小汗出，则其人脉浮，发热、面红而身痒。古人说，“痒为泄风”，故以发汗之法为宜。然此证如发汗太多，则可使邪内传阳明。如果不发其汗，又虑表邪内传少阳，故以桂麻合方发一点小汗为宜。

（二）桂枝二麻黄一汤证

【原文】 服桂枝汤，大汗出，脉洪大者，与桂枝汤，如前法。若形似疟，一日再发者，汗出必解，宜桂枝二麻黄一汤。(25)

【注解】 凡服桂枝汤发汗，应以“微似有汗者益佳，不可令如水流漓”。如果不按这一要求去做，而发汗太多，则可发生种种变证。但也有的汗出之后，其人不烦渴而脉来洪大的，反映了里虽无热而表邪仍在。洪大为阳脉，主阳气犹能上冲而与邪争，所以可用桂枝汤啜粥取汗则愈，切不可认为脉洪大为病已转入阳明而过早使用白虎汤，反冰伏表邪而不得解。若大汗之后，表邪不解而恶寒发热，好像发疟疾似的，一天发作二三次之多，这就反映了太阳肌表之邪仍然未解，而使荣卫不和则寒热如疟状。治疗当用桂枝二麻黄一汤，续发小汗以解表，则寒热自可解除。

【治法】 小汗透邪外出

【方药】 桂枝二麻黄一汤方

桂枝一两十七铢（去皮） 芍药一两六铢 麻黄十六铢（去节） 生姜一两六铢（切） 杏仁十六个（去皮尖） 甘草一两二铢（炙） 大枣五枚（擘）

上七味，以水五升，先煮麻黄一二沸，去上沫，内诸药，煮取二升，去滓，温服一升，日再服。本云桂枝汤二分、麻黄汤一分，合为二升，分再服。今合为一方，将息如前法。臣亿等谨按桂枝汤方，桂枝、芍药、生姜各三两，甘草二两，大枣十二枚。麻黄汤方，麻黄三两，桂枝二两，甘草一两，杏仁七十个。今以算法约之：桂枝汤取十二分之五，即得桂枝、芍药、生姜各一两六铢，甘草二十铢，大枣五枚；麻黄汤取九分之二，即得麻黄十六铢，桂枝十铢三分铢之二，收之得十一铢，甘草五铢三分铢之一，收之得六铢，杏仁十五个九分枚之四，收之得十六个。二汤所取相合，即共得桂枝一两十七铢，麻黄十六铢，生姜芍药各一两六铢，甘草一两二铢，大枣五枚，杏仁十六个，合方。

【方解】 小邪不解，寒热如疟，仍须发汗解表而使病愈。然大汗之后，又复发汗则以小汗为宜，故取桂枝汤的三分之二，又取麻黄汤的三分之一，可见这种方法是寓发汗于不发之中，以免克伐无辜而更伤正气。

按：此方药物与桂麻合方相同，惟桂枝剂量略增，麻黄剂量略减，因此，它的发汗力量则逊于桂麻各半汤。

（三）桂枝二越婢一汤证

【原文】 太阳病，发热恶寒，热多寒少，脉微弱者，此无阳也。不可发汗，宜桂枝二越婢一汤。(27)

【注解】 太阳病发热恶寒，然发热比恶寒为多，这反应了表邪不解、阳郁将欲化热，故前之脉浮紧，一变而为脉浮弱。此证则不宜麻黄汤之峻汗，然又不得不发一点小汗以宣解阳郁，所以用桂枝二越婢一汤治疗。

【治法】 发汗宣解阳郁

【方药】 桂枝二越婢一汤方

桂枝（去皮） 芍药 麻黄 甘草各十八铢（炙） 大枣四枚（擘） 生姜一两二铢（切） 石膏二十四铢（碎、绵裹）

上七味，以水五升，煮麻黄一二沸，去上沫，内诸药，煮取二升，去滓，温服一升。本云：当裁为越婢汤、桂枝汤，合之饮一升；今合为一方，桂枝汤二分、越婢汤一分。臣亿等谨按桂枝汤方：桂枝、芍药、生姜各三两，甘草二两，大枣十二枚。越婢汤方：麻黄二两，生姜三两，甘草二两，石膏半斤，大枣十五枚。今以算法约之：桂枝汤取四分之一，即得桂枝、芍药、生姜各十八铢，甘草十二铢，大枣三枚；越婢汤取八分之一，即得麻黄十八铢，生姜九铢，甘草六铢，石膏二十四铢，大枣一枚八分之七，弃之。二汤所取相合，即共得桂枝、芍药、甘草、麻黄各十八铢，生姜一两三铢，石膏二十四铢，大枣四枚，合方。旧云：桂枝三，今取四分之一，即当云桂枝二也。越婢汤方，见仲景杂方中。《外台秘要》：一云起脾汤。

【方解】 此方药味近似大青龙汤，但剂量甚小，故为发汗的轻剂。方中有石膏之清，针对发热多脉微弱的化热之势。仲景恐人不解此理，故以“此无阳也”一语见示。“无阳”，言表邪有向里之势，而与麻黄汤太阳表实证不同，而非指的阳虚。观153条的“无阳则阴独”，则其义自见。

小　结

桂枝麻黄合方，是针对太阳病小邪不解，荣卫不和，仍有发热恶寒以及身痒等证而设。由于病程日久，而邪又不甚，所以，用麻黄汤发汗则恐其峻；如用桂枝汤发汗又恐力弗能及。因此，取两方之长，弃两方之短，寓发汗于不发之中，以解在表之小邪，可云用心之至。

具体来讲，桂枝麻黄各半汤发汗之力大于桂枝二麻黄一汤。因桂枝二麻黄一汤之证，见于大汗之后，故麻黄剂量必须小于桂枝，此乃不得已之兵。桂枝二越婢一汤，是寒已化热，脉由紧变弱，由恶寒变发热，故必须借用石膏之辛凉，方能改变辛温解表之法，而为清热透邪之用。

第三节　太阳病腑证

一、蓄　水　证

【原文】 太阳病，发汗后，大汗出、胃中干、烦躁不得眠，欲得饮水者，少少与饮之，令胃气和则愈；若脉浮、小便不利、微热、消渴者，五苓散主之。(71)

【注解】 太阳病发汗，治不为谬，但应微微汗出，才能保存津液而又驱除邪气。如果发汗太过，则津液随汗而耗，使胃中干燥；燥则生热，故有烦躁不眠的症状出现。胃燥液干必引水自救，故有欲得饮水的要求。可少少与饮，以滋胃燥，务以水津濡胃，滋燥润枯，使胃气调和，则诸症自安。

“若脉浮”以次的文字，则与上述病情不同。作者指出脉浮而微热的太阳经证和小便不利、渴而能饮的水停膀胱的腑证。这种太阳经腑表里同时为病，可用五苓散发汗以利水，两解表里之邪则愈。

按：“消渴”，非今之糖尿病，而是形容其能饮而已。口渴能饮往往为燥热伤津，轻者饮水可愈，重者当以白虎汤治疗。五苓散的消渴，是津液停聚，气不化水所致，辨证关键，在于小便不利，至于其人舌淡、苔水滑、或脉弦，自在意料之中。

【治法】 发汗利水，两解表里。

【方药】 五苓散方

猪苓十八铢（去皮） 泽泻一两六铢 白术十八铢 茯苓十八铢 桂枝半两（去皮）

上五味，捣为散，以白饮和，服方寸匕，日三服，多饮暖水，汗出愈。如法将息。

【方解】 此方剂型为散，取其发散之义。猪苓、茯苓、泽泻淡渗以利水，白术补脾助输使水津四布；桂枝辛温通阳助气化、解肌驱风。多饮暖水，以行药力、助汗以行津液。

【附医案】 王某，男，18岁，河北晋县。

症状：发病时感觉有一股气从心下往上冲，至胃则呕，至心胸则烦乱，至头则晕厥、人事不和；少顷，气下则苏。小便频数，但尿时不畅，尿量甚少。脉沉滑，舌质淡嫩，苔白。

辨证：太阳膀胱蓄水，水气上冲，冒蔽清阳，证属“水气癫眩”。

治法：通阳利水。

方药：泽泻六钱 茯苓四钱 白术三钱 肉桂一钱 桂枝三钱 猪苓三钱

此方共服九剂而愈。

【原文】 发汗已，脉浮数、烦渴者，五苓散主之。(72)

【注解】 此条承上文言发汗后表邪不解，水饮内蓄，津液不化之证。脉浮数为表不解，烦渴是渴的很重的意思，此证当有小便不利，反映了太阳蓄水而津液不布，故用五苓散发汗利小便。

【原文】 伤寒，汗出而渴者，五苓散主之；不渴者，茯苓甘草汤主之。(73)

【注解】 蓄水在下则汗出而渴；蓄水在中则汗出不渴。水在下则用五苓散，水在中则用茯苓甘草汤。

按：此条应与356条合观，则其证情方备。

【治法】 健胃、温阳散水

【方药】 茯苓甘草汤方

茯苓二两　桂枝二两（去皮）　甘草一两（炙）　生姜二两（切）

上四味，以水四升，煮取二升，去滓，分温三服。

【方解】 本方用茯苓以利水，桂枝通阳以化水，甘草扶中益汗后之虚，生姜健胃以散水饮之结。此方散水之力大于淡渗，亦不可不知。

【原文】 中风，发热六七日不解而烦，有表里证，渴欲饮水，水入则吐者，名曰水逆，五苓散主之。(74)

【注解】 太阳病中风发热，已六七日，病不解而发生心烦。发热是表证，心烦是里证，反映了表里受邪。渴欲饮水，水入则吐，是津液不化，水邪上逆的反映。这种病叫“水逆”，当有小便不利一症，亦自在言外。

按：“水逆”的吐，往往吐水而不吐食，所以知其为水邪上逆。

【原文】 太阳病，小便利者，以饮水多，必心下悸；小便少者，必苦里急也。(127)

【注解】 此以小便利否而辨别蓄水有在中在下的不同。太阳病饮水多可形成蓄水证，若水蓄中焦未影响膀胱气化功能故其小便自利，水饮逆于心下则心下悸动不安；若小便少者，反映了水蓄下焦膀胱而不出，因之必发生少腹里急之症。

按：本条辨证关键在于小便利与不利，以判定水停之部位。但应结合其它脉症作为辨证依据，而决定治疗法则。

【原文】 本以下之，故心下痞；与泻心汤，痞不解。其人渴而口燥烦、小便不利者，五苓散主之。(156)

【注解】 “本以下之，故心下痞”，说明痞症由误下而成，当治以泻心汤，其痞当解。若不解，并出现渴而口燥烦、小便不利等症，则知非为下后脾胃气机失调之痞，而为膀胱失司，水邪停滞，水气上干所致，故宜五苓散，通阳以行水，心下痞自解。

小　结

太阳病蓄水证，又称太阳腑证，多因太阳受邪，气化不利所致。膀胱主藏津液，气化则能出。若气不化水，则水停津聚，反见口渴能饮。饮后则水聚，而无补于津液，故口渴而反能饮。因小便不利而下窍不通，则水无出路，致上逆于胃，故饮而又吐的，叫做“水逆”。治用五苓散通阳行水，外发其汗，内利小便，宣上导下，两解表里则愈。若水不停于膀胱而蓄于胃，则小便自利，故口不渴而心下必悸，则用茯苓甘草汤健胃以散水。

二、蓄血证

【原文】 太阳病不解，热结膀胱，其人如狂，血自下，下者愈。其外不解者，尚未可攻，当先解其外；外解已，但少腹急结者，乃可攻之，宜桃核承气汤。(106)

【注解】 太阳病不解，热结于太阳之腑。热与血结，患者精神亢奋，语言动静、或是或非，然犹未到逾垣上屋、不避亲疏的程度，故曰“如狂”，此乃瘀血浊热上扰心神所致。“血自下，下者愈”一句，《脉经》改为“下之则愈”，是指用桃核承气汤攻逐瘀血的意思。此病若表不解，虽有少腹急结之症，亦不可攻。待表解之后，攻之亦为未晚。

按：此证热与血初结，热盛而瘀轻，故有“血自下，下者愈”的机转。那么什么是急结？“急”，形容不可忍耐，如少腹或痛或胀；“结”言其所以如此，则为热与血的瘀结而成。故“急结”二字刻画了蓄血的症状和病理特点。

太阳之邪及于下焦气分则病水，如陷入下焦血分则病血。膀胱与小肠同属太阳，如胃与大肠同属阳明之义同。“热结膀胱”和“胃中有燥屎五六枚”的提法都是以足代手的意思，故热结膀胱，可以体会为热在小肠。心与小肠为表里，小肠之热上扰心神，故呈现如狂或发狂之证。

【治法】 泻热逐瘀

【方药】 桃核承气汤方

桃仁五十个（去皮尖） 大黄四两 桂枝二两（去皮） 甘草二两（炙） 芒硝二两

上五味，以水七升，煮取二升半，去滓，内芒硝，更上火微沸，下火，先食温服五合，日三服，当微利。

【方解】 据《医方考》说：“桃仁润物也，能润肠滑血；大黄行药也，能推陈而致新；芒硝咸物也，能软坚而润燥；甘草平剂也，能调胃而和中；桂枝辛物也，能利血而行滞。”

按：此方有泻热破瘀之力，若与抵当汤比，则泻热力大，破瘀力小，故治热与血初结者为合适。

【附医案】 “李某，年二十余，少腹满胀，身无寒热，坐片刻，即怒目注人，手拳紧握，伸张如欲击人状，有顷即止，嗣复如初。脉沉涩，舌苔黄暗，底面露鲜红色，此病已入血分。《内经》云：‘血在上善忘，血在下如狂。’此证即《伤寒

论》热结膀胱，其人如狂也。当用桃核承气汤，一剂知，二剂已。”（见《遁园医案》）

【原文】 太阳病，六七日表证仍在，脉微而沉，反不结胸；其人发狂者，以热在下焦，少腹当鞕满，小便自利者，下血乃愈。所以然者，以太阳随经，瘀热在里故也。抵当汤主之。(124)

【注解】 此证比桃核承气证为重。因其人少腹鞕满，瘀血业已成形，并且“发狂”亦比“如狂”为重。

太阳病至六七日，为表邪入里之期，如果表证尚在，则脉当见浮。今脉微而沉，知邪已入里不属于表，表邪内陷，多成结胸，今不结胸，则知邪不在上、中二焦。其人发狂，少腹鞕满，知热与血结在于下焦，因无关于水，故小便自利。血结有形，当下其瘀，用抵当汤主之。

按：“所以然者”以次，为作者自注句，说明蓄血病因，为太阳表邪，随经内传而瘀热于里。“抵当汤主之”五字，接“下血乃愈”之后，这种写法叫“倒装”句。

【治法】 攻逐瘀血

【方药】 抵当汤方

水蛭（熬） 虻虫各三十个（去翅足，熬） 桃仁二十个（去皮尖） 大黄三两（酒洗）

上四味，以水五升，煮取三升，去滓，温服一升，不下更服。

【方解】 水蛭与虻虫善破瘀积恶血，桃仁活瘀生新，大黄推陈致新，四药相配，破血行瘀，攻逐血结。

按：山田正珍认为“抵当”乃“至掌”之误写，“至掌”为水蛭之别名，其说可参考。

【附医案】 王某，女，22岁

患精神分裂症，住医院一年余而愈，返家后操理家务如平人，秋初月事不来，延至冬月，其人精神发狂，骂人毁物而病又复发。脉沉而滑，舌有瘀血点。为疏桃核承气汤，月事未下而病如初，乃改用抵当汤。仅一服则月经来潮，下紫黑血块甚多精神遂慧。

【原文】 太阳病，身黄、脉沉结、少腹鞕、小便不利者，为无血也；小便自利，其人如狂者，血证谛也，抵当汤主之。(125)

【注解】 此条论瘀血发黄的证治。为了引发辨证思维，作者又借用湿热发黄与之比较，使瘀血发黄辨证则更为突出。

湿热发黄，则热不得越、湿不得泄，其人小便必不利，其黄如橘子色，而鲜明光泽。“无血”，指此证则与蓄血无关。若瘀血发黄，黄色晦暗不泽，而且小便自利，脉来沉结，少腹鞕满，其人如狂，则为血证发黄审实无讹，治疗可用抵当汤攻下瘀血。

按：此条作者用宾主笔法，以论瘀血发黄证治。夫邪结下焦有水与血之分，故不可相混而论。鉴别之法虽多，关键在于小便之利与不利。如小便不利者，则责为水，小便自利者，则责为血。然瘀血之证，其人必发狂，方能信而不疑。

【原文】 伤寒有热，少腹满，应小便不利，今反利者，为有血也，当下之，不可余药，宜抵当丸。(126)

【注解】 病由伤寒而来，有发热和少腹满的症状，若是蓄水腑证，则必见小便不利，可用五苓散治疗。今小便自利，则无关于水，是热瘀下焦而为有血，治当下其瘀血，宜抵当丸。

按：瘀热与血结于下焦，应重视腹证：桃核承气汤证是以少腹急结为特点，抵当汤证则以小腹鞕满为特点，抵当丸证则以少腹胀满不鞕为特点。此证无身黄屎黑与喜忘发狂，证情未至于甚，故不可峻攻，用抵当丸缓下为宜。

【治法】 缓攻瘀结

【方药】 抵当丸方

水蛭二十个（熬） 虻虫二十个（去翅足，熬） 桃仁二十五个（去皮尖） 大黄三两上四味，捣分四丸，以水一升，煮一丸，取七合服之。晬时当下血，若不下者更服。

【方解】“晬”读醉。晬时，即周满二十四小时之谓。本方药味与抵当汤同，然分为四丸，每服一丸，则药力轻而攻势缓，又连渣煮服而无余药，为使药力绵长，消磨瘀滞而称善。

小结

蓄血的病因是太阳随经瘀热在里，血热相结在下焦小肠。蓄血的脉证与治法：其人如狂，少腹急结的治以桃核承气汤；若其人发狂，少腹硬满，身体发黄，小便自利，脉沉微或结的，治以抵当汤；若其人不发狂，只是身热少腹发满作胀的治以抵当丸。本证为热与血结，若热盛的用桃核承气汤；血瘀甚的用抵当汤；热与瘀俱缓的则用抵当丸。

第四节　太阳病的传变

【原文】伤寒一日，太阳受之。脉若静者，为不传；颇欲吐，若躁烦，脉数急者，为传也。(4)

【注解】“伤寒一日，太阳受之”言中风或伤寒，在开始为病的时候，太阳首当其冲，而先发为太阳病。“脉若静者，为不传”，言太阳受邪以后，是否传经，须先验脉。若其人脉搏安静，而不数急的，反映了邪气不甚，仍在太阳之表，故为不传。“颇欲吐，若躁烦，脉数急者，为传也”，这反映了邪气盛里气不和而有传经的倾向。同时又加上脉搏数急的，故可断定太阳病邪由表传里。

【原文】伤寒二三日，阳明、少阳证不见者，为不传也。(5)

【注解】“伤寒二三日”，是承上条“伤寒一日”而言的。太阳受邪以后，可以传阳明，亦可传少阳，今阳明证的口渴、烦躁不见，而少阳证的往来寒热、心烦喜呕亦不见，说明邪仍在太阳，没有传经的趋势。

按：第4、5两条是互相联系，互相发明，以辨传经与不传经。第4条言传经的脉证变化，本条则言所传之经而为阳明或少阳。

由此可见，传经者有被传之经和已传之证。有证则有经，有经则必有证。所以，传经不以时日言，而以脉证言为准。

【原文】 太阳病，头痛至七日以上自愈者，以行其经尽故也。若欲作再经者，针足阳明，使经不传则愈。(8)

【注解】 理解此条的意义，应先把“行经”和“传经”的概念弄清，以免发生混淆。“行经”与“传经”不同。“行其经”是指太阳本经，而非已传他经之意。《素问·热论》说：“七日太阳病衰，头痛少愈。”故太阳病，头痛至七日以上而自愈的，是邪在太阳本经行尽，随经气来复，正复邪退故有自愈之机。若其病不愈，是邪气盛而正气未复，则太阳之邪欲再作一经。所谓“作再经者”，指太阳过经不解，复传阳明而为并病之属。此应如何处理？仲景示人用针刺足阳明以强其正而使太阳之邪不能内传，则太阳之邪亦不能久留必自解而愈。

按：“针足阳明”，可刺足三里穴，此穴是强壮穴，能使人气血旺盛而增强抵抗力；若再针刺趺阳穴，以泻阳明已入之邪则效果更为理想。

【原文】 风家，表解而不了了者，十二日愈。(10)

【注解】 风家，也包括伤寒在内。发汗解表后，而未能完全快畅，身体犹未康复的，此时切不可再发汗，大约经过十二天，俟正气得和，邪气悉解，虽不治也会自然而愈。

按：此虽以太阳病为例，实际上有很多的病都有类似的情况。古人谓“衰其大半而止之”，即指出不仅要去邪治病，而且要善于发挥病人自身的疗能，这里边实寓有不治而治之法。

小　结

太阳病的传变，有的很快，有的较慢，也有的不传，当视其人的抗邪能力和邪气的强弱而定。辨传经之法，首先要掌握太阳病的证候特点，看它的脉证是否发生变化，作为判断传经与不传经的依据。“脉若静者，为不传”，说明太阳病的脉证没发生变化，就叫做“静”；“脉数急者，为传也”，是脉证发生了变化就叫做“不静”。那么，凡是不静的脉证主邪传于何经？作者说：“阳明、少阳证不见者，为不传。”若已见到了阳明、少阳证也就是说已向里传了。

辨别传经有其积极意义，如以预防论，可以“针足阳明使经不传则愈”；如以治疗论，可预知传经的动向，使治疗不落后于病势的发展而掌握了主动权。

同时，太阳病也有“行经”之说，它和传经不一样。“行经”指邪在太阳本经的运动，所以它和传经无关。论中的“太阳病，头痛至七日以上自愈者，以行其经尽故也”，就是说邪在太阳而并未传经，最后等待七日来复，正胜邪退则其病可以自解。

第五节　火郁胸膈证

【原文】 发汗后，水药不得入口，为逆。若更发汗，必吐下不止。发汗、吐下后，虚烦不得眠；若剧者，必反复颠倒，心中懊侬，栀子豉汤主之；若少气者，栀子甘草豉汤主之；若呕者，栀子生姜豉汤主之。(76)

【注解】 本文第一层意思，是说太阳病的治法，应以发汗为主。若发汗后，其人不能食而水药不能入口的，此为发汗太多伤了胃脘阳气。胃阳一虚则失腐熟之能，故为治逆。此时虽有表证，则应以 89 条的“必吐蚘”为诫，而不可再发汗。若更发中寒之汗，则汗出阳虚，中寒益甚，势必吐泻交作而不能止。此为发汗变寒之逆。

本条第二层意思，是论火郁和上述胃寒相反，有对比发明之义。若太阳病经过发汗吐下后，表里之邪已去，惟有余热不解，蕴郁心胸，使人发烦，故称“虚烦”而影响睡眠。此证剧者，则烦郁殊甚，可使人反复颠倒辗转不安，并且心中懊侬，愦愦然而无可奈何。治疗用栀子豉汤，清热开郁，泄火除烦。若兼少气的加甘草以益气；若兼呕吐的加生姜以散饮，并能调和胃气。

【治法】 清宣火郁

【方药】 栀子豉汤方

栀子十四个（擘） 香豉四合（绵裹）

上二味，以水四升，先煮栀子，得二升半，内豉，煮服一升半，去滓，分为二服，温进一服，得吐者止后服。

【方解】 栀子苦寒下行，以清心胸烦热，且有开火郁之功；豆豉苦寒性宣而散热邪，能透心胸之热以外出。两药相合能降能宣，故有清热除烦的作用，则实非他药所能及。

按：本方在服法后，有“得吐者止后服”六字，考栀子豉汤并非涌吐之剂，然在使用时确有药后作吐之事，此因胸脘火热蕴郁之甚，药入而与邪争，病位在上因势利导，正气得伸、拒邪外出则吐。得吐则气通津行，火郁得开而病解。

按：“虚烦”亦有解为热蕴于胸，而未与痰水有形之物相结，故叫虚烦其义亦通。

栀子甘草豉汤方

栀子十四个（擘） 甘草二两（炙） 香豉四合（绵裹）

上三味，以水四升，先煮栀子、甘草，取二升半，内豉，煮取一升半，去滓，分二服，温进一服，得吐者止后服。

【方解】 此证若兼少气，为热伤气，故加甘草以益气扶虚。

栀子生姜豉汤方

栀子十四个（擘） 生姜五两 香豉四合（绵裹）

上三味，以水四升，先煮栀子、生姜，取二升半，内豉，煮取一升半，去滓，分二服，温进一服，得吐者止后服。

【方解】 上证若兼呕吐的加生姜以散饮，并能和胃止呕。

【附医案】 王某，男，28岁

先患外感，身热不解，继而心烦殊甚，坐卧不安，辗转反侧，难于成眠，心中愦愦而无可奈何。全家惶惶因来医治。其脉数而苔黄，问其大便不秘，小便则色黄，此乃“虚烦”之证。为疏：生山栀三钱 淡豆豉三钱

服药不久，心胸烦乱尤甚，继而上涌作吐，吐时一身出汗而病愈。

【原文】 发汗，若下之，而烦热胸中窒者，栀子豉汤主之。(77)

【注解】 发汗或下之后，正气乍虚，热蕴于胸，发为烦热和胸中窒塞的证候。所谓“热”，指身热；“烦”，指心烦。邪热蕴郁较重，故胸中窒塞不畅。栀子豉汤能宣热开泄火郁，使热不与气结则愈。

【原文】 伤寒五六日，大下之后，身热不去，心中结痛者，未欲解也，栀子豉汤主之。(78)

【注解】 伤寒五六日，邪未传阳明之时，遂用大下之法，然下后身热不去，外证犹未除；心中结痛，热已内蕴，证比“胸中窒”为重。故用栀子豉汤清热宣郁，伏其所因，得吐而微汗出，则表里之热皆解。

按：火郁心胸，影响气血而为或窒或痛之症，然方中绝不加利气活血之品，卓见非凡可为后人法。

【原文】 伤寒下后，心烦、腹满、卧起不安者，栀子厚朴汤主之。(79)

【注解】 本论提到下后腹满而不烦的有两节：①热气传入

阳明的实满，以承气汤下之；②脾胃气虚，痰气不运的虚满，以厚朴生姜甘草半夏人参汤温之。提到烦而不满的亦有两节：①热邪不解，胃之气液双虚所发生的虚烦，以竹叶石膏汤治之；②汗吐下后懊侬欲吐之心烦，以栀子豉汤清之。本证心烦腹满，由胸下连于胃，乃热与气壅于胸腹，故以栀子厚朴汤泄其烦满。

【治法】 泄烦热，消腹满。

【方药】 栀子厚朴汤方

栀子十四个（擘） 厚朴四两（炙、去皮） 枳实四枚（水浸、炙令黄）

上三味，以水三升半，煮取一升半，去滓，分二服，温进一服，得吐者，止后服。

【方解】 栀子苦寒清烦热，厚朴苦温理气消满，枳实苦寒善泄热结而治气痞。

按：此方即小承气汤减大黄加栀子。以其人大便不燥而心中烦懊故设此法，然此证热已下移渐侵阳明，自在言外。

【附医案】 董某，女，37 岁

病心中烦懊，不能控制，必须跑出屋外，方得小安，并且脘腹胀满，如有物塞之状。其脉弦数，舌苔黄腻。问其大便不秘，小便则黄。辨为心胸热郁，下及于胃所致。为疏：生山栀三钱 枳实三钱 厚朴四钱

服一剂而病愈。

【原文】 伤寒，医以丸药大下之，身热不去；微烦者，栀子干姜汤主之。(80)

【注解】 太阳病伤寒，医用峻烈丸药大下，其人身热不去，反映邪热未全入里；微有心烦，为热郁而不甚，治用栀子干姜汤清上热温中寒。

按：此证大下伤脾而成寒，身热不去，心中微烦，又为胸、表之热未解，故用栀子干姜汤清上热兼温中寒。

【治法】 清上温中

【方药】 栀子干姜汤方

栀子十四个（擘） 干姜二两

上二味，以水三升半，煮取一升半，去滓，分二服，温进一服，得吐者，止后服。

【方解】 用栀子清烦热，用干姜温中寒，乃寒热并用各行其事之法。

【原文】 大病差后劳复者，枳实栀子豉汤主之。(393)

【注解】 本条原在《辨阴阳易差后劳复病脉证并治篇》，是为病差后而又劳复发热者设，今归于栀子豉汤类。

所谓“大病”，有两个意思。《诸病源候论》说：大病者，中风、伤寒、热劳、温疟之类是也。即中风、伤寒均属大病，此其一；大病亦指较重笃的疾病而言，此其二。大病初愈，气血未复，余热未尽，脾胃未和因强力作劳，而又致发热者，是为劳复。劳复之热，乃不尽之余热，因劳而外浮，自内发于外，故治疗不宜汗解，而应以枳实栀子豉汤宽中和胃、清解余热。

按：以方测证，本条劳复当见心烦懊侬、胸满腹胀等症。

【治法】 调里和胃，清热除烦。

【方药】 枳实栀子豉汤

枳实三枚（炙） 栀子十四个（擘） 香豉一升（绵裹）

上三味，以清浆水七升，空煮取四升；内枳实、栀子，煮取二升；下豉，更煮五六沸，去滓，温分再服，覆令微似汗。若有宿食者，内大黄如博棋子五六枚，服之愈。

【方解】 方用枳实宽中下气，栀子泻热除烦，豆豉透邪散热。清浆水，又名酸浆水，其性清凉而善走，用以煮药可开胃调中。若兼有宿食积滞，再加大黄以荡涤肠胃，推陈致新。

【原文】 凡用栀子汤，病人旧微溏者，不可与服之。(81)

【注解】 病人旧有微溏而大便不实，其脾肾阳虚可知。

栀、豉苦寒走泄，对便溏之人，实非所宜，故为所禁。

按：如其人犹有烦郁之证，而又不得不用栀子汤时，则应以栀子干姜汤为例。

小　结

凡火郁心胸而无痰水纠缠的则叫“虚烦”证。其证以心烦不得眠，剧则反复颠倒，心中懊憹为主。治用栀豉汤清宣火热之邪。若其人兼见少气的加甘草以补之；若呕而胃气不和的则加生姜以散饮；若胸中火郁而影响心肺之气血、或窒或痛的不用更张，仍用本方以解火郁；若胸中火热而向下影响于胃，见心烦腹满，卧起不安，可以栀子厚朴汤清烦而消满；若误用丸药大下，其人身热不去，心中微烦的，则用栀子干姜汤寒热兼顾，清上以温中；若病人脾肾阳虚而旧有微溏的，切勿使用栀子豉汤以伤阳气。

第六节　辨结胸、脏结与心下痞证

【原文】 问曰：病有结胸、有脏结，其状何如？答曰：按之痛、寸脉浮、关脉沉，名曰结胸也。(128)

【注解】 此条用问答方式以辨结胸和脏结，但重点是论结胸。结胸与脏结均有气血凝结故皆按之而痛，但有轻重之分。

结胸的脉象是寸脉浮而关脉沉，这是由于阳邪在胸故寸脉应浮，水邪凝结其中，故关脉则沉。一浮一沉而阳中有阴，故为水热结胸之候。

【原文】 何谓脏结？答曰：如结胸状，饮食如故，时时下利，寸脉浮，关脉小细沉紧，名曰脏结。舌上白胎滑者，难治。(129)

【注解】 脏结、是邪气凝结在脏，病从外入而结于脏。脏结为阴，阳虚而有寒，故其人能食而时时下利；结胸为阳，水结热阻，故其人不能食而大便多燥。脏结而中有寒，故关脉小细沉紧，然邪由表入，故寸脉亦浮。若脏结而舌上白苔滑的，为气寒津凝，里阳已衰，而入结之邪又深，这时对其凝结则非攻不可。然正气先虚，早已下利，而又不任其攻，故为难治之证。

【原文】 脏结，无阳证，不往来寒热，其人反静，舌上胎滑者，不可攻也。(130)

【注解】 脏结无阳证，指外无太阳之表；不往来寒热，指无少阳之半表半里；其人反静不烦躁，指无阳明之里。三阳热证皆无，而舌上苔滑的，则反映无阳则阴独，表里皆寒。联系上条的病机，不但不可攻，亦为难治之证。

按：《医宗金鉴》说："舌上白苔滑者难治句，前人旧注，皆单指脏结而言，未见明晰，误人不少。盖舌胎白滑，即结胸证具，亦是假实，舌苔干黄，虽脏结证具，每伏真热。脏结阴邪，白滑为顺，尚可温散；结胸阳邪，见此为逆，不堪攻下，故为难治。由此可知，著书立论，必须躬亲体验，真知灼见，方有济于用，若徒就纸上陈言，牵强附会，又何异按图索骥也。"考其说似从实践中来，故录之以供参考。

【原文】 病发于阳，而反下之，热入因作结胸；病发于阴，而反下之，因作痞也。所以成结胸者，以下之太早故也。结胸者，项亦强，如柔痓状，下之则和，宜大陷胸丸。(131)

【注解】 病发于阳，谓病发在表，误用下法，故曰"反下之"。下后里虚，表邪内陷，与胸膈水饮相搏，构成结胸。病发于阴，谓病发在里。里证分虚实，不能一概而下。若不应下而反下，徒伤胃气，使气机不利，构成心下痞证。

由此可见这两种证候的形成，都是下之太早所致。若下后构成结胸，其邪热偏结于上的，除胸中有结硬的证候，并有项背强急，俯仰困难，自汗出而像"柔痓"的症状，反映不独胸上水热胶结，其项背津液亦为不利。"下之则和"言用大陷胸丸泻下水热凝结，则颈项自可柔和，可无庸他法治疗。

【治法】 缓攻在上热结

【方药】 大陷胸丸方

大黄半斤　葶苈子半升（熬）　芒硝半升　杏仁半升（去皮尖，熬黑）

上四味，捣筛二味，内杏仁、芒硝，合研如脂，和散，取如弹丸一枚，别捣甘遂末一钱匕，白蜜二合，水二升，煮取一升，温顿服之，一宿乃下。如不下更服，取下为效。禁如药法。

【方解】 水热胶结，势甚于上，项强如痉，故用大黄、芒硝苦咸寒以泻其热；甘遂为逐水之峻药合硝黄以疏通水热胶结；葶苈、杏仁泻利肺胸之水结，但药力太峻，又恐一掠而过，不能尽除其邪，故制以白蜜之缓恋，剂量仅服一丸，则变峻为缓。"一宿乃下，如不下更服"，说明它比大陷胸汤为缓。

一、结胸证

（一）热实结胸证

1. 大陷胸汤证

【原文】 太阳病，脉浮而动数，浮则为风、数则为热、动则为痛、数则为虚；头痛、发热、微盗汗出，而反恶寒者，表未解也。医反下之，动数变迟，膈内拒痛，胃中空虚，客气动膈，短气躁烦，心中懊憹，阳气内陷，心下因鞕，则为结胸，大陷胸汤主之。若不结胸，但头汗出，余处无汗，剂颈而还，小便不利，身必发黄。(134)

【注解】 此条分成三段解释。从"太阳病，脉浮而动数"至"微盗汗出而反恶寒者，表未解也"为第一段。作者从脉证说明此时太阳之表邪而犹未解；从"医反下之，动数变迟"，至"阳气内陷，心下因鞕，则为结胸，大陷胸汤主之"为第二段，说明误下之后，脉证皆变，膈内拒痛，客气动膈，阳气内陷，而不能上冲，则心下因鞕，成为结胸之证，治用大陷胸汤泻热破结；从“若不结胸”至“小便不利，身必发黄”乃为第三段，说明如不成结胸，则有湿与热合，热不得越，湿不得泄的身必发黄之症。论病有始终，辨证分上下，而又突出太阳病误下构成结胸的原委，使人读之不倦。

【治法】 泻热逐水

【方药】 大陷胸汤方

大黄六两（去皮） 芒硝一升 甘遂一钱匕

上三味，以水六升，先煮大黄，取二升，去滓；内芒硝，煮一两沸；内甘遂末，温服一升。得快利，止后服。

【方解】 大黄、芒硝苦咸寒以泻心胸热结，甘遂峻攻水饮之凝聚，三药相得，以专攻水热凝结为能事，以药后得快利为目的。

【附医案】 李某，女，15 岁，大连人。

症状：发热头痛，周身不适，五六日后，突然发现上腹部疼痛，每到下午则发热更甚，乃到医院诊视，诊断为急性腹膜炎，留其住院，其父因经济负担，乃转请中医治疗。

切其脉紧而有力，舌苔黄厚，大便已七日未解，小便色红而少，不欲饮食，时发谵语，周身亢热，腹肌板硬疼痛拒按。

此证从不大便、谵语、潮热分析，应属阳明燥热成实的大承气汤证。然从腹部泛发性疼痛板硬拒按，与舌苔虽黄厚不燥分析，则又非大承气汤证。此证乃由外感失治，邪热内陷，同水饮相凝结而成为大陷胸汤证，观其脉紧、心下痛、按之石硬为大结胸三症皆备，故治当急下。

大黄二钱 芒硝二钱 冬瓜子五钱 生苡米五钱 甘遂末三分（另包） 令先煮大黄，汤成去滓，内入芒硝，火上一沸，再下甘遂末和匀，嘱分两次服。初服约一时许，大便泻下，但不甚快，又将第二服分其半与之。服后不久，大便畅通，水与大便齐下，约半痰盂多，患女身热腹痛顿消，腹肌变软，胃纳亦开，乃令糜粥自养。

【原文】 伤寒六七日，结胸热实，脉沉而紧，心下痛，按之石鞕者，大陷胸汤主之。(135)

【注解】 伤寒至六七日，为表邪传里之期，虽不因下，亦可构成结胸实证。脉沉主内、主水，脉紧主实、主痛。心下痛按之石鞕者，主水热坚结，属于大陷胸汤证。

【治法】 攻逐水热凝结

【方药】 大陷胸汤方（见前）

【原文】 伤寒十余日，热结在里，复往来寒热者，与大柴胡汤；但结胸，无大热者，此为水结在胸胁也；但头微汗出者，大陷胸汤主之。(136)

【注解】 此条用假宾定主的笔法，以辨什么是热结，什么是水结而出其方治。“伤寒十余日，热结在里”，意在言外当有大便秘结之症。热结在里，大便秘结，法当泻下；若其人反往来寒热的，则是阳明少阳并病，故不用承气汤而与大柴胡汤，以解阳明、少阳两经之邪。此证当有胸胁苦满，方与“水结在胸胁”之文互相对照。如果但结胸而无热证的，这是由于热与水结，热在水中，自无阳明之大热和少阳之往来寒热可辨。结胸虽亦有热，但不若燥热之邪为甚。水热互结，以水为主，故称“水结在胸胁也”，此证当有胸胁、心下疼痛之症，亦自在言外。水与热结于上，而不能越出，故“但头汗出”而周身无汗。治疗应以大陷胸汤荡涤水结。

大陷胸汤方见前。

按：此条论水结在胸胁而有类似大柴胡汤证的证候，但结胸无大热而但头微汗出，则又与大柴胡汤的热结在里，复有往来寒热的证候迥然不同，为医者应于同中求其不同，这就是辨证的眼目。

大柴胡汤方见《少阳病篇》。

【原文】 太阳病，重发汗而复下之，不大便五六日，舌上

燥而渴，日晡所小有潮热，从心下至少腹鞕满而痛不可近者，大陷胸汤主之。(137)

【注解】 本节的不大便、日晡时潮热、腹部鞕满而痛，与阳明胃实证颇近似，但如果认真分析，则又有所不同。如小有潮热则不似阳明病的大热；从心下至少腹鞕满而痛不可近，则又比阳明病的绕脐疼范围为大，并且疼痛的情况也为严重。因此可辨为结胸又兼阳明内实。此病，由于重复发汗，而又进行泻下，以致先伤阳明津液变成内燥；误下太阳陷入之邪，与胸腹腔的水液相搏结，因而成为结胸。治用大陷胸汤峻泻胸胁及胃肠凝结的水结和热结。若用承气汤但泻肠胃之燥而不能治胸胁腹部之水，故不能愈。

按："日晡所"，指下午申时前后的时间。如果我们把131条的大陷胸丸证同看，则结胸有类太阳项亦强之症；若同137条的不大便五六日，舌上燥而渴等症同看，则结胸有类阳明内结燥实之症。作者把结胸病变从上到下层层分析，指出其中的异同之处，确是在辨证方面引人入胜。

【原文】 结胸证，其脉浮大者，不可下，下之则死。(132)

【注解】 此示人治疗结胸证要注意脉证的分寸，切勿过早使用大陷胸汤。结胸为阳邪内陷，法固当下，然必俟其里实已成，表邪已去为准。

若其人脉尚浮为表邪未解；浮而且大则为正虚。这种浮大不实之脉，反映了表邪犹未尽入，里邪犹未全实。此时若不察病变部位，不审邪正虚实，遂用大陷胸汤以求峻下，则使表邪反乘机内陷，而正气又因误下成虚，正虚邪盛，故其病预后不良。

【原文】 结胸证悉具，烦躁者亦死。(133)

【注解】 此条承上文指出不应下而下之过早，固为孟浪之举；若是应下而不下，导致邪实而正败，同样也是有危险的。

正如成无己所言："结胸证悉具，邪结已深也。烦躁者，正气散乱也，邪气胜正，病者必死。"可见上条的精神是里实未成不可下之过早，而本条则又指出治疗结胸亦不可因循观望。两条结合体会，则方不致于片面。

2. 小陷胸汤证

【原文】小结胸病，正在心下，按之则痛，脉浮滑者，小陷胸汤主之。(138)

【注解】小结胸的病位，比大结胸为小，只局限在心下；小结胸的症状也比大结胸为轻，它按之始痛，不按则不痛；且脉浮滑而不沉紧，故叫做小结胸病。

按：此证脉浮主热，又主邪浅，脉滑则主有痰，所以小结胸的病理是痰热相结，故用小陷胸汤治疗。

【治法】清利痰热

【方药】小陷胸汤方

黄连一两　半夏半升（洗）　栝蒌实大者一枚

上三味，以水六升，先煮栝蒌，取三升，去滓；内诸药，煮取二升，去滓，分温三服。

【方解】黄连苦寒泻心下热结，半夏辛温善涤心下痰饮，栝蒌寒润能下痰热之滞，又有活血消炎的功能。三药相合，能涤心下痰热之邪而从大便排出体外。

按：大陷胸汤用大黄，此用黄连，泻热有大小之分；大陷胸汤用甘遂，此用半夏，涤饮而有大小之分；大陷胸汤用芒硝，此用栝蒌，软坚下结亦有大小之分。两方皆三味药组成，治疗目的颇相近，但药力峻缓悬殊，所以名分大小。据《伤寒总病论》载，服药后"微解下黄涎即愈"。验之临床，确如所言。

（二）水热凝于表和寒实结胸证

【原文】病在阳，应以汗解之；反以冷水潠之。若灌之，其热被劫不得去，弥更益烦，肉上粟起，意欲饮水，反不渴

者，服文蛤散；若不差者，与五苓散；寒实结胸，无热证者，与三物小陷胸汤，白散亦可服。(141)

【注解】 此条应分两段：第一段言水热凝结于表；第二段言寒实内结于胸。结合以上条文对比：水热结在表同水热结在里不同；寒实结胸同热实结胸也不同。而作者对照发明，以尽辨证分治之法。

“病在阳”指表未罢，而发热未除，故“应以汗解之”。如不发汗，“反以冷水潠之”，“若灌之”。潠，指以水喷身；灌，指以水浴身；是说医生采用水疗，意在劫其热。“其热被劫不得去”，言身热虽暂时被冷水劫退，然从根本上讲是不能够去掉的。“弥更益烦”，形容其热从此而反更甚。“肉上粟起”，是因水寒外束，肤热被激，热无出路，则汗孔凝聚不开，故肉上粟起而如鸡皮。“意欲饮水，反不渴者”，乃火热结于表而未入里的反映。治法应消皮下之水热，用文蛤散；若病重药轻而不差的，则可与五苓散两解表里方愈。

第二段是说“寒实结胸”的证治。所谓“寒实”是指水饮寒冷所结之实邪而言。寒痰水饮使心胸之阳受阻，则可见胸脘疼痛与喘咳等症。此证既称之为实，其人大便必当秘结。作者用“无热证”三字以与大结胸证鉴别，意在言外，他无发热、烦躁等热象。故治疗当用三物白散温攻其邪。

按：本文第二段的“小陷胸汤”与“亦可服”等字皆为衍文，当删。

【治法】 清散皮腠水热

【方药】 文蛤散方

文蛤五两

上一味为散，以沸汤和一方寸匕服，汤用五合。

【方解】 文蛤，甄权说：“治水气浮肿，下小便。”本方取其消散皮下之水，清解郁留之热。柯韵伯认为此方即《金匮要略》之文蛤汤（指麻黄汤去桂枝加文蛤、石膏、生姜、大枣），其说不可从。

【治法】 攻逐寒邪凝结

【方药】 白散方

桔梗三分　巴豆一分（去皮心，熬黑，研如脂）　贝母三分

上三味为散，内巴豆，更于臼中杵之，以白饮和服，强人半钱匕，羸者减之。病在膈上必吐，在膈下必利。不利，进热粥一杯；利过不止，进冷粥一杯。身热皮粟不解，欲引衣自覆，若以水潠之洗之，益令热劫不得出，当汗而不汗则烦。假令汗出已，腹中痛，与芍药三两如上法。

按："身热皮粟不解……与芍药三两如上法"49字，均系衍文，拟删。

【方解】 寒实结胸而无热证，其治疗之原则是：非用大热不足以开其水寒之势；非药力峻不足以破其实邪之结。方用巴豆辛热大毒之品能逐寒邪而破水饮之凝，贝母解郁开结，桔梗开利肺气载药上行。散者、散也，取其迅速以散邪结之意。然一次只服三分，又以白米饮和服，勿乃保胃气之失，而又避其太悍伤正欤？

按：此方治寒冷食物填塞太仓而致脘腹剧痛等证有效。

小　结

结胸证分两类，一名热实结胸，一名寒实结胸。

热实结胸又分为三类：①大陷胸丸证；②大陷胸汤证；③小陷胸汤证。

大陷胸丸证：是水热之邪偏结于上，除胸部鞕痛以外，其人复有项亦强、如柔痓状的特点。

大陷胸汤证：是水热之邪结于心下，或旁及于胁，或从心下至少腹，而见心下痛，胁痛，或从心下至少腹按之石硬而痛不敢近，脉沉紧，不大便，日晡所小有潮热等症。

小陷胸汤证：病位局限于心下，按之始痛，或不按亦痛，脉见浮滑。

大陷胸汤的病理，是水热凝结的急性病变而胸、腹部内膜所发生的炎症变化为主。

小陷胸汤的病理，是痰热结于心下，而使胃中的血络发生凝结而成。

若大陷胸汤证悉具，脉沉紧者当下。如因循不下，因而发生烦躁者死；若脉不沉紧而浮大者，主邪犹未成实，若下之太早者亦死。

寒实结胸证：胸脘疼痛，大便秘结，与实热结胸相似，但无发热和烦渴等热症为别。

寒实结胸的病理，是水饮寒邪内结，使心胸胃脘阳气受阻的一种病变。治用三物白散。

二、脏结证

【原文】 病胁下素有痞，连在脐傍，痛引少腹，入阴筋者，此名脏结，死。(167)

【注解】 “病胁下素有痞，连在脐傍”，指其人素有或疝或积之旧疾而与肝脾之寒邪有关。若感新寒而病发，痛引少腹厥阴肝经而控引睾丸与阴筋，反映了寒邪太甚，而肝肾无阳以温，则为阴寒脏结之死证。

三、心下痞证

【原文】 脉浮而紧，而复下之，紧反入里，则作痞。按之自濡，但气痞耳。(151)

【注解】 “脉浮而紧”，太阳伤寒之脉，今不用麻黄汤发汗，“而反下之”则引邪内人，而“紧反人里”。紧，代表寒邪言，若与气相搏则作痞。痞，气塞之症，以“按之自濡”而不疼痛为其特点。古人说：“结胸热入而与水结，阳加阴也；痞，寒入而与气塞，阴加阳也。”然痞之为病，实与脾胃升降不利、寒热不和的病理变化有关。

按：痞，亦可见于饮食所伤，或肝胃不和等证，其原因很多，非皆来自误下，勿被条文所限。

(一) 半夏泻心汤证

【原文】 伤寒五六日，呕而发热者，柴胡汤证具，而以他药下之，柴胡证仍在者，复与柴胡汤。此虽已下之，不为逆，必蒸蒸而振，却发热汗出而解。若心下满而鞕痛者，此为结胸也，大陷胸汤主之；但满而不痛者，此为痞，柴胡不中与之，宜半夏泻心汤。(149)

【注解】 本方应分成三段体会：第一段言柴胡汤证具，虽经误下不为逆，可复与柴胡汤；第二段言下之而成结胸，为大结胸证；第三段言痞证但满不痛，不可与柴胡汤，宜半夏泻心汤。

伤寒五六日，邪向里传，出现喜呕，而又发热，为邪传少阳的柴胡汤证。医不知察，误认为阳明腑证，用承气汤下之，从而发生以下三种情况：①若其人体质强，虽经误下，而柴胡证仍在，可复与柴胡汤。但服药后往往产生“战汗”的现象。这因为下后正虚，难于胜邪，故正邪争而先战栗，正胜邪而汗出作解。②若下后其人证见心下满痛，按之石鞕，痛而拒按，为水热互结的结胸实证，可用大陷胸汤治疗。③若误下后，心下但满不痛，痞塞不通，此为痞证已成。此时如仍用小柴胡汤就无济于事，应当用半夏泻心汤治疗。

按：半夏泻心汤证，上见呕吐，下见大便不调，中见心下痞满为其特点。根据临床观察，半夏泻心汤证，也有胃脘疼痛之时，所以还不能绝对地说“但满而不痛”。

【治法】 涤痰消痞，调和脾胃。

【方药】 半夏泻心汤方

半夏半升（洗） 黄芩 干姜 人参 甘草（炙）各三两

黄连一两　大枣十二枚（擘）

上七味，以水一斗，煮取六升，去滓，再煎取三升，温服一升，日三服。须大陷胸汤者，方用前第二法。

【方解】 此证来自误下，脾胃之气先伤，故以人参、甘草、大枣以补之；半夏蠲痰治呕更有散痞气之专长；干姜温脾以腾中气；黄芩、黄连苦寒而降胃气之逆。七药合和，共奏辛开、苦降、甘补以和脾胃之气为目的。

按：半夏泻心汤，为生姜泻心汤、甘草泻心汤的基础方，所以它是调脾胃的主方。《神农本草经》载：半夏辛平有毒，主治“伤寒寒热，心下坚，胸胀咳逆……下气止汗”，说明半夏擅治心下痞坚之证。

【附医案】 张某，男，36 岁

素嗜酒成癖，1969 年发现呕吐、心下痞满、大便不调之症，多方治疗而效不显。其脉弦滑，舌苔则白。

辨证：酒湿伤脾，郁而生痰，痰浊阻胃，升降失常，胃气不降（挟痰）则呕吐，脾气不升则作泻，升降不调，寒热相溷，中气则痞。

治应和胃降逆，涤痰消痞。

处方：半夏四钱，干姜二钱，黄芩三钱，黄连二钱，党参三钱，炙甘草三钱，大枣七枚。

服一剂，大便下白色粘涎甚多，呕吐十去其七。又服一剂，痞利皆解，凡四剂痊愈。

（二）生姜泻心汤证

【原文】 伤寒汗出解之后，胃中不和，心下痞鞕，干噫食臭，胁下有水气，腹中雷鸣下利者，生姜泻心汤主之。(157)

【注解】 伤寒汗出表解之后，若胃中不和，脾胃升降失常，阴阳寒热为之失判，则病心下痞鞕。脾虚而消化不良，则干噫食臭；脾不运四旁，则水谷不化，而胁下有水气（有时胁痛）。水气奔流泛溢则腹中雷鸣而大便下利，或见小便不利与下肢浮肿。

【治法】 强健脾胃，消化水气。

【方药】 生姜泻心汤方

生姜四两（切） 甘草三两（炙） 人参三两 干姜一两 黄芩三两 半夏半升（洗） 黄连一两 大枣十二枚（擘）

上八味，以水一斗，煮取六升，去滓，再煎取三升，温服一升，日三服。

【方解】 本方以生姜为君，健胃消水饮以散痞气；佐半夏以涤痰饮之凝；芩、连以清上热；干姜以温下寒；参、草、枣扶中气之虚，以运四旁，而斡旋上下。

按：本证的心下痞，往往可见心下高起如拳，腹胀而小便不利；或足跗出现轻度浮肿。针对以上证候，于生姜泻心汤中加入茯苓、橘皮、枳实等药，效果更为理想。

【附医案】 潘某，初患头痛，往来寒热，余以小柴胡汤愈之，已逾旬余矣，后复得疾，请医杂治益剧。延余诊时，心下痞满，欲呕不呕，大便溏泄，腹中水奔作响，脉之紧而数。疏生姜泻心汤，一剂知，二剂已。见《遁园医案》。

(三) 甘草泻心汤证

【原文】 伤寒中风，医反下之，其人下利，日数十行，谷不化，腹中雷鸣，心下痞鞕而满，干呕心烦不得安。医见心下痞，谓病不尽，复下之，其痞益甚。此非结热，但以胃中虚，客气上逆，故使鞕也。甘草泻心汤主之。(158)

【注解】 伤寒或中风而兼胃肠疾患，在表邪未解时，医误用下法，虚其肠胃，表邪乘虚内陷，痞满结于心下，格拒不通，阳陷阴凝，上见干呕心烦不得安，下见下利日数十行，水谷不化，腹中雷鸣。医见心下痞，误为水热相结，病未尽除而复下之，促使胃气益虚，痞塞益甚。

文中指出“此非结热，但以胃中虚，客气上逆，故使硬也”，这是作者自注句，说明此痞虽有鞕满之证，但因误下胃虚而成，是气非水，是虚非实，故以甘草泻心汤补虚缓中，消除客气，以治痞、利。

按："客气上逆"言误下后客邪上逆于胃，它是心下痞、干呕、心烦不得安的成因。"胃中虚"，是谷不化，腹中雷鸣，下利日数十行的成因。而"胃中虚"又导致了"客气上逆"，所以本证以虚为主，故以甘草为方名。

【治法】 补中以治痞利

【方药】 甘草泻心汤方

甘草四两（炙） 黄芩三两 干姜三两 半夏半升（洗） 大枣十二枚（擘） 黄连一两

上六味，以水一斗，煮取六升，去滓，再煎取三升，温服一升，日三服。

按：据宋·林亿考此方当有人参。又按《千金方》、《外台秘要》治伤寒"慝食"用此方，皆有人参，故知本方脱落人参无疑。

【方解】 此方即半夏泻心汤加重甘草剂量而成。本方重用甘草以益中州之虚，缓客气之逆，又佐以人参、大枣则补中益气更为有力；半夏辛降和胃，消痞止呕；芩连清客热；干姜温中寒，务使中气健运，寒热消散，胃气不痞，客气不逆，则病乃愈。

（四）大黄黄连泻心汤证

【原文】 心下痞，按之濡，其脉关上浮者，大黄黄连泻心汤主之。(154)

【注解】 痞，属气机痞塞，内实无物，故按之则濡（同软）。"其脉关上浮者"，关脉候中焦，浮为阳脉主邪浅不深，如是，可判断其人心下有热邪而使气机不和作痞。因其有热而作痞，则心烦、吐衄、舌黄、尿赤等证，亦可连类及之。治用大黄黄连泻心汤清热消痞。

【治法】 清热消痞

【方药】 大黄黄连泻心汤方

大黄二两　黄连一两

上二味，以麻沸汤二升渍之，须臾绞去滓，分温再服。

按：宋·林亿云："看详大黄黄连泻心汤，诸本皆二味；又后附子泻心汤，用大黄、黄连、黄芩、附子，恐是前方中亦有黄芩，后但加附子也。故后云附子泻心汤，本云：加附子也。"

【方解】 大黄黄连苦寒泻火，因热痞按之濡，非同实邪可比，故以滚汤浸药，又少顷即饮，取其气而薄其味，则清热消痞的作用限于气分，而不令大泻下。

（五）附子泻心汤证

【原文】 心下痞而复恶寒、汗出者，附子泻心汤主之。(155)

【注解】 心下痞，承上条热痞而言，"而复恶寒汗出"反映了不但有热未解，而且表阳虚衰，故治用附子泻心汤。

按："而复恶寒汗出"之"复"字，这里当反字讲，言热痞反见恶寒汗出的阳虚证。汗出恶风多为表证，今恶寒汗出则为阳虚证，然卫阳根于肾，卫阳虚而恶寒汗出，乃阳不摄阴，故证虽外寒里热，实为上热下寒亦无不可。

【治法】 泻心攻痞，固阳摄阴。

【方药】 附子泻心汤方

大黄二两　黄连一两　黄芩一两　附子一枚（炮，去皮破，别煮取汁）

上四味，切三味，以麻沸汤二升渍之，须臾绞去滓，内附子汁，分温再服。

【方解】 热邪痞于心下，仍用苦寒以清之；恶寒汗出，卫阳已虚，故加附子以补之。浸三黄而专煎附子，义以扶阳为重，此乃寒热并用不悖，扶正去邪之法。

【附医案】 宁乡学生某，得外感数月，屡治不愈。延诊时，自云胸满，上身热而汗出，腰以下恶风。时夏历六月，以被围绕。取视前所服方，皆时俗清利、搔不着之品。舌苔淡黄，脉弦，与附子泻心汤。阅二日复诊，云药完二剂，疾如失矣，为疏善后方而归。（见《遁园医案》）

（六）旋覆代赭汤证

【原文】 伤寒发汗、若吐、若下，解后，心下痞硬，噫气不除者，旋覆代赭汤主之。（161）

【注解】 伤寒经汗、吐、下，虽表证已解，而胃气已虚。胃虚饮动，致心下痞硬；胃虚有饮并挟肝气上逆，则噫气不除，治用旋覆代赭汤。

按："心下痞硬，噫气不除"，或是有的医生已用过了生姜泻心汤，然而心下痞与噫气仍不除；或是心下痞硬，虽有噫气而心下痞硬不能解除。仲景写文颇多含蓄，要在学者触类而长之。

【治法】 涤痰降逆，散痞和中。

【方药】 旋覆代赭汤方

旋覆花三两　人参二两　生姜五两　代赭一两　甘草三两（炙）　半夏半升（洗）　大枣十二枚（擘）

上七味，以水一斗，煮取六升，去滓，再煎取三升，温服一升，日三服。

【方解】 旋覆花能消痰理气，代赭镇肝降逆，同旋覆花协作平肝降逆以治噫气；半夏、生姜辛温而散，涤痰饮而消心下痞满；人参、甘草、大枣补脾胃扶正虚。俾中气健则津液布，痰饮除而气道通，诸症自可痊愈。

按：此方治痰气上逆的呃忒或噎膈都有一定的疗效。方中重用生姜而少用代赭，务使药力作用于膈脘之间，而不求其速降为制方之旨。

一九六二年在山西太原带学生毕业实习。有魏生者治一妇女患噫气而心下憋闷不休，为书旋覆代赭汤，服之而无效，乃转请余诊，其脉沉弦，舌苔白根部略腻。确为旋覆代赭汤证，然胡为不效？细视方中剂量则与原文不合，如生姜仅开三片，而代赭石反用至一两，因其重镇太过使药力迅而下降，故中脘之痰气不能悉除。于是，仍用前方惟将生姜剂量增至五钱，代赭石减至二钱，他药剂量不变。照方服三剂而见显效，魏生为之叹服。

（七）黄连汤证

【原文】 伤寒，胸中有热，胃中有邪气，腹中痛，欲呕吐者，黄连汤主之。(173)

【注解】 此条中两个“有”字，以示此乃原有之邪，而与传经之邪无关。胸中有热则欲吐，胃中有寒则腹中痛，或为下利之症。寒热分据上下，然中不见痞，为本证的特点。治用黄连汤以理寒热之纷。

【治法】 清上温下，和中调胃。

【方药】 黄连汤方

黄连三两　甘草三两（炙）　干姜三两　桂枝三两（去皮）　人参二两　半夏半升（洗）　大枣十二枚（擘）

上七味，以水一斗，煮取六升，去滓，温服，昼三夜二。

【方解】 本方寒热互用，主治在胃，以黄连清解胸膈之热，干姜温脾胃之寒，桂枝宣通上下之阳气，人参、甘草、大枣和胃安中，半夏降逆止呕。胃气一和则呕吐腹痛自除。

按：此方即半夏泻心汤减黄芩而加桂枝。减黄芩而避其寒，加桂枝使其温通上下而降冲逆。盖半夏泻心汤在于苦降，而此方则偏于辛开。

小　结

心下痞证，由于胃气不和所致。“病发于阴而反下之，因作痞”，说明误下伤胃，可以成痞。半夏泻心汤证，是由于少阳病误下而成，使寒热痞塞，胃中痰气上逆而作呕吐；生姜泻心汤证，则是汗后胃气不和、心下痞鞕，脾不运输，胁下有水气，下利与肠鸣并见；甘草泻心汤证，是屡经误下，胃气极虚，客气上逆，以致心烦不安，下利数十行，其痞益甚；大黄黄连泻心汤证，是火热搏气成痞，每以脉浮或数、心烦舌黄为验；附子泻心汤证，是在大黄黄连泻心汤证基础上，又有恶寒汗出表阳不固的证候；旋覆代赭汤证，是汗下之余，胃虚作痞，痰气上逆，噫气不除；黄连汤证是胸中有热，胃中有寒，呕吐腹痛同见，而不见心下痞。

第七节　太阳病变证

一、表里缓急先后治疗法则

（一）汗下先后治则

【原文】 本发汗，而复下之，此为逆也。若先发汗，治不为逆；本先下之，而反汗之，为逆；若先下之，治不为逆。(90)

【注解】 自“本发汗”至“若先发汗，治不为逆”，谓病有本宜汗解，而一汗不能即愈者，并非汗之不当，可一汗再汗，其病当愈。不可因汗之不愈，即改用下法，是为误下。“本先下之”至“若先下之，治不为逆”，谓病有本宜下解，而反先发汗，此为逆治。先下之“先”字，含有下后表证未除，然后再汗之意。先下后汗，是先其所急，而后其所缓。

按：此条辨治疗表里病的先后法则。审其证当汗而汗，当下而下则治不为逆。如果一汗而病不愈，可以再发一次汗，不可改用下法，如用下则误。“先下”有后汗之意，因里证急时，表证为缓，则先治里。把“下之”二字当病在里体会，与 91 条文互参，则文义方明。

【原文】 太阳病未解，脉阴阳俱停，必先振栗，汗出而解；但阳脉微者，先汗出而解；但阴脉微者，下之而解。若欲

下之，宜调胃承气汤。(94)

【注解】 由于太阳病未解，正被邪郁；正气欲伸而先屈，气血向内积蓄力量，以作拒邪外出之准备。当其正郁未伸之时，则脉一时不起；正气与邪相争，则表现为身振摇且寒栗，而正气得伸时，则转为发热汗出而病解。当其未汗之前，若阳脉微者，指由“脉停”而转寸部脉微动，反映病势向外，则可卜其先汗出而解；若阴脉微者，指尺部脉先微动，反映病势向里，邪不能从汗而解，则必下之而愈。若欲泻下，宜调胃承气汤。

按：此条论“战汗”作解之机，以及正气驱邪外出有向外向内的不同。故以“阳脉微”与“阴脉微”而辨汗下的病机倾向。其中也有其人正气虚衰，虽战而始终无汗的，又必须用补阴补阳、补气补血之方以助汗源方为正理。

【原文】 伤寒不大便六七日，头痛有热者，与承气汤；其小便清者，知不在里，仍在表也，当须发汗；若头痛者，必衄。宜桂枝汤。(56)

【注解】 伤寒不大便数日，并见头痛有热，当先辨明表里，而后决定汗下之法。此证如果是为阳明里热上冲的头疼，其热必蒸蒸，其小便必黄赤，病在于里，属于阳明，治当清下实热，通其腑气，可与承气汤，使里热得下，头痛身热始解。

若其人属于太阳表邪头痛，则必翕翕而热，因里无热，其小便必清白，故虽不大便六七日，而为邪束肌表，里气失和所致，故曰：“知不在里，仍在表也。”病在于表，故当须汗解，宜桂枝汤，使表解里和，大便自解。“宜桂枝汤”一句，应接在“当须发汗”之后。“若头痛者，必衄”，说明表邪日久，郁滞于经，上犯阳络，则现头痛而衄。

按：《金匮玉函经》作“未可与承气汤”，似比与承气汤的提法为贴切。

【原文】 伤寒大下后复发汗，心下痞、恶寒者，表未解

也。不可攻痞，当先解表，表解乃可攻痞；解表宜桂枝汤，攻痞宜大黄黄连泻心汤。(164)

【注解】 本文的“恶寒者”前，应有“发热”二字，方与恶寒汗出的附子泻心汤证不相混淆。此条补出心下痞兼有表未解的，当先解表宜桂枝汤，而不用麻黄汤者，恐其发汗太峻而伤正。

（二）标本缓急治则

【原文】 伤寒，医下之，续得下利清谷不止，身疼痛者，急当救里；后身疼痛，清便自调者，急当救表，救里宜四逆汤，救表宜桂枝汤。(91)

【注解】 此条承上节90条“本发汗，而复下之”，进一步说明复下之误。因“续得下利，清谷不止”，里证为急，故虽有身疼痛的表证，而亦当先救其里。若大便经治已调，里证已愈，而表证仍在，则当再急救其表，以防其外邪向内发展。四逆汤者用以回阳救里；桂枝汤者，用以解肌救表。

按：下利完谷不化的叫“清谷”。清同圊，厕也。今下利清谷不止，脾肾阳衰，自可想见。此时虽有身疼痛的表不解，亦不能囿于先表后里的常法，故指出“先救其里”，急扶脾肾之阳，此乃固本为急，祛邪为缓之法。“清便自调”，里气恢复之后，针对其身疼痛，再用桂枝汤微汗以解表。不用麻黄汤者，因其正气乍复，不当峻汗。临证有服四逆汤后，不但下利止而表邪同时亦解者，亦不可不知。

【原文】 病发热、头痛，脉反沉，若不差，身体疼痛，当救其里，四逆汤方。(92)

【注解】 病见发热头痛是表证。表证当脉浮，今脉反沉，沉主少阴阳虚；太阳病而见少阴脉，治疗时应发汗与温经并施。若仍不差，是阳虚为重，不能拒邪外出，虽有身体疼痛的表不解，也应当救其里，宜四逆汤急温少阴。

按：此乃舍证从脉之法，可见太阳伤寒最怕阳虚。既见阳虚，便当治本，本固则枝荣，使在表之邪亦随之而解。

【治法】 急温少阴以固其本

【方药】 四逆汤方（见少阴病篇）

【原文】 太阳病，先下而不愈，因复发汗。以此表里俱虚，其人因致冒，冒家汗出自愈。所以然者，汗出表和故也。里未和，然后复下之。(93)

【注解】 太阳病治不得法，先下伤其里，后汗伤其表，表里皆虚而邪仍不解，其人因此而头目为之昏冒。此乃正虚于内，邪蔽于外，阳郁不宣之象。须俟其气自复，津液自和，则汗出而病解。切不可误用汗法，而强发虚人之汗。若汗出冒解而表和，而其里犹未和的，然后再用下法和里，亦为未晚。

按：93、94、95 三条，是论在太阳病中，不假药力而有汗出之症。如 93 条的“冒汗”，94 条的“战汗”，95 条的“风汗”对比之下而有各自不同的特点。

归纳起来，“冒汗”与“战汗”而有作解之机，至于中风的“自汗”，必须用桂枝汤发汗以止汗而始能愈。

【原文】 下利腹胀满，身体疼痛者，先温其里，乃攻其表；温里宜四逆汤，攻表宜桂枝汤。(372)

【注解】 下利腹胀满，指里有虚寒，先与四逆汤温里；身疼痛；为表未解，利止里和，再用桂枝汤攻表。

按：此条应与 91 条合看。凡表里之病，正不虚者，必先解表；正已虚者，必先治里。虽为表里缓急而设，实为正邪关系而言。

二、误治后阴阳自和的机转

【原文】 凡病，若发汗，若吐，若下，若亡血，亡津液，阴阳自和者，必自愈。(58)

【注解】 “凡病”，指一切疾病，不限于中风伤寒。汗、吐、下是治有余之病。亡血、亡津液是为不足之证。以上概括了治疗方法和疾病的种类。总的来讲，治疗或虚或实的疾病，若能使其阴阳自和，必能自愈。因阴阳有偏乃致疾病，今损有余，补不足，泻其热，温其寒皆是使阴阳自和的手段，而促其病愈。

按：阴阳自和，主要靠机体内部的调节，必要时候，还应借助药物及他种疗法，但任何疗法，也只有通过机体内因，才能发挥应有作用，达到维持机体阴阳相对平衡，也就是阴阳自和的目的。

【附医案】 张某，男，35 岁

患温病经治疗两月，他证皆除，惟遗有“呃忒”发作不止，饮食俱废，诸医束手，不得已，经人介绍请新民县某老医生专程来治。诊视毕，语其家人曰：此病汗、下之法屡用，津伤而胃气耗，今稀粥尚不能进，况于药乎？嘱浓煎大米令饮其汤，少调洋参末，每日服三次。至第五日，呃止而思食。有魏医者问老医曰：公之方无非是轻描淡写，竟治愈大病，能为余等言耶？老医叹曰：《伤寒论》不云乎：“凡病，若发汗，若吐，若下，若亡血、亡津液，阴阳自和者，必自愈。”此证胃阴虚而气亦耗，阴虚则津少而气逆，气耗则胃弱而不食。若用竹叶石膏汤虽亦对证，虑其胃虚已甚恐不能运药。改用大米煎汁所以养胃。五谷养胃胜似药物，以其性和而不偏，少加洋参以滋胃之气阴，量少则运，多则滞矣。治法不得不轻描淡写，君以为何如？魏医称善而退。

【原文】 大下之后，复发汗，小便不利者，亡津液故也。勿治之，得小便利，必自愈。(59)

【注解】 大下之后，复发其汗，汗下失序，津液耗伤。“小便不利者”为津伤液涸，非癃闭之比。“勿治之”，言不要用利小便之药，更虚其虚。须恢复其津液，津回小便自然通利。

按：本节具体阐述了“阴阳自和者，必自愈”的道理。因津虽伤而阳未亡，其津自能再生。若其人阳已先亡，津液之复恐亦难乎为继。

考《伤寒论》中提出以阴阳说理的有三处：①辨证之纲：先辨病发阴阳；②治病之法：先从阴阳自和入手；③辨厥逆病机：以阴阳气不相顺接而概括。仲景举出辨证、病机、治法皆不离阴阳之理，这种高度概括的方法，实为《伤寒论》一书之魂，而有全局的指导意义。

三、误治变证

(一) 阴阳内外俱虚证

【原文】 下之后，复发汗，必振寒、脉微细。所以然者，以内外俱虚故也。(60)

【注解】 下多虚其里，汗多虚其表，大下适足伤阴，大汗必致亡阳。“必振寒”、身寒而发抖，是阳气不足。“脉微细”，微主气虚，鼓动无力；细主血虚，脉道不充，见此脉证，故主内外阴阳俱虚。

按：“战汗”的振寒，其脉阴阳俱停；内外俱虚的振寒，其脉微细。一主郁极乃发，一主气血虚衰而不支。

【原文】 发汗病不解，反恶寒者，虚故也，芍药甘草附子汤主之。(68)

【注解】 发汗后，若邪气虽从汗解，而正气反因汗出而伤。夫汗生于阴而出于阳，今汗出虚其荣阴，反恶寒则虚其卫阳，故以芍药甘草附子汤补其不足。

按：发汗后，表仍不解的恶寒，其脉当浮；若荣卫俱虚的恶寒，则脉不浮而必微细，可与60条合参，其义自明。

【治法】 补益荣卫

【方药】 芍药甘草附子汤方

芍药　甘草（炙）各三两　附子一枚（炮、去皮，破八片）

上三味，以水五升，煮取一升五合，去滓，分温三服。

【方义】 芍药益荣而敛阴，附子固卫而补阳，一阴一阳，必以甘草之甘而使之酸甘化阴、辛甘化阳而生化无间。

【原文】 伤寒脉浮、自汗出、小便数、心烦、微恶寒、脚挛急，反与桂枝，欲攻其表，此误也。得之便厥、咽中干、烦躁吐逆者，作甘草干姜汤与之，以复其阳。若厥愈足温者，更作芍药甘草汤与之，其脚即伸；若胃气不和谵语者，少与调胃承气汤；若重发汗，复加烧针者，四逆汤主之。(29)

【注解】 此条论少阴阴阳皆虚之人，而不可发汗攻表，如攻表发汗则伤其阴阳而有种种误治之变，可与 16 条合观，以补“随证治之”之法。脉浮、小便数而恶寒，少阴阳虚而兼表不解；心烦、脚挛急，少阴阴不足而筋脉失养。阴阳气血俱虚，则不可发汗，若疏略不察，以汗出恶寒误认为太阳中风而发其汗，本阴阳虚而又发汗，故为误治。得药则手足厥、吐逆，为阳气更虚之象；咽中干、两脚拘挛则为阴血受伤之证。阴阳皆虚，水火不济故生烦躁。其救治之法：先作甘草干姜汤，以复其阳，得厥愈足温；乃与芍药甘草汤而益其阴血，则脚胫得伸；阴阳虽复，若其人因服甘草干姜汤而致胃燥谵语，可少与调胃承气汤，使其大便微溏（无令大泻下）以和其胃则愈；若前者的治法重发汗，复加烧针以劫汗的，则伤阳程度犹有甚焉，则非甘草干姜汤所能已，故以四逆汤急复少阴之阳为要。

甘草干姜汤方

甘草四两（炙）　干姜二两

上二味，以水三升，煮取一升五合，去滓，分温再服。

【方解】 甘草配干姜，辛甘为阳，以治手足之厥。然甘草剂量大于干姜一倍，无乃有补阳而不劫阴之意欤？

芍药甘草汤方

芍药　甘草（炙）各四两

上二味，以水三升，煮取一升五合，去滓，分温再服。

【方解】 芍药配甘草，酸甘以化阴，能缓解筋脉拘急，治脚挛急其效甚验。

【附医案】 李某，男，25岁

因患右腿鼠蹊部肿痛入某院治疗，经外科医生确诊为“鼠蹊脓肿”，治疗效果不明显。

症状：右腿鼠蹊沟中间起一包块，如鸡卵大小，表面不红，用探针抽之无物。右腿拘紧伸之不开，若用力一蹬，则疼痛难忍。行路必须架拐，因为足跟已不着地。所怪者，每到夜晚则两腿经常转筋而疼痛不堪。其脉弦细而数，舌质红而苔不显。

辨证：此证乃肝血不足，不能养筋。因肝藏血，目得血而能视，筋得血而始柔。今血不养肝则肝燥；肝燥则筋不得其养，是以拘急而不伸；筋挛而成疝痛，则腿不能伸开。阳气夜行于阴，今阴虚血燥，是以夜间经常腿转筋。

治法：甘酸化阴，缓解拘急。

治用芍药甘草汤：白芍八钱，炙甘草四钱，令服三剂，患者见药方仅两味药，怀疑此方未必有效，然服药后第一剂而腿不转筋，三剂尽而鼠蹊肿包全消，照方又服两剂则患腿伸直弃拐而步行出院。

【原文】 问曰：证象阳旦，按法治之而增剧，厥逆、咽中干、两胫拘急而谵语。师曰：言夜半手足当温，两脚当伸。后如师言。何以知此？答曰：寸口脉浮而大；浮为风，大为虚。风则生微热，虚则两胫挛。病形象桂枝，因加附子参其间，增桂令汗出，附子温经，亡阳故也。厥逆、咽中干、烦躁、阳明内结、谵语烦乱，更饮甘草干姜汤，夜半阳气还，两足当热，胫尚微拘急，重与芍药甘草汤，尔乃胫伸；以承气汤微溏，则止其谵语。故知病可愈。(30)

按：本条系解释29条之文，故不再作解。阳旦，这里指桂枝汤证。

（二）干姜附子汤证

【原文】 下之后，复发汗，昼日烦躁不得眠，夜而安静，不呕、不渴，无表证，脉沉微，身无大热者，干姜附子汤主之。(61)

【注解】 下后复汗，病不获愈，反致表里俱虚。阳旺于昼，阴旺于夜，阳虚者，于旺时与阴相争，争则烦躁不得眠；至阴旺时不能与争则安静。“不呕”、“不渴”、“无表证”，说明病不发于三阳；“脉沉微”反映三阴虚寒；“身无大热”，言尚有微发热，主阳虽虚而未亡，犹在体躬，然已岌岌可危。故以干姜附子汤退阴扶阳，以防亡阳之变。

【治法】 急温阳气

【方药】 干姜附子汤方

干姜一两　附子一枚（生用、去皮，切八片）

上二味，以水三升，煮取一升，去滓，顿服。

【方解】 本方治表里阳气大虚，阴寒过盛之证。用干姜温中焦之阳；生附子破寒消阴，以扶下焦之阳，阳长阴消，达到阴平阳秘。

按：本证为阳气将亡的险证，所以四逆汤减甘草之缓恋，附子又生用，一次顿服，在于集中药力以救阳。

（三）麻黄杏仁甘草石膏汤证

【原文】 发汗后，不可更行桂枝汤。汗出而喘，无大热者，可与麻黄杏仁甘草石膏汤。(63)

【注解】 太阳病，无论汗、下，若邪热不解，迫积于肺，均能发生肺气不降而作喘的变证。肺被热迫，津从毛窍外渗则汗出。热在上焦气分，未至阳明胃腑，故身无大热。（有的注家认为无大热是无太阳表证）由此辨之，汗出而喘，微热而不恶寒，知邪不在太阳之表；虽汗出而不恶热，口不作渴，知邪亦不在阳明之里；唯气喘一证，为肺经独有之证，辨知为热郁于肺，清肃失调。“不可更行桂枝汤”，示人此证汗出且喘，并非太阳中风所致，前述之桂枝加厚朴杏子汤不能再用。这是倒装笔法，应接“无大热者”之后。

【治法】 清热宣肺

【方药】 麻黄杏仁甘草石膏汤方

麻黄四两（去节） 杏仁五十个（去皮尖） 甘草二两（炙） 石膏半斤（碎，绵裹）

上四味，以水七升，煮麻黄，减二升，去上沫，内诸药，煮取二升，去滓，温服一升。本云：黄耳杯。（黄耳杯为古代容器）

【方解】 麻黄、杏仁一宣一降而治喘，石膏大寒清肺热而复其清肃之令，甘草和中而缓肺气之急。

按：汗出而用麻黄，无大热而用石膏，似属可疑，实则麻黄配桂枝始能发汗。今配石膏则能清肺热而又发挥麻黄治喘之功。“无大热”是比较之词，非微发热之意，结合临床，本证发热在39℃以上者，亦屡见不鲜。

此方加羚羊角治麻疹合并肺炎，每有满意的效果。此方加细茶治气喘口唇发绀而憋气为甚者，更为理想。

【原文】 下后，不可更行桂枝汤；若汗出而喘，无大热者，可与麻黄杏子甘草石膏汤。(162)

按：此条内容应与43条合参自明。解释见上文不另。

（四）葛根黄芩黄连汤证

【原文】 太阳病，桂枝证，医反下之，利遂不止，脉促者，表未解也；喘而汗出者，葛根黄芩黄连汤主之。(34)

【注解】 太阳病中风，称为桂枝证。医反用下法，则为误治。“利遂不止”的“遂”字，是继续的意思，言误下后，继续腹泻不止。

表病误下成利，有表里寒热之分，当从脉证分辨。其人脉促的，是原有中风缓脉一变而为促迫数急的脉象，主阳气有余而表邪未全陷里，故曰“表未解”；但里热已盛，壅遏气机，故其人喘而汗出。肺肠之热迫切不解，故用葛根黄芩黄连汤清热止利。

【治法】 清解表里热邪

【方药】 葛根黄芩黄连汤方

葛根半斤　甘草二两（炙）　黄芩三两　黄连三两

上四味，以水八升，先煮葛根，减二升，内诸药，煮取二升，去滓，分温再服。

【方解】 本方为表里双解之剂。葛根解表，黄芩、黄连清热厚肠止利，甘草和中益气。

按：此条应与 63 条的“汗出而喘”进行鉴别。也可与 163 条的协热下利而作比较。本证下利的大便必粘秽而又暴注下迫，自不待言。

（五）桂枝甘草汤证

【原文】 发汗过多，其人叉手自冒心，心下悸欲得按者，桂枝甘草汤主之。(64)

【注解】 发汗过多，心阳受伤，心失其护，空虚无主，而悸动不安，这是自觉证候。从望诊中又见到患者交叉两手捂其心部，以缓解心悸。虚则喜按，实则拒按，于大汗后有此反应，故诊为心虚证无疑。用桂枝甘草汤，以补心安悸。

按：发汗过多，是叙病因；叉手冒心，是叙病象；心下悸欲得按，是叙病情；桂枝甘草汤是叙治法。

【治法】 温补心阳

【方药】 桂枝甘草汤方

桂枝四两（去皮）　甘草二两（炙）

上二味，以水三升，煮取一升，去滓，顿服。

【方解】 桂枝补心阳之虚，甘草补心以益血脉。两药相合，则辛甘相资，阳生阴化，助阳而不燥，滋脉而不寒，为本方之特点。

【附医案】 马元仪治沈康生夫人，病经一月，两脉浮虚，自汗恶风，此卫虚而阳弱也，与黄芪建中汤一剂汗遂止。……越一日病者叉手自冒心间，脉之虚濡特甚，此汗出过多而心阳受伤也。仲景云："发汗过多，其人叉手自冒心，心下悸者，桂枝甘草汤主之。"与一剂良已。（摘自南京中医学院《伤寒论》译释）

【原文】 未持脉时，病人手叉自冒心。师因教试令咳，而不咳者，此必两耳聋无闻也。所以然者，以重发汗，虚故如此。发汗后，饮水多必喘，以水灌之亦喘。(75)

【注解】 此条应与64条互看，以见汗后有伤心伤肾之分。"未持脉时，病人手叉自冒心"，是从望诊知其心虚而喜按；"师因教试令咳而不咳"，是从问诊而测知两耳聋而无所闻。肾开窍于耳，肾虚则耳聋，心虚则作悸。考其病因，是因为"重发汗"虚其心肾之阳气，以致如此。

按：耳聋有虚实之分：本条之耳聋属于肾虚，若小柴胡汤证之耳聋，则为邪盛于经的实证。

（六）茯苓桂枝甘草大枣汤证

【原文】 发汗后，其人脐下悸者，欲作奔豚，茯苓桂枝甘草大枣汤主之。(65)

【注解】 此条承64条论发汗后，阳气更虚，引发下焦水邪跃跃欲动，而欲上奔，故脐下悸。悸，主阳虚水动，是奔豚病的前驱证候，如不及时医治，则下焦水邪可以直撞心胸，而发为"奔豚"。《诸病源候论》曰："奔豚者，气下上游走，如豚之奔，故曰奔豚。"治以茯苓桂枝甘草大枣汤，伐水降冲，防患于未然。

【治法】 通阳利水制冲

【方药】 茯苓桂枝甘草大枣汤方

茯苓半斤　桂枝四两（去皮）　甘草二两（炙）　大枣十五枚（擘）

上四味，以甘澜水一斗，先煮茯苓，减二升，内诸药，煮取三升，去滓，温服一升，日三服。作甘澜水法：取水二斗，置大盆内，以杓扬之，水上有珠子五六千颗相逐，取用之。

【方解】 发汗后，心阳虚，下焦水邪得以上乘，故脐下悸动，欲作奔豚。“欲作”，将作未作之谓。上节汗后心悸，只是心阳受损；本节汗后脐下悸，不独心阳虚，肾气亦受株连，故水邪乘机欲动。方中重用茯苓以渗水，桂枝温心肾以制水，甘草、大枣培中气以御水。甘澜水即用杓扬过之水，以此水煎药在于不助水邪。

（七）厚朴生姜半夏甘草人参汤证

【原文】 发汗后，腹胀满者，厚朴生姜半夏甘草人参汤主之。（66）

【注解】 发汗后，表证已罢，若其人脾气素虚者，因汗而更虚，以致运输不利，饮食不消，气壅湿遏则腹胀满。此证补之则愈窒，攻之则愈虚。故以本方三补七消宽中行滞、补脾助输，并行不悖之法。

【治法】 补脾行滞，宽中除满。

【方药】 厚朴生姜半夏甘草人参汤方

厚朴半斤（炙，去皮） 生姜半斤（切） 半夏半升（洗） 甘草二两 人参一两

上五味，以水一斗，煮取三升，去滓，温服一升，日三服。

【方解】 方用厚朴宽中除满，生姜辛开理气，半夏开结燥湿，人参、甘草健脾补土以助运化，于是消而不伤，补而不壅，为消补兼施之剂。

按：临床实践证明，治疗虚中挟实的腹胀，单纯地补和消都是徒劳的。方中的厚朴、生姜、半夏剂量要大一些，人参、甘草的剂量要小一些，按量用之才能有效。

（八）茯苓桂枝白术甘草汤证

【原文】伤寒，若吐，若下后，心下逆满、气上冲胸、起则头眩、脉沉紧，发汗则动经，身为振振摇者，茯苓桂枝白术甘草汤主之。(67)

【注解】本条论水气上冲证的病机和治法。这个病是和心、脾、肾的阳气虚衰有关，而心阳虚衰，又为发病的关键。心属火，为阳中之太阳，上居于胸，行阳令而制阴于下。若心阳不足，坐镇无权，不能降伏下阴，寒水泛滥，则发为水气上冲。辨此证在于有明显的"上冲"症状，如水邪先犯心下的胃脘部位，而气上逆，则胃中胀满；若再上于胸，胸为心之城廓，阳气之所会，今被水寒所抑，则发生憋闷；水气凌心，又可出现心悸气短；若再上抵咽喉，则气结成痹，如梅核气状，梗塞喉间，吐之不出，咽之不下；再往上冲，必致清阳蒙蔽、头目眩晕等证。水气上冲的色脉变化，在临床更有辨证的意义，试述如下：

脉诊：仲景认为水气上冲，脉当沉紧，质诸临床，实为沉弦，盖弦与紧，古人有时借用，故以脉沉弦为确。沉脉主水，弦脉主饮，两脉皆为阴，故可反映水寒之邪为病。

舌诊：因心阳先虚，舌质必见淡嫩，水饮不化而上泛，故苔见水滑。

色诊：水为阴邪，上凌于心，心之华在于面，今阴来搏阳，荣卫凝涩，心血不荣，其人面色黧黑，或出现水斑（额、颊、鼻、口角等处，皮里肉外，出现黑斑，似色素沉着）。

此证为阳虚有水，如再发汗伤阳，则经气益虚，不能濡养肢体，则有身振摇不能支持的证候出现。

【治法】温化水饮，平降冲气。

【方药】茯苓桂枝白术甘草汤方

茯苓四两　桂枝三两（去皮）　白术　甘草（炙）各二两

上四味，以水六升，煮取三升，去滓，分温三服。

【方解】本方由四药组成，取茯苓之淡渗，以利水邪之泛；用桂枝之温通，以制水气之上逆；用白术以协茯苓补脾以行水；甘草助桂枝扶心阳以消阴。

【附病例】 陆某，男，42岁

因患冠心病心肌梗塞住院。经治疗两月，病情未减，症状为心前区疼痛、憋气、心悸、恐怖欲死。每当心痛发作，自觉有气上冲于喉，气窒殊甚，周身出冷汗。脉弦而结，舌淡、苔白。证系心阳虚衰，坐镇无权，水气上冲，阴来搏阳，而使胸阳痹塞，而心胸作痛；水气凌心，则心悸而动；心律失调，则脉弦而结；阴霾密布，胸阳不振，故胸中憋气而喉中窒塞；水邪发动，肾阳失于约束（肾之志为恐）其人所以恐怖欲死。治以通阳下气，利水宁心。

药用：茯苓六钱　桂枝三钱　白术　炙甘草各二钱　龙骨牡蛎各四钱

服三剂，心神转安，气逆得平。但脉仍结，自觉畏寒而腿冷。说明心脾之阳得复，水气亦减。今肢冷畏寒，肾阳之虚使然，治当扶阳消阴，驱寒镇水。方用附子、白术、生姜、白芍、桂枝各三钱，茯苓四钱，炙甘草二钱

服三剂，下肢转温，已不畏寒，但脉结与心悸未复，胸痛有时发。证属心阳不足而使血脉不利。宜补心阳之虚，兼化水饮之邪。

方用：茯苓四钱　桂枝三钱　肉桂一钱　五味子　炙甘草各二钱

上方连服六剂，脉不结而心不悸，胸痛亦止，经心电图检查，已大有好转，乃出院服药调理。

（九）茯苓四逆汤证

【原文】 发汗，若下之，病仍不解，烦躁者，茯苓四逆汤主之。(69)

【注解】 此条应与61条的“昼日烦躁不得眠，夜而安静”对比。彼言阳虚欲脱的重证，此言阳虚烦躁的轻证，然必有下

利清谷，或四肢厥冷等阳虚见症，方可用茯苓四逆汤。

【治法】 扶阳消阴

【方药】 茯苓四逆汤方

茯苓四两　人参一两　附子一枚（生用，去皮，破八片）甘草二两（炙）　干姜一两半

上五味，以水五升，煮取三升，去滓，温服七合，日二服。

【方解】 用四逆汤以补少阴之阳，阳长则阴消，阴不迫阳而烦躁可自止；人参、茯苓补脾以益中气，俾正气足则邪自去矣。

此方近似附子汤，以补脾肾为专任，故能匡正消阴而治阳虚烦躁之证。

（十）调胃承气汤证

【原文】 发汗后，恶寒者，虚故也；不恶寒，但热者，实也，当和胃气，与调胃承气汤。(70)

【注解】 此条应与68条相联系，言发汗后，病不解，反见恶寒，为阳虚之故，乃芍药甘草附子汤证。若不恶寒，但有发热（包括恶热）如蒸蒸发热，此为阳明胃气之实，为表解而胃气未和所致，所以，与调胃承气汤以和胃气。

按：发汗虽一，而为病则有虚实之分，可见内因方是变化的根据。

调胃承气汤方，见《阳明病篇》。

（十一）炙甘草汤证

【原文】 伤寒脉结代、心动悸，炙甘草汤主之。(177)

【注解】 心主血脉，心本恒动而人不知其动，此生理之常而为不病；若自觉心动悸而不稳，是心之动失于常，则必有所因。今切其脉或结或代，夫结代二脉皆属于阴，脉中止而能自还者，名曰结；若中止而不能自还者，则名曰代，反映了本证由于心脏气血不足以致之。心为五脏六腑之大主，心脏虚衰，

则震动宫城，此时必以复正为急务，故以炙甘草汤为主。

【治法】 补心复脉

【方药】 炙甘草汤方

甘草四两（炙） 生姜三两（切） 人参二两 生地黄一斤 桂枝三两（去皮） 阿胶二两 麦门冬半升（去心） 麻仁半升大枣三十枚（擘）

上九味，以清酒七升，水八升，先煮八味，取三升，去滓，内胶烊消尽，温服一升，日三服。一名复脉汤。

【方解】 中焦取汁变化而赤是谓血。方中以炙甘草、人参、大枣补中气而充血脉；然脉无血则约而不通，故以生地、麦冬、阿胶、麻仁润燥补血之品以养心脉；夫血为阴，不得阳则流而不畅，故以生姜、桂枝、清酒（即白米酿成之酒）久煎其药，使其味纯气厚通脉以行血气。此方虽然气血兼顾，但以补血滋阴为主，是治血虚性心动悸的良方。

按：《名医别录》说甘草有通经脉利血气的作用，故以甘草为方名实有其现实意义。

此证服炙甘草汤亦非一二剂所能瘳。然久服容易诱发下肢浮肿，或大便溏泄，可于方中加茯苓为佳。若脉搏不整，停跳频繁的可加入五味子。

【原文】 脉按之来缓，时一止复来者，名曰结。又脉来动而中止，更来小数，中有还者反动，名曰结，阴也；脉来动而中止，不能自还，因而复动者，名曰代，阴也，得此脉者必难治。(178)

【注解】 本条承上条论述结代脉象，为上条之注文。

脉按之来缓，若缓中时有一止，止后自复，谓之复来，即为结脉。又有脉来而中止，止后复还，更来时脉动较快（以补偿间歇之至数），即所谓“中有还者反动”亦属结脉。结脉是气虚血滞或邪气阻滞所成，故结属于阴。

若脉来动而中止与结脉相同，唯止后有不能再动之象，似乎不能自还，良久则因之而复动，不同于结脉之更来小数，此名代脉。代脉亦属于阴，多为真气衰极，气血虚弱所致，其病多危重，故曰："得此脉者，必难治。"

按：结代脉出现，多为病情危笃，但亦有因痰食阻滞，七情冲动，妊娠胎阻，以及跌打损伤等证而见此脉者，则属一时性生理病理变化使气血阻滞所致，待邪去脉亦可复。更有终身见此脉而无病者，此乃素禀异常，属正常生理现象。

（十二）小建中汤证

【原文】 伤寒二三日，心中悸而烦者，小建中汤主之。(102)

【注解】 伤寒仅二三日，病程尚浅，而又未经发汗之误治，其人反见心悸特甚，即所谓"悸而烦者"，这是因为伤寒挟虚，心脾双虚之所致。此时虽有表证，亦不可发汗，治当先扶正虚，以小建中汤。

按：小建中汤扶正气以治其本，俾中气一旺，则荣卫自能有拒邪作用，所谓"虚人伤寒建其中"是矣。

【治法】 甘温补中

【方药】 小建中汤方

桂枝三两（去皮） 甘草二两（炙） 大枣十二枚（擘） 芍药六两 生姜三两（切） 胶饴一升

上六味，以水七升，煮取三升，去滓，内饴，更上微火消解，温服一升，日三服。（呕家不用建中汤，以甜故也。）

【方解】 桂枝汤外能调荣卫，内能调脾胃，而有调和阴阳的作用。若倍芍药使其酸甘化阴以补荣，又能土中平木以缓血脉拘急；又妙在加饴糖一升，大能缓中补虚，奉心化赤而为血，故善治心悸而烦与虚劳腹痛之证。

【附医案】 李某，男，37 岁

患慢性肝炎，肝区作痛，周身无力。服活血通络药无效。舌淡而脉弦，按之则无力。此乃脾虚不能培木，肝血无以自养而作痛。经云："肝苦急，急食甘以缓之。"治以甜为法，乃疏小建中汤方，服三剂而痛瘳。

（十三）火逆变证

1. 桂枝去芍药加蜀漆牡蛎龙骨救逆汤证

【原文】 伤寒脉浮，医以火迫劫之，亡阳，必惊狂，卧起不安者，桂枝去芍药加蜀漆牡蛎龙骨救逆汤主之。(112)

【注解】 古人有火疗之法，如烧地铺陈、瓦熨、烧针等等。伤寒脉浮，不用麻黄汤发汗，而用火疗迫劫取汗，则汗出必多，因亡失心阳；心阳一虚，则胸中生寒，而痰水之邪得以据之，因此发生惊狂、卧起不安之证。治用救逆汤去痰宁神。

【治法】 补心敛神涤痰

【方药】 桂枝去芍药加蜀漆牡蛎龙骨救逆汤方

桂枝三两（去皮） 甘草二两（炙） 生姜三两（切） 大枣十二枚（擘） 牡蛎五两（熬） 蜀漆三两（去腥） 龙骨四两

上七味，以水一斗二升，先煮蜀漆，减二升，内诸药，煮取三升，去滓，温服一升。本云：桂枝汤，今去芍药，加蜀漆牡蛎龙骨。

【方解】 方名救逆，以救火劫治疗之逆之义。桂枝去芍药以温心胸之阳气，加蜀漆以涤痰饮；加牡蛎、龙骨既能化饮，又能潜敛心神而治烦躁惊狂。

按：此方治疗精神分裂症，亦有效果。然服药后，病人往往作吐，吐后则痰解心开而病亦随愈。

2. 桂枝甘草龙骨牡蛎汤证

【原文】 火逆下之，因烧针烦躁者，桂枝甘草龙骨牡蛎汤主之。(118)

【注解】 "下之"二字系衍文，当删。此为火逆轻证，然烦躁亦为惊狂之渐，为心阳虚而火邪迫之，故生烦躁，治用桂枝甘草龙骨牡蛎汤。

【治法】 补心安神

【方药】 桂枝甘草龙骨牡蛎汤方

桂枝一两（去皮） 甘草二两（炙） 牡蛎二两（熬） 龙骨二两

上四味，以水五升，煮取二升半，去滓，温服八合，日三服。

【方解】 桂枝、甘草温补心阳，龙骨、牡蛎敛神镇静。

按：凡发汗后而出现此证的，桂枝甘草龙骨牡蛎汤皆可用，不必拘泥火劫发汗一途。

3. 桂枝加桂汤证

【原文】 烧针令其汗，针处被寒，核起而赤者，必发奔豚。气从少腹上冲心者，灸其核上各一壮，与桂枝加桂汤，更加桂二两也。(117)

【注解】 此条应与65条合参。烧针而刺，用以劫汗，由于不慎而又受寒，则针处起一赤核，因此，必发奔豚。何以故？《金匮要略》说："病有奔豚，从惊发得之。"火针刺人，先惊其心，此其一；针孔被寒，寒从孔入，发动肾气而乘其心则诱发奔豚，此其二；故曰"必发奔豚"。治疗先灸核上各一壮，以散外寒，后用桂枝加桂汤以泄奔豚气。

【治法】 外散其寒，内降冲气。

【方药】 桂枝加桂汤方

桂枝五两（去皮） 芍药三两 生姜三两（切） 甘草二两（炙） 大枣十二枚（擘）

上五味，以水七升，煮取三升，去滓，温服一升。本云：桂枝汤，今加桂满五两。所以加桂者，以能泄奔豚气也。

【方解】 柯琴说："寒气外束，火邪不散，发为赤核。是将作奔豚之兆也。从少腹上冲心，是奔豚已发之象也。此因当汗不发汗，阳气不舒，阴气上逆，必灸其核以散寒，仍用桂枝以解外，更加桂者，益火之阳而阴自平也。桂枝更加桂，治阴邪上攻，只在一味中加分两，不于本方外求他味，不即不离之妙如此。茯苓桂枝甘草大枣汤，证已在里，而奔豚未发，此证尚在表而发，故治有不同。”

【附医案】 崔某，女，50岁，北京人

患病颇奇，自觉有一股气，先从两腿内踝开始，沿阴股而上行，至小腹则发胀，至心胸则心悸、胸满憋气，头出冷汗，精神紧张，而有恐怖之感；稍住，气往下行，症状也随之减轻，大约每天可发作三四次。此外还兼见腰酸，白带较多。察其面色青黄不泽，舌质胖而淡嫩。诊其脉弦细数无力。

辨证：从其症状来看，实为“奔豚”之证。然从足内踝而上冲，又为临床所仅见。但是，凡上犯之冲气，必由上虚所诱发，如《内经》所谓“邪之所凑，其气必虚”。本证心阳虚于上，不能约束下阴，使肾之阴邪得以上冲；阴来搏阳，水火相射，故脉数而按则无力；弦脉属阴，阴盛气逆则脉弦。舌胖质淡反映了心阳已虚，而阴寒之邪发动。凡阴气所过之处，皆对阳气有损，故发胀、发憋、心悸等症，自不能免。

治法：扶心阳、降冲逆。

处方：桂枝五钱，白芍三钱，生姜三钱，炙甘草二钱，大枣七枚。

煎汤服，另送服黑锡丹二钱。

服三剂而见显效，照方又服两剂则气冲不发，带下亦断。

【原文】 太阳病二日，反躁，凡熨其背而大汗出，大热入胃，胃中水竭，躁烦，必发谵语；十余日振栗自下利者，此为欲解也。故其汗从腰以下不得汗，欲小便不得，反呕、欲失溲、足下恶风、大便鞕，小便当数，而反不数及不多；大便已，头卓然而痛，其人足心必热，谷气下流故也。(110)

【注解】 本方可分两段理解：第一段论太阳病二日，反躁，邪热有入里之倾向。医反用烧瓦熨其背，迫劫以为汗，因而大汗出，使大热入胃，胃中水竭津亏，则其人躁烦，必发谵语，是为阳热之邪已入阳明之象。第二段论此证经过十余日，如果火热渐衰，胃中津液得复，而正气能拒邪外出时，则其人振栗、自下利，故为欲解之象。然必须指出，在尚未下利之前，阳气被热所阻，不能下达，故其汗从腰以下不得汗；其人欲解小便而不得，反而作呕，欲失溲似指大便，足下又恶风寒，此皆阳气不能下达而反上逆之故。阳气与津液并行，若津液不得下达时，则其人大便硬；大便硬则津液不能自还于胃，则小便当数；若津液能还入胃，则阳气亦自然下达，而大便得通。阳气下行，则不能上顾于头致卓然而痛。因阳已下达，其人足心必热，必不恶风与失溲，且呕亦自止。其所以然者，作者指出，此为“谷气下流”之故。

按：本文之阳气上遏而不下流，以及阳气下达而反上虚的病机，同样也适用于一切阳热阻遏于上等证。临床每见上热下寒之证，多有因于阳盛而阻所致，它和四逆散的阳郁肢冷之证，同中有异，不可不察。

【原文】 太阳病中风，以火劫发汗。邪风被火热，血气流溢，失其常度，两阳相熏灼，其身发黄。阳盛则欲衄，阴虚小便难。阴阳俱虚竭，身体则枯燥，但头汗出，剂颈而还。腹满、微喘、口干、咽烂，或不大便，久则谵语，甚者至哕、手足躁扰、捻衣摸床、小便利者，其人可治。(111)

【注解】 太阳病中风证，不以桂枝汤解肌，反以火劫发汗。劫，劫迫，有以武力恐人之义。其所发之汗必多而伤阴，阴伤而火热之气不解，则使邪风而愈甚。这样，若热迫于血气，使血气流溢，失其常度；风与火叫“两阳”，两阳相熏灼，则可溶其血液，必发身黄；若阳盛于经，迫血上行则欲衄；阴虚于内无液以润则小便难；热邪伤耗气血，阴阳俱已虚竭，身体则枯燥，形如槁木而不泽；阳热循经上行，故头汗出而余处无汗；热邪内结则腹满而微喘；火热上熏则口干咽烂；热在上则大便不结；热邪下移于胃肠，消耗津液则或不大便；若大便久不得下，则可发生谵语，甚者则可发生呃忒，乃为胃阴枯竭，正气逆乱之象。“四肢者，诸阳之本也”，阳热盛则四肢实，故手足躁扰而捻衣摸床，此时亦介于神昏之渐。似此阳邪被火之大证，必以阴气存亡而为预后之依据，故作者提出“小便利者”为津液未涸，则其人可治。否则，津液已竭，有阳无阴，则危亡可立待。

按：有人云：火逆证今世已无，学之亦无所用。噫！说此话者，何眼光之短浅若斯？固然火疗之法似不多见，然以中国之大，民间沿用者，亦不能断其无有。如推其病理而指导于临床，则其义亦甚大。例今之患温热病者，如不用甘寒辛凉为治，而投以辛温燥烈之品，则何异乎中风而施瓦熨？至于其中伤阴动阳之变，亦皆历历如本文所述，在临床所见者多矣。伤寒中亦有忌热药之法，惜人皆知麻黄汤之禁忌证，而独不及于温热何哉？既祸端已起，而又归罪于仲景，欲扪心自问，岂不有愧于此文耶？

【原文】 形作伤寒，其脉不弦紧而弱。弱者必渴，被火必发谵语。弱者发热、脉浮，解之当汗出愈。(113)

【注解】 温病初发，其证形似伤寒，如发热恶寒等证。然其脉不紧而反弱，寓有“脉微弱者，此无阳也”的相似之处。脉紧为风寒，缓弱则为温热。然温热伤阴，其人必口渴，寓有“发热而渴，不恶寒者，为温病”的相似之处。既是温病，便当治以辛寒。若用火疗取汗，则温邪被火，反盛其邪，其人必发谵语，此乃火逆为祸。如其人脉缓弱而仍浮，发热而邪犹在表，治当以汗解之则愈。

按：温病禁火，包括用温药发汗在内。脉浮发热，发汗则解，仲景未出方，如用桂枝二越婢一汤不知中肯否？

【原文】 太阳病，以火熏之，不得汗，其人必躁；到经不解，必清血，名为火邪。(114)

【注解】 上述诸火逆，皆以劫汗伤阴助阳为害。本条名

"火邪"，由于火熏不得汗，邪热无有出路，则阳郁不宣必发身躁。此证至第七日又到太阳经时，而发热头痛若仍不解，则其人大便必清血，这是邪热迫血下行而伤阴络所致。

按：火邪为病有衄血和清血的不同，然皆属于热邪动血的病机则一，后世温病学家又补充了动血发斑等说。当初叶桂等人能不受此影响而方开卫气营血的辨证途径，吾因此而深有所感焉。

【原文】 脉浮、热甚，而反灸之，此为实。实以虚治，因火而动，必咽燥、吐血。(115)

【注解】 此条论火邪上伤阳络，必见咽燥唾血的坏证。"而反灸之"四字，应排在"实以虚治"之后，则于义方谐。此证脉浮热甚而无汗，乃为表实的证候。医生不按表实而发汗，反以助阳的艾灸而作虚治，于是则"因火而动"阳络之血，必然发生咽燥唾血之变。

【原文】 微数之脉，慎不可灸。因火为邪，则为烦逆；追虚逐实，血散脉中；火气虽微，内攻有力，焦骨伤筋，血难复也。脉浮，宜以汗解，用火灸之，邪无从出，因火而盛，病从腰以下，必重而痹，名火逆也。欲自解者，必当先烦，烦乃有汗而解。何以知之？脉浮，故知汗出解。(116)

【注解】 微为血少，数为有热。微数之脉，为阴虚有热之象，故慎不可用灸法。若灸之，则为火邪，而成坏病。因灸火内炽，与虚热相搏，其热更甚。火热上冲则使人发生烦逆。

阴血本虚，反用灸法，劫伤阴液，致阴虚更甚，谓之"追虚"；本为有热，反用灸法，更助长其热而成实，谓之"逐实"。"追虚逐实"，以致血液散亡脉中。艾灸之火看来虽微，但内攻却是有力，消灼阴液、焦骨伤筋，而使血脉难复。仲景示人无犯误火之弊而谆谆示禁。

脉浮，是病在表，宜解表发汗，表病随汗出而愈。若误用火灸，病邪不从外解，邪无出路，火灸助阳，阳热更盛，阳盛不能下达，气血不能周流于下，故腰以下身重。热炽伤阴，阴血不能濡养筋脉则血虚为麻痹。此证均为火邪致变，故称火逆。逆，指治疗不顺于理。

欲自解者，须先烦而后汗出解。说明如正气强，精气充实，病邪仍有从汗出外解之机。在汗出之前，必当先烦。烦为正气抗邪，欲作汗解之兆。故曰："烦乃有汗而解。""何以知之？脉浮，故知汗出解"为自问自答句。说明浮脉为病邪尚在表，正气外达，故有汗出表解之机转。

【原文】 太阳伤寒者，加温针必惊也。(119)

【注解】 伤寒表实而不发汗，反加之以温针。温针刺人则心畏而必惊。惊则气乱，邪可乘机以入内。

按：章虚谷说："用药后，汗则外解而阳伸；妄用温针，不能解表，反使火气入荣，内扰于心，则必惊，甚则狂也。"其说亦可参考。

小　结

太阳病，为邪在表，在表者，当发汗，如麻黄、桂枝等汤是矣。如计不出此，反采用当时的火疗诸法而劫阴以迫汗，则火气虽微，内攻有力，非但达不到解表目的，而反发生种种流弊。如文中指的亡心阳，涸阴液，动荣血，遏阳气，及其甚者，又可使人"焦骨伤筋，血难复也"。由此来看，火逆之害，实不胜枚举。如推其义以之而论温病，亦有其同等意义。温病初起，本宜辛凉，如滥用辛温以劫汗，则又何啻太阳中风而误用瓦熨？读仲景书，当举一反三，联想到与之有关的问题，才能有所借鉴，而不犯"火逆"之弊，方能达到学习之目的。

(十四) 吐逆变证

【原文】 太阳病，当恶寒、发热，今自汗出，反不恶寒、发热、关上脉细数者，以医吐之过也。一二日吐之者，腹中饥、口不能食；三四日吐之者，不喜糜粥、欲食冷食、朝食暮

吐，以医吐之所致也，此为小逆。(120)

【注解】 吐则气上而向外，故有解表之义。然吐法无有不伤胃者，所以表邪虽解，而胃气亦伤。“自汗出，反不恶寒发热”，说明表邪已解。“关上脉细数”，说明胃气已伤。此证若在发病一二日吐之，则胃伤为浅，反不能食而已；若在发病三四日吐之，则胃伤较深而生客热，则不喜糜粥（指热烂粥）而欲食冷食。然客热不能消谷，自必朝食暮吐，而不能运化食物。此证表已解而里未和，故称之为“小逆”。

【原文】 太阳病吐之，但太阳病当恶寒，今反不恶寒，不欲近衣，此为吐之内烦也。(121)

【注解】 太阳表证，医反吐之，其表虽解而不恶寒。然吐则伤胃，邪热乘虚入胃，胃有邪热则内烦（烦，训热）。故不欲近衣，意在言外，而有反恶热之证。

按：此条与70条之“发汗后恶寒者，虚故也；不恶寒但热者，实也，当和胃气，与调胃承气汤”而相乎应，其治法亦可类推。

【原文】 太阳病，过经十余日，心下温温欲吐而胸中痛，大便反溏，腹微满，郁郁微烦。先此时自极吐下者，与调胃承气汤；若不尔者，不可与；但欲呕、胸中痛、微溏者，此非柴胡汤证，以呕故知极吐下也。(123)

【注解】 太阳病，表证已罢，邪已过经，出现心下温温欲吐和胸中疼痛、腹微满、郁郁微烦等症。若未见诸症之先，已自极吐下者，则知其为胃气受伤，致温温欲吐，而大便反溏。邪气乘虚入里，故胸中痛而腹微满。热邪在里，所以郁郁微烦。此乃胃家内实之证，故可与调胃承气汤以和胃气则愈。若未曾极吐下而见此证，则为传入之邪所成。邪在胸故温温欲吐而胸中痛。至于大便反溏，为热尚未结；腹满微烦，为邪已传里。此乃太阳入里之邪而游离于上中二焦，故承气汤不可与之。但前之所谓欲呕，胸中痛，大便微溏，看来虽似乎少阳证，然又实非柴胡汤证，何哉？以其人有呕，故知属于极吐下的变证而无复可疑。

按：温温似为愠愠之误。愠愠，愦闷不畅之貌。《素问·玉机真脏论》所云“背痛愠愠”，其言是矣。

小 结

太阳病由于误吐致逆，列举了四种证候。第120条论吐后表解，然胃气因伤，故关上脉细数，腹中饥，口不能食；重者则不喜糜粥，欲冷食而又朝食暮吐，此为胃气虚寒的表现。

胃气虚寒当以寒证为主，为什么脉见细数，而又欲冷食？解答这个问题，必须联系122条的内容才能说明：“数为客热，不能消谷，以胃中虚冷，故吐也。”这条的意思，是说发汗后（也包括吐后）“令阳气微”。由于阳虚发生的热是客热，也就是假热，所以，脉数而细弱，或者是按之无力，这种现象反映了胃气虚寒，而不能认为是真热。至于121条论误吐表已解，虽不恶寒，而反恶热不欲近衣，这个但热不寒的证候恰恰与120条相反，是对比发明的一种写法。第123条是承120条论太阳病因极吐下，而引邪入里的变证。它和太阳过经的将次之邪，在治法上并不一样，这一点必须加以注意。

（十五）汗下逆变证

【原文】 太阳病，二三日，不能卧，但欲起，心下必结，脉微弱者，此本有寒分也。反下之，若利止，必作结胸；未止者，四日复下之，此作协热利也。(139)

【注解】 太阳病，二三日，发病尚浅，症见不能卧，但欲起，其人心下必有凝结。因卧则气壅而愈甚，故不能卧而但欲起。切其脉已不浮紧，而变为微弱，则知表证化热而已入里。“此本有寒分也”，为作者自注句，指出其人在外感之先，而有水饮内伏，治当化饮散结，方为得法。医见心下结，而反下之，如利止则太阳之热与在内之水相结，而构成结胸证；如下利不止，至四日乃复下利，则热邪不结而下注则成协热利。

按：此条各家注释不一，惟成无已注似觉通顺，希读者鉴诸。

【原文】 太阳病，下之，其脉促，不结胸者，此为欲解也；脉浮者，必结胸；脉紧者，必咽痛；脉弦者；必两胁拘急；脉细数者，头痛未止；脉沉紧者，必欲呕；脉沉滑者，协热利；脉浮滑者，必下血。(140)

【注解】 此条凭脉测证，以尽表证误下之变化。然下可拘于文字所记，而以辨证的眼光进行分析方妥。太阳病误下之后，致使邪气传变，不一而足：若下后脉促，为邪在于表，正气犹能力争而又不病结胸，故为欲解之象；“脉浮者，必结胸”，浮应改为沉，沉脉主里主水，故必作结胸；若下后脉紧者，法当咽痛而复吐利，乃病陷少阴而阴寒盛；脉弦者，为邪传少阳，故必两胁拘急；脉细数者，细数应改为浮紧，为表实未解，故头痛未止；脉沉紧，寒在胃而气上逆故必欲呕；脉沉滑者，协热利，里有热之故；脉浮滑者，必下血，阳气有余下伤阴络所致。

【原文】 太阳病，医发汗，遂发热、恶寒；因复下之，心下痞。表里俱虚，阴阳气并竭，无阳则阴独。复加烧针，因胸烦、面色青黄、肤瞤者，难治；今色微黄，手足温者，易愈。(153)

【注解】 太阳病，医发其汗，乃正治之法。然发热恶寒仍在，此恐汗出太多，外虚阳气而邪不去。医又改用下法，则又虚其里，使中气升降失序而心下成痞。此证由于汗下之余，表里俱虚，则内外之气为之竭乏。表已罢为无阳，痞已成叫阴独，治当于泻心汤中求之。今医反用烧针以治痞，则热扰于心，因而胸烦；脾虚木刑则面色青黄；肺脾气虚，则肤肉瞤动。病为正衰而胃气竭乏，故称难治。今面微黄而不青，是得胃气之色，手足温暖而不寒，为脾气仍主于四肢，反映了中气不败则病易愈。

按：凡经汗吐下之余，其人面色青黄，而又肌肤瞤动者，概为难治之证。读者幸勿疏漏过去。

【原文】 伤寒吐下后，发汗，虚烦，脉甚微，八九日心下痞鞕、胁下痛、气上冲咽喉、眩冒、经脉动惕者，久而成痿。(160)

【注解】 伤寒吐下发汗，虚其阳气则脉微；水寒无制而乘于心则生烦；上逆于胃则心下痞；横于胁下则作痛；上冲于咽喉，蒙蔽于清阳则眩冒为甚。夫阳虚有水，泛乎一身，则见经脉动惕；若久而不愈，则阳不化阴，气不行水，津液不能濡润筋骨而成痿废之病。

按：人皆知阳虚而病水，却不知阳虚津不化而成痿。似当以真武汤合苓桂术甘汤治之，未识允否？

小　结

本文论述了汗下不当，所发生种种变逆之证，以示人临床治疗有所禁忌。139 条太阳病内挟寒分，和 160 条的阳虚有水，同属水饮为病，但 139 条误下之后，可成为结胸之实，或协热利之热，而不病虚寒为异；160 条则因阳虚脉微、水气久而不化、津液无从以生，则筋骨失润而可成痿，其病虚不病实亦为差别。140 条论误下后的各种变证，作者以脉而代病机，意在凭脉辨证不可偏废。153 条论汗下之余，表里俱虚，阴阳气并竭，其预后又应以胃气的强弱而为决定。

上述的太阳病变证，读之令人眼花撩乱。寒热虚实，脏腑气血，应有尽有，称得起既丰富而又多彩。变证，是由于医生用汗吐下之后，治疗不得法，而使太阳表证不复存在，而变成另一种疾病。在临床也确有其事。对其论述，也是十分必要的。但反复体会，又感到《伤寒论》的变证中，有的（不是全部）是著者借用它来讲另一个病的，因而未必都有其实。例如：上述的 61～70 条的各种变证，是围绕五脏六腑气血阴阳而辨其虚实寒热。它不是论伤寒，而恰恰是在论杂病，属于作者的精心安排，不可能都是临床误治的巧合。所以，对变证也要一分为二，真的也有，假设的也有，不能绝对化。如果以上体会不差的话，那么，学习本文就应把误治的着眼点放在辨证论治上，要细心体会它们各自的辨证特点，抓住它们的主症和治疗方法，切不可拘于误治的形式和过程，抱着汗吐下不放，做“守株待兔”那样的傻事。

第八节　太阳病类证

一、风寒湿痹症

【原文】伤寒八九日，风湿相搏，身体疼烦，不能自转侧，不呕、不渴、脉浮虚而涩者，桂枝附子汤主之。若其人大便鞕，小便自利者，去桂加白术汤主之。(174)

【注解】伤寒八九日，风湿相搏，说明患病日久，为风寒挟湿而类似伤寒。风湿相搏，影响荣卫调和，阻碍气血运行，则身体疼（烦）而病为重，以致身体难以转侧。不呕不渴，言里和无病。脉浮虚而涩，浮为风邪在表，虚主卫气不足，涩主寒湿之邪而在经不解，此乃风、寒、湿三气杂合而为痹，日久不解，卫阳复虚之象。故以桂枝附子汤温经驱风，以解寒湿之邪。

【治法】温经以解风湿

【方药】桂枝附子汤方

桂枝四两（去皮）　附子三枚（炮，去皮，破）　生姜三两（切）　大枣十二枚（擘）　甘草二两（炙）

上五味，以水六升，煮取二升，去滓，分温三服。

【方解】此方即桂枝去芍药汤而加附子至三枚之多，以助桂枝、生姜开凝结之阴邪，又能实卫气而扶阳虚，寓有祛邪在于扶正之义。“若其人大便鞕，小便自利者”，是上证的变化，说明太阳之气已和，而太阴之湿仍盛，为风去湿存之证。于原方去桂枝加白术燥湿健脾，以行津液则愈。

桂枝附子去桂加白术汤方

附子三枚（炮，去皮，破） 白术四两 生姜三两（切） 甘草二两（炙） 大枣十二枚（擘）

上五味，以水六升，煮取二升，去滓，分温三服。初一服，其人身如痹，半日许复服之；三服都尽，其人如冒状，勿怪（此以附子、术，并走皮内逐水气未得除，故使之耳）。法当加桂四两。此本一方二法：以大便鞕、小便自利，去桂也；以大便不鞕，小便不利，当加桂。附子三枚恐多也。虚弱家及产妇，宜减服之。

【方解】 此方为治皮下水湿寒气而设，白术去湿痹而行津液，附子去寒邪而温阳气，白术协附子并走皮内，以搜逐皮内之寒湿，姜枣调荣卫促使药力外行体表。服药以后，或出现身如痹状，或见虫行皮中状，或服药尽而其人如冒状，皆勿怪，此乃药力使然，俟病邪得解，则诸证自安。

按：大便不鞕，小便不利，则加桂枝以通阳气而小便自利；若大便鞕，小便自利，则加白术以行津液则大便自下。或云：大便溏应加白术，今大便干燥，为何要加白术？然白术实为脾家主药，燥湿以之，而滋津液亦以之。仲景用药之妙率多如此。

【原文】 风湿相搏，骨节疼烦，掣痛不得屈伸，近之则痛剧，汗出短气，小便不利，恶风不欲去衣，或身微肿者，甘草附子汤主之。(175)

【注解】 承上文言风湿相搏，湿邪必与风寒之气相迫而后成。如其人不但卫阳虚，而心阳亦为之不足时，则骨节烦疼为剧而使人掣痛（牵掣）不得屈伸；寒湿留于关节，气血为之凝阻，故近之则痛剧；汗出短气，为心阳虚；小便不利，为阳气不化；恶风不欲去衣，为卫阳外失于护；身肿，为阳虚湿胜之故。

【治法】 扶阳驱邪，治之以缓。

【方药】 甘草附子汤方

甘草二两（炙） 附子二枚（炮，去皮，破） 白术二两 桂枝四两（去皮）

上四味，以水六升，煮取三升，去滓，温服一升，日三服。初服得微汗则解。能食汗止复烦者，将服五合。恐一升多者，宜服六七合为始。

【方解】 本方治风湿痹半在表、半在里，与桂枝附子汤有所不同。制方之旨在于用药不宜峻，而宜缓治之法，务使表里之邪都尽。为此，附子的剂量反少于前，而又以甘草名方，每次只服六七合为始，其用意全是不欲尽剂，方能内壮心胸之阳，外解风湿之痹。如洗涤衣裳污秽，慢慢地搓捺，方使干净。治寒湿之理当若是。

按：此方治风寒湿痹而挟有心脏病，见汗出短气、心搏期前收缩、胸憋背冷等症，用之有效。风寒湿痹虽属杂病范围，但因其有类似伤寒的见症而需要加以鉴别，故又可以“类证”目之。

小 结

风湿相搏的身体疼烦或骨节疼烦，本属于杂病范围，但它又起到对太阳伤寒的鉴别作用，所以，也可以作为太阳病的类证。

风寒湿三气杂合而为痹。痹者为邪气留于关节，气血闭塞不通。因此，其证皆以疼痛为主。若风寒为重，身体疼烦，不能自转侧，而脉浮虚而涩的，则以桂枝附子汤治之；若寒湿为重，身体疼烦，小便不利而大便硬，脉浮而涩的，则以上方去桂加白术汤治之；若三气外痹，心阳内衰，见汗出短气、小便不利、恶风不欲去衣，或身微肿者，则以甘草附子汤治之。

二、水气停聚证

（一）十枣汤证

【原文】 太阳中风，下利、呕逆，表解者，乃可攻之。其人漐漐汗出，发作有时，头痛、心下痞鞕满、引胁下痛、干呕、短气、汗出不恶寒者，此表解里未和也，十枣汤主之。(152)

【注解】 太阳病中风外证，兼有下利呕逆，水邪淫泆肠胃的里证，其治疗原则，必俟风邪表解后，方可用逐水药攻之。至于单纯里水的证候，“其人漐漐汗出，发作有时”，好像是中风证的样子，但发作有时，又汗出不恶风，故知非风。“心下痞硬满，引胁下痛，干呕，短气”，这些都是水邪引发的里证，又是水饮结于胁下，阻碍气机升降，而使营卫运行不利的反映。用十枣汤峻攻胁下之水巢则愈。

按：凡水邪为病，或见之症最多。例如：水气外溢而汗出，内犯于胃而呕吐，上冲于头则疼痛，下走于肠而下利，横溢胸胁等处则心下痞硬、引胁下痛。辨证关键在于引胁下痛一症，即其人或咳、或动稍一不慎牵引胁下疼痛者是矣。

【治法】 攻逐胁下水饮

【方药】 十枣汤方

芫花（熬）甘遂　大戟

上三味，等分，各别捣为散，以水一升半，先煮大枣肥者十枚，取八合，去滓，内药末，强人服一钱匕，羸人服半钱，温服之，平旦服。若下少、病不除者，明日更服，加半钱。得快下利后，糜粥自养。

【方解】 甘遂、芫花、大戟皆苦寒攻水有毒之药，气同味合，相互协作，决渎大下，而水患可平。然邪之所凑，其气必虚，毒药攻邪，脾胃必伤，如无补脾扶元之品主宰其间，水气虽尽，元气随之消亡。故以肥大肉厚红枣十枚（也可用到二十枚），浓煎取汁以送药末，补脾胃之虚以制水势之横，而又和诸药之毒。

按：十枣汤和大陷胸汤在治疗上有差别而不可不辨。大陷胸汤证是水热互结，其部位从心下至少腹；十枣汤证只是水饮相凝而占据胁下。故大陷胸汤用硝黄加甘遂，泻热以涤水；十枣汤则集水药之大成，则专重于逐饮。

【附医案】张某，男，成人

水饮为患，心悸、胸胀、干呕、短气、胁下疼痛，脉左右皆弦。辨为水饮无疑。治用：炙芫花五分、制甘遂五分、大戟五分，为细末，分两次服。先煮肥大枣十枚使烂，去渣入药末，略煎和服而愈。（见《经方实验录》）

（二）牡蛎泽泻散证

【原文】大病差后，从腰以下有水气者，牡蛎泽泻散主之。(395)

【注解】大病差后，若气虚为肿，则头面皆肿；若脾虚不运作肿，则兼见胸腹胀满。本证因大病之后，下焦气化失常，湿热壅滞，膀胱不泻，水蓄于下，小便不利而为肿，故但从腰以下而水气壅积，膝胫足跗皆生肿，甚或产生腹水。如脉沉而有力者，方得用牡蛎泽泻散利小便而泻水结。

【治法】疏利腰下水湿之结

【方药】牡蛎泽泻散方

牡蛎（熬）泽泻　蜀漆（暖水洗去腥）　葶苈子（熬）　商陆根（熬）　海藻（洗去咸）　栝蒌根各等分

上七味，异捣，下筛为散，更于臼中治之，白饮和，服方寸匕，日三服。小便利，止后服。

【方解】此方泽泻、商陆根泻水利小便以治肿；蜀漆、葶苈开凝利水消痰饮之结；牡蛎、海藻软坚以消痞；栝蒌根滋润津液而利血脉之滞。

按：此方治肝硬化腹水效果较好。因牡蛎、海藻、栝蒌根能入肝而化坚消痞以通利血脉；蜀漆、商陆根、泽泻、葶苈子能泻水消胀而去坚结。此方泻水虽不及十枣汤，然亦不可多服与久服，恐伤正气。此方用散则力大，用汤则力缓矣。

三、胸膈痰实证

【原文】 病如桂枝证，头不痛、项不强、寸脉微浮、胸中痞鞕、气上冲喉咽不得息者，此为胸有寒也。当吐之，宜瓜蒂散。(166)

【注解】 胸中痰实，阻遏胸阳而使荣卫不和如桂枝证，但头不痛项不强，则非中风可知。寸脉微浮，反映邪在于胸而有上越之机。"胸中痞鞕，气上冲咽喉而不得息"，是痰涎壅塞胸膈，气机受阻，而呼吸不畅。痰实蔽阻胸阳，则使卫阳不宣，故有类似太阳病之桂枝证（如汗出、发热气冲等）。"此为胸有寒也"为自注句，说明是痰饮实邪之所致。治当因势利导，用瓜蒂散涌吐。

【治法】 涌吐胸中痰实

【方药】 瓜蒂散方

瓜蒂一分（熬黄）　赤小豆一分

上二味，各别捣筛，为散已，合治之，取一钱匕，以香豉一合，用热汤七合，煮作稀糜，去滓，取汁和散，温顿服之。不吐者，少少加，得快吐乃止。诸亡血虚家，不可与瓜蒂散。

【方解】 吐为八法之一，这种方法能引导病邪与有害物质，使之从口吐出，从而达到治病目的。这种治法，对停留于胸、胃脘的有形之邪，在汗之不可、下之不能的情况下应用，可以舒郁解结，宣通气机，涌吐病害物质与有毒食物，而达到治疗目的。瓜蒂散是吐法第一张方子，这个药苦寒有毒，服后不被吸收，但对胃的刺激较强，所以必须饮香豉汤借以宣郁而又护胃。若服散后良久不吐的，可令其含砂糖一块即吐；如服散得吐而不止的，急煎葱白汤服之，或以麝香研末服少许而解。

按：凡用吐法，择一避风之处，用带束紧肚腹，备以吐器，以快涌为度。

【原文】 病人手足厥冷，脉乍紧者，邪结在胸中，心下满而烦，饥不能食者，病在胸中，当须吐之，宜瓜蒂散。(355)

【注解】 此条应与166条合看，可以互相发明。病人，指已病之人。有时手足厥冷，其脉则随之紧而有力；若不厥冷，则脉亦不紧，此为何证？此乃邪结于胸，胸阳被遏，不达四肢而为厥。其人心下痞满特甚，反映了邪实于上。邪在上，无关于胃，故其人知饥，然因于邪实阻滞，则又不能食。邪结在胸膈之上，当因而越之，治用吐法，宜瓜蒂散。

按：手足厥冷，脉则乍紧，此必有物凝结而然。然凝结不但有物，更当有其所凝之处，则使治疗方能有的放矢。文中指出“邪结在胸”，从而确定了病变的部位在胸而不在胃，故发生心下满而烦。烦，不是心烦，而是心下满得很厉害的意思。既然主症、主脉皆明朗，治用瓜蒂散自无疑义。

瓜蒂散方，见上。

第九节 合病与并病证

【原文】 太阳与阳明合病者，必自下利，葛根汤主之。(32)

【注解】 太阳与阳明合病，既有太阳的表证，同时也有阳明经证，如面赤、目痛、鼻干等症。二阳受邪，气实于表，不能主里，则肠胃之气不和，因而自利，此其一；凡表邪闭塞，必定影响里气，使胃肠发生不和而下利，此其二。方用葛根汤，疏解二阳经表之邪，表解里和，下利之症自愈。

按：“太阳与阳明合病，必自下利”这段文字，有的注家体会是太阳表邪不解，而又见下利的证候，就叫太阳阳明合病，用葛根汤外解太阳，内升阳明，达到两解的目的。其说亦可参考，葛根汤方见前。

【原文】 太阳与阳明合病，不下利，但呕者，葛根加半夏汤主之。(33)

【注解】 承上条若太阳与阳明合病，不下利而但呕，是胃气上逆的反映，用葛根汤解二阳之经邪，加半夏降逆止呕。

【治法】 解外和中止呕

【方药】 葛根加半夏汤方

葛根四两　麻黄三两（去节）　甘草二两（炙）　芍药二两　桂枝二两（去皮）　生姜二两（切）　半夏半升（洗）　大枣十二枚（擘）

上八味，以水一斗，先煮葛根、麻黄，减二升，去白沫，内诸药，煮取三升，去滓，温服一升，覆取微似汗。

【方解】 葛根汤义同上，加半夏降逆止呕。

【原文】 太阳与少阳合病，自下利者，与黄芩汤；若呕者，黄芩加半夏生姜汤主之。(172)

【注解】 太少合病，谓太阳经之头痛发热与少阳经之口苦、咽干、目眩、胸胁苦满同时并见。若太阳表邪偏盛的，多见肢节烦疼，宜柴胡桂枝汤两解之。今少阳之热盛，胆热迫于肠胃而下利，则用黄芩汤清之。若呕者，为痰饮内动，胃气上逆，则加半夏生姜，涤饮而止呕吐。

按：太少合病，在治法中，不杂风寒表药，因少阳有禁汗之戒。

【治法】 清少阳和肠胃

【方药】 黄芩汤方

黄芩三两　芍药二两　甘草二两（炙）　大枣十二枚（擘）

上四味，以水一斗，煮取三升，去滓，温服一升，日再夜一服。

【方解】 黄芩、芍药平肝清胆，大枣、甘草扶脾养胃。此方以清热治利、兼和中气为治疗特点。

【附医案】 沈学生，男，13岁

症状：腹痛下利，日三五行，有红白粘液，脉弦舌红苔薄。诊为少阳胆热乘于肠胃迫其阴液下注。

为疏：黄芩三钱　白芍六钱　甘草二钱　大枣四枚

服两剂而下利与腹痛俱除。

【方药】 黄芩加半夏生姜汤方

黄芩三两　芍药二两　甘草二两（炙）　大枣十二枚（擘）　半夏半升（洗）　生姜三两（切）

上六味，以水一斗，煮取三升，去滓，温服一升，日再夜一服。

【方解】 黄芩汤解见上条，加半夏、生姜涤痰化饮，健胃止呕。

【原文】 二阳并病，太阳初得病起，发其汗，汗先出不彻，因转属阳明，续自微汗出，不恶寒。若太阳病证不罢者，不可下，下之为逆；如此可小发汗。设面色缘缘正赤者，阳气怫郁在表，当解之熏之；若发汗不彻，不足言，阳气怫郁不得越，当汗不汗，其人躁烦，不知痛处，乍在腹中，乍在四肢，按之不可得，其人短气但坐，以汗出不彻故也，更发汗则愈。何以知汗出不彻，以脉涩故知也。（48）

【注解】 本节论太阳阳明并病而太阳表证未罢的治法。可分以下三段进行解释。

第一段：太阳初得病时，发其汗，汗先出不彻，其邪因转属于阳明。其证候表现是：不断地出汗，虽汗出而不恶寒，为表证已净，成为阳明里证。

第二段：论太阳之邪，转属阳明时，其治法应以下法为主。若太阳表证不罢的，虽有阳明证亦不可下，误下则为治逆。如此，可先发小汗，以解太阳表邪，不能发大汗，恐增阳明胃腑的干燥。假如患者面色缘缘正赤的，反映了阳明经邪怫郁不解，使阳气不得发越，当伴有发热、恶寒的症状，应以小汗法或熏法取汗，以散经表邪郁。

第三段：承第二段论假若汗出而不彻，就必然导致阳气怫郁不伸。因为阳气的怫郁，在于汗出不彻，这种应当发汗而又汗出不彻的结果，必然使表邪滞塞，阳郁化热，而发为躁烦。邪气阻塞，营卫凝涩则痛无定处，忽而腹中，忽而四肢，按之又不可得。表闭太甚，使肺气不宣，则短气但坐而不能卧。以上诸症，溯其原因，皆是汗出不彻的原故。“何以知汗出不彻”呢？除上述的原因之外，其脉来涩滞，反映营卫的运行郁遏，邪气犹未能解散，也足以证明发汗不透彻。这时再用发汗之法以疏散营卫之邪，其病即愈。

【原文】 太阳、少阳并病，心下鞕、颈项强而眩者，当刺大椎、肺俞、肝俞，慎勿下之。(171)

【注解】 太阳病未罢而并及少阳，称为太少并病。头项强痛属太阳；眩冒心下硬属少阳。治疗当刺大椎、肺俞、肝俞以疏太少两经之邪。但不可因其有太阳证而发汗，也不能因其心下硬而攻下。

按：少阳为半表半里，在治法上禁汗、禁吐、禁下。太少并病，涉及少阳，故汗、吐、下三法皆不能用。此证若误下之，则出现心悸神惊的证候，抑或变成结胸证候。大椎，在第七颈椎和第一胸椎之间，刺之泻太阳经邪气；肺俞，在第三、四胸椎间旁开一寸五分，刺之以宣发肺气而疏表邪；肝俞，在第九、十胸椎间旁开一寸五分，刺之以泻少阳邪气。

【原文】 太阳与阳明合病，喘而胸满者，不可下，宜麻黄汤。(36)

【注解】 太阳与阳明合病，喘而胸满，其腹不满，此时虽有阳明病的不大便，亦不可下。治宜麻黄汤宣肺平喘，则大便自下。

按：二阳合病，有治从阳明者，如 32 条的葛根汤证；有治从太阳者，即本条之麻黄汤证。两条应互参，以见二阳合病的治法而各有所重。

【原文】 太阳与少阳并病，头项强痛，或眩冒，时如结胸，心下痞鞕者，当刺大椎第一间、肺俞、肝俞，慎不可发汗；发汗则谵语、脉弦，五日谵语不止，当刺期门。(142)

【注解】 此条应同171条对比发明，其义方备。太阳病未罢而并于少阳，称为太少并病。头项强痛，证属太阳；眩冒，时如结胸，心下痞硬，则属少阳。治用刺法以疏太阳、少阳两经之邪，既不可因有太阳证而发汗，又不能因心下硬而泻下。若误发其汗则发谵语，切其脉弦，五日而谵语不止的，当刺期门以泄其热。

【原文】 太阳、少阳并病，而反下之，成结胸；心下鞕，下利不止，水浆不下，其人心烦。(150)

【注解】 太少并病，当刺大椎、肝俞，或用柴胡汤治疗。今医反下之，为治不顺理，因而热入则成结胸，心下因鞕。另一方面，由于误下伤脾，则下利不止；若复伤其胃，则水浆为之不入。正虚邪实，其人必发心烦，斯为难治之证。

【原文】 三阳合病，脉浮大，上关上，但欲眠睡，目合则汗。(268)

【注解】 三阳合病，则阳热必盛；阳热盛，则脉浮大，上见于关；阳热盛，则火旺而神昏，故但欲眠睡；阳热盛，则目合而汗出，迫阴以外泄。

此条见于少阳篇，以太阳病有汗出之中风证，阳明病有多汗之腑实证，惟少阳病独有合目盗汗之证。因少阳内寄相火，相火者，阴火也，郁则必迫阴外泄，故以盗汗为其特点。

小　结

合病，指两经以上同时发病，而不分先后次第，所以合病都属于原发。太阳与阳明合病，应观其主症以为治，如喘而胸满者，则用麻黄汤；如下利或呕者，则用葛根汤化裁。

太阳与少阳合病，热迫于里或呕或利的，则用黄芩汤化裁治疗，慎不可只从太阳一方而发其汗。

三阳合病，若热邪盛于少阳的，则脉浮大，上关上，但欲眠睡而盗汗出。

并病，指两经为病，而有先后次第之分，是属传经不纯的一种发病形式。所以并病都属于继发。

太阳与阳明并病，指先病太阳而后及阳明，多为发汗不彻所致。辨证要看太阳之邪是并于阳明之经，还是并于阳明之腑；其治疗，在经以发汗为主，在腑则以泻下为主。如果此时太阳表证不罢的，可先发一点小汗，以解太阳之表，然后方可下阳明之里。汗下的原则必须认真掌握，才能解决好二阳并病的问题。

太阳与少阳并病，指先病太阳，而后又见少阳证。其治疗须禁用汗下之法，当以刺法为主，以泻两经之邪。若误用泻下，则引邪入内，成结胸、心下硬以及下利不止、水浆不入、其人心烦的种种恶候。

第十节　太阳病欲解时

【原文】 太阳病欲解时，从巳至未上。(9)

【注解】 六经为病，都有一个欲解的时间。这反映了人与自然界是一个有机的整体。太阳病，欲解时，从巳至未上，其间经过午时，为阳气最旺之时，而太阳之气得时而旺，乃构成疾病欲解的条件。

按：疾病既有欲解的时间，也必然有对疾病不利的时间，可根据上述的精神加以推演。总的来说，对于久病之人，或年老体衰之人，当气候的变化，或节气的更迭，往往发生或顺或逆的明显影响。所以，空间和时间对人确有不可分割的关系。

第二章　辨阳明病脉证并治

概　说

阳明，为足阳明胃经。其经脉起于鼻之交頞中，下循鼻外，入上齿中，还出挟口，下交承浆，却循颐后下廉，循颊车，过客主人，循发际，至额颅。其支者……下膈属胃，络脾。

阳明经与胃腑相连，又与太阴脾互为表里。《素问·灵兰秘典论》说："脾胃者，仓廪之官，五味出焉。"说明了胃能包容五谷，而又能营养四旁，故云"五味出焉"。胃之所以能包容水谷，在于胃脘的阳气有腐熟的作用，因而获得了阳明的称号。阳明为多气多血之经，抗邪有力。邪客其经，则正邪斗争旺盛，是热性疾病的极期阶段。

阳明主里，而胃气主降，胃气以下行为顺，故阳明又有为"阖"之说。阳明胃下接于肠，与手阳明大肠为一家，故饮食入胃则胃实而肠虚，食物下移于肠则肠实而胃虚，虚实互相交替，腑气得以通顺，糟粕方能及时排出体外。

阳明病的原因，概括起来不外原发和续发两种。原发的阳明病为阳明在经之邪不解，随经入腑而构成胃家实证；或者因于胃有宿食积滞而先化热，感邪之后不待传变，即可化燥而成阳明病。续发的阳明病多为太阳或少阳之邪不解而内传阳明；或者因于发汗，以及或吐或下之余，津液先亡，胃气失和，而邪气化燥成实发为阳明病。

阳明病的胃家实有外证和里证之分。外证可见身热汗自出，不恶寒反恶热；里证则以大便不通、绕脐疼痛，腹部胀满、谵语潮热为主。外证是里证的反映而与表证异义。

阳明与太阴为表里，脏腑相连，经脉相通。若阳明病反无汗，而小便不利，则热与湿合可出现黄疸之证。

此外，还有阳明病的经证、热证、寒证、虚证的种种不同，以体现六经分证、伤寒与杂病共论的特点。由此可见，阳明病的内容比较复杂，然其中的重点则在于可下与不可下的分析。尤在泾对此曾说：“盖阳明以胃实为病之正，以攻下为治之的。”为此，以三个承气汤证和它的禁忌，作为本篇的主要内容，则亦无不可。

第一节　阳明病提纲

【原文】 阳明之为病，胃家实是也。(180)

【注解】 阳明之为病，是由胃家实而成。胃家实概括了胃和大肠中的燥实病变。胃与肠皆属六腑，它有“传化物而不藏”的生理特点，所以，食物的新陈代谢，须按虚实交替的方式进行。如水谷入胃则胃实而肠虚，经过腐熟下移，则肠实而胃虚。这样，六腑通行无阻而为生理之常。若胃肠燥热，津液干涸，糟粕凝结，则燥屎不出，形成肠实胃满，破坏了虚实交替的规律，就形成了“胃家实”的病态。

阳明病的提纲证和其它经的提纲证不同。作者的用意，是让人在辨证中，要认出“实”的特征，并从而采取相应的治疗措施。因此，辨析阳明病实与不实，就成为带有关键性的一个问题。

太阳主表，阳明主里。阳明病以里证为纲，所以它的经证反而在里证之后，在此加以说明。

【原文】 问曰：阳明病外证云何？答曰：身热，汗自出，不恶寒反恶热也。(182)

【注解】 本节用问答方式阐述阳明病的外见证候。阳明病是“胃家实”的里证，其反映于外的叫“外证”。阳明病的外证是里热外蒸而发热，所以叫“身热”，此有别于太阳表病的“发热”。热迫津液外渗，所以“濈濈汗出”，如同水之流溢，则有别于太阳中风的一般汗出。阳明里热向外发泄，虽汗出而不恶寒，并且还有揭去衣被的恶热感觉此又与太阳病发热而畏恶风寒不同。阳明病的外证，是从里之外的见证，它和太阳病的表证，邪从外来袭于体表，而有本质的不同。

按：掌握阳明病的“外证”，而方知里证成实，这就叫辨证之方法。

【原文】 伤寒三日，阳明脉大。(186)

【注解】 伤寒三日，是假设之词，不得过于拘泥日数。伤寒热病，到了三几天之后，如果传入阳明的，其脉象必然洪大充盈，按之有力。因阳明热盛于里，气蒸于外，气血亢奋，故脉来洪大而任按。

按：太阳病脉浮，少阳病脉弦，阳明病脉大，以见三阳经证主脉，各有不同。

第二节　辨阳明病的病因病机

【原文】 问曰：病有太阳阳明，有正阳阳明，有少阳阳明，何谓也？答曰：太阳阳明者，脾约是也；正阳阳明者，胃家实是也；少阳阳明者，发汗、利小便已，胃中燥、烦、实，大便难是也。(179)

【注解】 本条以问答方式，论阳明病的成因有三种：一、由太阳病过汗、或吐下等治法，损伤津液，病从燥化，脾不为胃行其津液，而使大便秘结则成为脾约；或因胃中素燥，阳气强而脾阴约，以至大便秘结难通。此时，如太阳受邪，未传阳明，即见便秘，则叫做太阳阳明的脾约证。二、若外邪直犯阳明，出现胃家实的证候，叫做正阳阳明。成无己认为“邪至阳明经，传入腑者，为之正阳阳明。”其说似可从。三、由少阳转变而来则称为少阳阳明。其原因也如太阳误治伤津一样，故其人大便必难。

按：本条论述阳明病三种不同的成因和来路，也区分了三种病证的轻重程度。总的来说，脾约为轻，大便难较重，胃家实为最重，因而它为泻下之法提供了客观的标准。例如：伤失津液的脾约和大便难，则应以滋润燥涸为主；对因热成燥，因燥成胃家实证则以泻下燥实为主。因此，而有三承气汤和麻子仁丸等的不同治疗。然三证虽有差别，但仍宜互相联系而加以认识，从具体情况以判定属于哪一类型的实证，切不得单纯地只从成因而定治法，反而贻误病机。

【原文】 问曰：何缘得阳明病？答曰：太阳病，若发汗、若下、若利小便，此亡津液，胃中干燥，因转属阳明。不更衣，内实大便难者，此名阳明也。(181)

【注解】 仍以问答阐述阳明病成因，与不同程度的里实。发汗、泻下、利小便用以驱邪外出而设。若因汗、下、利小便反伤了津液，引起胃中干燥，使邪有机可乘。“转属”于阳明(指邪既转而未纯，具有太阳阳明并病之义)，而构成里实，按其程度有“不更衣”也就是不解大便的互义；“内实”也就是阳明胃家实的意思；“大便难”也就是大便秘结，排便困难。以上三种证候，皆属于阳明里证范围，故皆称之为阳明病。

【原文】 本太阳，初得病时，发其汗，汗先出不彻，因转属阳明也。伤寒发热、无汗、呕不能食、而反汗出濈濈然者，是转属阳明也。(185)

【注解】 本节分成两段说明构成阳明病原因。第一段为太阳病初得时，已发过了汗，但由于汗出不透彻，以致表邪不解，反而导致了里气不和。如果出现了汗出濈濈然而连绵不断的，就意味太阳表邪转属了阳明之里，将成胃家实之证。第二段是伤寒发热无汗，未经治疗，阳郁化热而内传入里，胃失通降则呕不能食；更见汗出濈濈然者，也为转属阳明。

【原文】 问曰：病有得之一日，不发热而恶寒者，何也？答曰：虽得之一日，恶寒将自罢，即汗出而恶热也。(183)

【注解】 阳明病以不恶寒反恶热为特点，但也有的阳明初受邪时，其人不发热而反恶寒为何？这是因为阳明受邪之初，邪在于表而尚未入里，燥热未成之时，故先见的是恶寒而不是发热。但病入阳明气已向内，所以这种恶寒的程度，不言而喻是很轻微的，而且时间也是很短的。所以说“虽得之一日”则恶寒即将自罢，而阳明里热已成，蒸腾于外，便自汗出而恶热。

【原文】 问曰：恶寒何故自罢？答曰：阳明居中，主土也。万物所归，无所复传。始虽恶寒，二日自止，此为阳明病也。(184)

【注解】 仍以问答形式补充上条恶寒自罢之理。盖胃与脾居于中焦，一属湿土，一属燥土。土为万物之母，胃为水谷之海，故有“万物所归”之义。因此，凡病皆有传胃之机。然入胃之后，若与糟粕凝结，因物而有形，则“无所复传”，故阳明提纲是：“阳明之为病，胃家实是也。”实，指其有物也，由此来看，始得之而恶寒，邪在经而未入里；若入里以后，则恶寒“二日自止”，以有别于太阳、少阳的恶寒病情为辨。

【原文】 伤寒四五日，脉沉而喘满。沉为在里，而反发其汗，津液越出，大便为难；表虚里实，久则谵语。(218)

【注解】 伤寒四五日不解，邪有入里之机。测其脉证：其人气喘、腹满而脉沉者，为病在里，由太阳而入于阳明，似当以汤下之。医者不察，而反发其汗，则南辕北辙，徒伤津液于外，反增胃家之燥，这时表虚里实，则大便为难（求而不得谓难）；燥热不得下，久之而上熏于心，必发谵语，成为阳明病。

按：喘满一证有表里之分，亦不可不辨。若脉浮，喘而胸满者，为太阳表不解之喘，可发汗，宜麻黄汤；若脉沉，喘而腹满者，为阳明里实之端，则当下，宜承气汤，而不可发汗。

【原文】 伤寒转系阳明者，其人濈然微汗出也。(188)

【注解】 此节承187条而论伤寒之邪有转系太阴，也有转系阳明的辨证。转系与转属不同。转属指传经而言；转系似有并病的涵义。若太阳伤寒而转系于阳明，第一个证候就是有汗。因伤寒无汗，为病在太阳，如其人濈然而微汗出，则知邪已内传阳明。“阳明病法多汗”，今云微汗出者，言邪初客阳明而犹未甚，所以叫转系之邪，以示有别。

【原文】 太阳病，寸缓、关浮、尺弱，其人发热汗出，复恶寒，不呕，但心下痞者，此以医下之也。如其不下者，病人不恶寒而渴者，此转属阳明也。小便数者，大便必鞕，不更衣十日，无所苦也。渴欲饮水，少少与之，但以法救之。渴者，宜五苓散。(244)

【注解】 太阳病，发热汗出，恶风寒，脉见寸缓、关浮、尺弱，是太阳病的中风证。然又见不呕，但心下痞的证候，这是医生误用下法，表邪乘虚入里，出现“但满而不痛”的心下痞证。也有不因于误下而表病转属阳明的，属于传经之邪，则由恶寒变为不恶寒，不渴而变为口渴，乃太阳病而转属于阳明；但未见谵语、潮热、腹满等症，说明病虽转属阳明，尚未形成腑实，而属于阳明病的热证范围；若其人小便数者，为津液偏渗，必大便硬，甚者十余日不解大便，但无腹满胀痛之苦，此乃阳明病胃强脾弱的脾约证；若口渴欲饮水，为胃燥津干，可少少与饮之，令胃气和则愈；若口渴不止，兼有小便不利之症，是为蓄水证，可与五苓散利水行津则愈。

按：本条内容重在辨证：其一，为表证误下，邪陷而成痞证；其二，为表证转属阳明化热而渴；其三，为津亏便燥的脾约证；其四，为津液不化的口渴证。对不同病证，采用不同的治法。这种对比发明笔法，启发思路，引人入胜。

小　结

阳明病为里实证，主要表现为大便秘结不通。阳明病的里实程度有轻重之分，而有脾约、胃家实、大便难三种。太阳阳明叫脾约，为其人津液素亏，感邪之后，阳气被郁，故大便不下；正阳阳明叫胃家实，为本经之邪随经入腑而成燥，与他经而无关；少阳阳明叫大便难，是因误治伤津，胃中燥实而大便难下。

构成阳明病的原因：或缘太阳病发汗，或下，或利小便、亡失津液，胃中干燥；抑或初得太阳病时，发其汗，汗先出不彻，或太阳病失治，表邪入里化热，因转属阳明。

阳明病已离太阳之表，故恶热而不恶寒；惟在受邪之始，也有不发热而恶寒的，但时间不会很长，恶寒即将自罢而转为汗出恶热。所以，辨别太阳之邪初系阳明，而以濈然微汗出为准。若伤寒已四五日，已传阳明之里，脉沉而喘满，可用承气辈泻其实；如反发其汗，则津液越出，大便为难，而生谵语。另外，若太阳病中风证，本有发热、汗出、恶风等症，若变为不恶寒而口渴的，此已转属阳明，为热盛津伤之象。阳明病若汗出多，或因发汗多，使阴竭于外，必致阳阻于内，而大便成硬。

第三节　阳明病证

一、阳明病经证

【原文】 阳明中风，脉弦浮大，而短气，腹都满，胁下及心痛，久按之气不通，鼻干，不得汗，嗜卧，一身及目悉黄，小便难，有潮热，时时哕，耳前后肿，刺之小差，外不解。病过十日，脉续浮者，与小柴胡汤。(231)

【注解】 此条与229条应互参。229条论阳明病热未入腑，而游离于半表半里之间，虽不大便而呕，可用小柴胡汤通利三焦则大便得下，汗出而愈。此条言阳明中风，外连太少二经，内使三焦不利，则小便难，一身及面目悉黄，此时亦可参考用小柴胡汤治疗之法。

其人脉弦为少阳之气不和；脉浮为太阳之表不解；脉大又为阳明气盛而病在于经。从脉反映，三阳经气皆被邪困，则气滞不利而发短气，里气若郁则腹都满；胆气若郁则胁下及心痛，虽久按摩而气不得通；若阳明经脉亦受其邪，则鼻干不得汗，其人嗜卧而不欲动；若邪犯少阳三焦，则小便困难，一身及面目悉黄而成黄疸。此证阳明有热，发于外而为潮热；少阳气逆，则时时发哕。阳明之脉出大迎，循颊车；少阳之脉抵头循角，下入耳后，两经风热皆甚，故耳前后发肿。治法可刺阳明、少阳两经之穴，以泻经中热郁，刺后可使耳前后肿小差。"外不解"，指发热、无汗、脉浮等证未解，若病过十日，而脉续见浮弦大的，可与小柴胡汤以解半表半里之邪则愈。因脉弦属少阳，如误用汗、下之法，则犯少阳之禁。

【原文】 脉但浮，无余证者，与麻黄汤。若不尿，腹满加哕者，不治。(232)

【注解】 仍承上文言若"脉但浮"（不挟弦大）而"无余证者"（无上述之阳明腹满和少阳胁下及心下痛等症），只有发热、无汗、脉浮短气等症，可与麻黄汤发汗解其表郁。若其证由小便难而变成无尿，同时腹又胀满不消的，叫做"关"，关者出入废矣。或由时时哕而变重的此证叫做"格"，格者主升降已息。《难经》曰："关格者，不得尽其命而死。"

按：此证风热两郁，阳气不宣，怫郁不得越，欲出不得出，欲入不得入，故见证如此。因证有表里，又内挟少阳，故应治以和解清透之法而用小柴胡汤。等到脉但浮而无余证时方得用麻黄汤开发阳郁而一汗成功。考三焦之为用，与气机升降出入之关系极为密切，若三焦之气已竭，升降出入之机随之而灭，此时纵用小柴胡汤救治，恐已不能挽回，故曰“不治”。

【原文】 阳明病，脉迟、汗出多、微恶寒者，表未解也，可发汗，宜桂枝汤。(234)

【注解】 阳明经表受邪，亦有风寒之分，若阳明中于风邪则脉迟，此比太阳中风之邪入渐深，其证汗出虽多而恶寒反微，反映了阳明中风，与太阳中风的不同。桂枝汤发汗亦止汗，故两证虽异，而治法则不殊。

【原文】 阳明病，脉浮、无汗而喘者，发汗则愈，宜麻黄汤。(235)

【注解】 阳明经表被寒邪所伤，脉浮而不紧，浮为邪尚在表，若兼紧则邪反入里。寒邪束于经表，皮毛为之闭塞不开，以致肺气不宣而作喘，发汗解表，则喘可愈，用麻黄汤。

按：本条应与 36 条的“太阳与阳明合病，喘而胸满者，不可下，宜麻黄汤”合参自明。

【原文】 阳明中风，口苦、咽干、腹满、微喘、发热、恶寒、脉浮而紧。若下之，则腹满小便难也。(189)

【注解】 本条论阳明经表之邪未解，而不可下之太早的辨证。口苦咽干为少阳证；腹满微喘为阳明证；发热恶寒为太阳证。脉浮为在表，紧为里实。此证虽有三阳合病之势，但表证未解，而里证未实，故下之不可过早。若下之早，里邪虽去，而表邪反入里，又亡津液，则腹胀满，而小便难。

按：凡表里同病，则汗下先后标本缓急之法不可废。“浮为在外，而反下之”，治疗为逆。第 90 条云：“本发汗，而复下之，此为逆也；若先发汗，治不为逆。”然此证又涉及了少阳，少阳复有“三禁”之诫，似当以小柴胡汤加减为妥。

小结

以上论述阳明经表受邪的证治。阳明病虽以胃家实为主，但也有表、里、寒、热、虚、实的不同辨证。为此，不可只知太阳有表证，而不知阳明也有表证，可以从中得到启发。

二、热扰胸膈证

【原文】 阳明病，下之，其外有热，手足温，不结胸，心中懊侬，饥不能食，但头汗出者，栀子豉汤主之。(228)

【注解】 此条论阳明胸脘郁热不解的证治。夫身外有热，而又手足自温的，为阳明在经之邪犹未解。此时若不用药宣透邪热，而反逆其势以下之，则引邪入里，恐有结胸之变。若其人不作结胸，为热虽内陷，而不为深，故只留于胸膈见心中懊侬，饥不能食；且无物相合成为虚烦而已。热上熏于头，故但头汗出而余处无汗，则胸中之热不能外越。治用栀子豉汤清热除烦。

栀子豉汤方见《太阳病篇》。

【原文】 下利后更烦，按之心下濡者，为虚烦也，宜栀子豉汤。(375)

【注解】 下利后不烦为邪热欲解。若更烦而心下坚，则为实烦而非虚烦。今“按之心下濡者”，乃是画龙点睛之笔，故知其为虚烦明矣。宜栀子豉汤治疗。

【原文】 阳明病，脉浮而紧、咽燥、口苦、腹满而喘、发热汗出、不恶寒反恶热、身重。若发汗则躁，心愦愦反谵语；若加温针，必怵惕烦躁不得眠；若下之，则胃中空虚，客气动膈，心中懊侬。舌上胎者，栀子豉汤主之。(221)

【注解】 此条论阳明经腑有热尚未成实，治疗禁用汗下之法，可与189条互相参考。此条开头27字：是论热在里而未成实，此时可与白虎汤清热为上策。若误用发汗之法而伤津液，则其人体躁不安，心愦愦而烦乱使人谵语，一变而为承气之证；若误用烧针劫汗，则火邪内损心阴，故其人恐惧不安，而不得眠；若不发汗而误用下法，则徒使胃中空虚，引其经表之邪犯于胸膈，则其人心中懊憹，舌上生苔而黄，治用栀子豉汤以清热烦。

【原文】 阳明病，但头眩，不恶寒。故能食而咳，其人咽必痛；若不咳者，咽不痛。(198)

【注解】 阳明病，为热在里。若热邪上扰清阳而头眩；热在内而无表邪则身不恶寒；胃有热则能消谷而能食；胃连肺而系于咽，热邪上行，则咳而咽痛；若热不上行则不咳，亦不咽痛。

按：此节应与197条互相比较。本节言热邪上行，而197条则言寒邪上逆。无论或寒或热，凡病于胃则往往出现上逆等证。故云：胃气以下行为顺。

小　　结

阳明病的虚烦证，是热扰胸膈所致，或因误下引热入膈，或因阳明之邪初结，然只是火邪自郁，而无物攀缘，故其人心下按之而濡，懊憹不堪，大便不结，饥不能食，但头汗出，其脉则数；其苔见黄，故知其为热郁胸膈之证。

太阳病的虚烦证为里证之浅者；阳明病的烦懊证则为表证之深者。盖太阳以胸为里，而阳明则反以胸为表。柯韵伯提出的阳明病开手三法，而栀子豉汤即三法中之第一法，其道理亦在于此。

三、阳明病热证

【原文】 三阳合病，腹满、身重，难以转侧，口不仁、面垢、谵语、遗尿。发汗，则谵语；下之，则额上生汗、手足逆冷；若自汗出者，白虎汤主之。(219)

【注解】 此为三阳热盛而治在阳明之法。腹满、身重、难以转侧、口不仁、谵语，为阳明有热；面垢，谓“少阳病甚则面微尘”，是少阳有热；遗尿，为膀胱有热，属于太阳。以上虽三阳合病，而以阳明之证为多。若自汗出的，以白虎汤清阳明之热为恰；若不如此，反发汗以散热，则燥热益甚，必谵语更剧；若因其腹满谵语而下之，则虚其下焦之阳，致额上汗出而不流，手足逆冷而不温，是谓误治。

按：三阳合病，有从少阳治者，有从阳明治者。此条以阳明热盛为重，故治用白虎汤。

【治法】 清热生津

【方药】 白虎汤方

知母六两 石膏一斤（碎） 甘草二两（炙） 粳米六合

上四味，以水一斗，煮米熟，汤成去滓。温服一升，日三服。

【方解】 方用石膏清阳明气分散漫之热，知母继滋肺胃不足之阴，粳米、甘草滋养胃家气液，以防石膏过寒伤胃。四药共奏清热、生津、止汗、除烦之效。

【附医案】 刘某，女，5岁

麻疹后发热不退，口渴喜饮，汗出濈濈，若用毛巾拭干，则须臾又出一身，脉滑而大，舌红而干，有薄黄苔。

辨证：此为阳明之热弥漫表里，犹未敛结成实，治以清热生津为法。

处方：生石膏八钱，知母二钱，粳米一撮，甘草二钱，细生地二钱，丹皮二钱。

服两剂汗止热退而病愈。

【原文】 伤寒脉浮滑，此以表有热、里有寒，白虎汤主之。(176)

【注解】 据柯韵伯注：“此条论脉而不及证，因有白虎汤证，而推及其脉也，勿只据脉而不审其证。脉浮而滑为阳，阳主热，《内经》云：脉缓而滑曰热中，是浮为在表，滑为在里。旧本作'里有寒'者误。此虽表里并言，而重在里热，所谓结热在里，表里似热者也。"

按：柯氏改"寒"为"邪"，而又重在里热，皆为中肯之言。

【附医案】 伍某，30 余岁，病太阳中风，医误以麻黄汤发汗太过，致大伤津液，出现壮热，面赤，大汗淋漓，烦躁，气喘，脉象洪大。用白虎汤生石膏重用，服后热退病愈。（录自 1963 年广东医学祖国医学版 1 期）

【原文】 伤寒若吐若下后，七八日不解，热结在里，表里俱热，时时恶风、大渴、舌上干燥而烦、欲饮水数升者，白虎加人渗汤主之。(168)

【注解】 伤寒或吐或下后，病不解而津伤，以致邪热集结在里，已离于表；里热达外，则热邪充斥内外，而表里俱热；热蒸皮腠，其人汗出而多，而使腠理之气不固，故时时畏恶风寒；大渴、舌上干燥而烦，因吐则津液亡于上，下则津液亡于下，津液匮乏，燥热复盛，所以大渴，舌上干燥而烦，欲饮水数升，其烦渴之甚，可见一斑。此证虽热结在里，表里俱热，但未结实，而呈散漫之象，故与白虎加人参汤清热生津。

【治法】 清热兼滋气阴

【方药】 白虎加人参汤方

知母六两　石膏一斤（碎）　甘草二两（炙）　人参二两　粳米六合

上五味，以水一斗，煮米熟，汤成去滓。温服一升，日三服。

【方解】 白虎汤清散漫之热以生津液，加人参助气以生津，对气阴两伤的时时恶风、烦渴欲饮水数升，或脉大而芤，皆有很好的疗效。

按：本方之后有"此方立夏后、立秋前……"共 62 字，拟删。

【附医案】 有人病初呕吐，俄为医者下之，已七八日，而内外发热。予诊之曰：当用白虎加人参汤。或曰既吐复下，且重虚矣，白虎可用乎？予曰仲景云：若吐下后七八日不解，热结在里，表里俱热者，白虎加人参汤，此正相当也。盖始吐者，热在胃脘而脉实。今虚而大，三投汤而愈。（录自《普济本事方》）

【原文】 伤寒无大热、口燥渴、心烦、背微恶寒者，白虎加人参汤主之。（169）

【注解】 伤寒无大热，是身有热而不大，故亦不见汗出。反映了里热为甚，而不向外蒸腾。口燥渴，为里热盛而津伤；心烦，是胃燥而气熏于上；背微恶寒可同168条的“时时恶风”对比，亦见壮火食气，肺卫受伤之象。故以白虎汤清热生津，加人参保元益气以治其背微恶寒。

按：少阴病的附子汤证亦有背恶寒，但其人口中和而不干燥，并且背恶寒甚重为别。

【原文】 服桂枝汤，大汗出后，大烦渴不解，脉洪大者，白虎加人参汤主之。（26）

【注解】 此条应与25条对比，彼虽脉洪大而无烦渴，故仍可与桂枝汤；本条因大汗伤津，胃燥而烦渴不解，言既使饮水亦不可解，且脉又洪大充盈，正所谓“伤寒三日，阳明脉大”之象，故不能用桂枝汤而用白虎加人参汤。

【原文】 伤寒脉浮、发热、无汗，其表不解，不可与白虎汤。渴欲饮水，无表证者，白虎加人参汤主之。（170）

【注解】 伤寒脉浮，发热无汗，为表邪不解，可用麻黄汤发汗，不要误用白虎汤以郁遏卫阳，冰伏邪气，其热反不得解。必待里热已成，表邪已解，见渴欲饮水数升之证，始得以白虎加人参汤以清阳明气分之热。

按：此条论白虎汤的禁忌证，说明发热有在表在里的不同。表热为郁遏之邪，故当发汗而不宜清。换言之，阳明之里热烦渴，则宜清而不能用麻黄汤发汗。由此论之，不可不分表里而滥用石膏，应从中可以汲取教益。

【原文】 若渴欲饮水，口干舌燥者，白虎加人参汤主之。(222)

【注解】 此条承221条言若下后，邪热客于上焦的为虚烦；若不客于上焦而客于中焦，则出现干燥烦渴之症，可与白虎加人参汤清胃热滋气阴。

【原文】 若脉浮、发热、渴欲饮水、小便不利者，猪苓汤主之。(223)

【注解】 此条承上条，言若下后，伤下焦之阴，客热入里而与水搏，气分之热不解，故脉浮发热；渴欲饮水为津液聚而不滋；小便不利为下焦水热互结。

按：治疗阳明热病有起手三法之说。热在上者开郁清热；热在下者育阴利水；热在中者清热以滋气阴。然阳明胃脘上近于膈，从太阳看，膈则为里；若从阳明看，膈则为表。可见栀子豉汤实为半表半里之剂，它于清热之中而又有宣邪外出的作用。221、222、223三条连用五个“若”字，而辨证论治之义跃于纸上。

【治法】 清热滋阴利水

【方药】 猪苓汤方

猪苓（去皮） 茯苓 泽泻 阿胶 滑石（碎）各一两

上五味，以水四升，先煮四味，取二升，去滓，内阿胶烊尽，温服七合，日三服。

【方解】 猪苓、茯苓、泽泻利水行津，滑石清热利水，阿胶滋肾育阴。此方具有清热、滋阴、利水的作用。

【原文】 阳明病，汗出多而渴者，不可与猪苓汤。以汗多胃中燥，猪苓汤复利其小便故也。(224)

【注解】 此条为猪苓汤禁忌证。上文既言其可用，此又言其禁用，这对猪苓汤的治疗方能全面。猪苓汤所治之渴，乃小便不利，津液不能上承之渴；白虎加人参汤所治之渴，乃汗出多胃中干燥而然。猪苓汤治在下；而白虎加人参汤则治在中。两证病性、病位不同，汗出多而口渴乃为白虎加人参汤证，则不可误用猪苓汤，非但病位不属，而且淡渗走泄，伤耗津液反增胃燥，故有弊而无利。

按：此条更有一层意思，即阳明病汗出多，津液外越，亦可见小便不利。此乃少津缺液之故，不可望病生义而认为下焦蓄水之病。所以作者提出“汗出多而渴”，作为辨证的眼目，则方使两证泾渭分明。

【原文】 伤寒解后，虚羸少气，气逆欲吐，竹叶石膏汤主之。(397)

【注解】 虚羸，言其形体瘦弱；少气，言其气虚不足。本证大病差后而形气皆衰，津液不足，余热未尽，饮食少思，胃气上逆而欲呕吐，治用竹叶石膏汤。

按：此条应与 396 条对比，彼言虚寒喜唾；此言虚热作吐。

【治法】 滋养气液，和胃止吐。

【方药】 竹叶石膏汤方

竹叶二把　石膏一升　半夏半升（洗）　麦门冬一升（去心）　人参二两　甘草二两（炙）　粳米半升

上七味，以水一斗，煮取六升，去滓，内粳米，煮米熟，汤成去米，温服一升，日三服。

【方解】 竹叶凌冬不凋，善清烦热，又能启阴气上行；石膏大寒，善清阳明之热，能使热气下降；半夏降逆止吐；人参补气扶虚；麦冬滋液润涸；又恐寒凉伤胃，故如白虎汤法，用甘草、粳米和胃气以助中州。

【附医案】 杨某，女，23 岁

患乳腺炎，经手术治疗后，发热 39℃而继续不已，注射各种抗菌素亦始终不退，而且口腔粘膜溃烂，满生霉菌。西医诊断恐为败血症。其脉数而无力，视其舌涂敷龙胆紫已无法辨认。饮食亦数日不进，并且时发呕吐与心烦不安。

辨证：此证原为热结阳明，发为乳痈，手术治疗，气血先伤，因而津液不滋、虚热不除，以致胃气上逆而发为呕吐。治应滋补气阴，兼清虚热而止呕吐。

为疏：生石膏一两，竹叶三钱，麦冬八钱，半夏二钱，粳米一大撮，党参三钱，炙甘草二钱。

服两剂发热降至37.8℃，呕吐平而进饮食。照方又服三剂，发热退而出院。

【原文】 阳明病，脉浮而紧者，必潮热发作有时；但浮者，必盗汗出。(201)

【注解】 阳明病，脉浮而紧，主经、腑有邪而不解；若里热成实则必潮热，发作有时。若脉但浮而不紧，主经有热而腑无热；经热迫汗外泄，故必盗汗出。

按：太阳病的脉浮紧为风寒束表；阳明病的脉浮紧，则为经腑俱病的反映。盖紧脉在太阳则为寒，在阳明则为实。然此证当有不大便之属。

小　结

阳明病的热证，指阳明气分之热，尚未敛结成实，一般指白虎汤证、白虎加人参汤和猪苓汤证而言。白虎汤用于热邪充斥表里而脉见浮滑，或三阳合病，谵语汗出，腹满身重，难以转侧，口不仁而面垢等证。三阳经皆热，然以阳明为深，故用白虎汤独清阳明之热，则三阳之焚立释。为此，应禁用汗下之法而为上策。若阳明热证，进而气阴两伤时，证见烦渴不解；或热结在里，表里俱热，时时恶风，干渴而舌上干燥；或口渴心烦背微恶寒，反映了不但热盛，而且气阴已伤，则以白虎加人参汤清热以滋气阴。

上述之白虎汤证为清阳明而设，应以烦渴大热无表证者为准。若太阳病表不解之发热无汗，只能发汗使其热解，慎不得误用白虎汤以清太阳。否则，反有冰伏邪气、热不得出之弊。猪苓汤证，则因阳明之脉浮发热、渴欲饮水而又由于饮水多则水与热结，其人无汗而小便不利者是矣；若汗出多而烦渴者，则禁用猪苓汤，恐渗利而伤津液。至于竹叶石膏汤证，为大病瘥后，虚羸少气，气逆欲吐，而不欲饮食，乃是形气俱虚，胃中余热不解之证，它和白虎加人参汤证同中有异。

四、阳明病寒证

【原文】 阳明病，若能食，名中风；不能食，名中寒。(190)

【注解】 阳明病，有传经和自受的不同。传经者，为风寒已化为热；自受者，为风寒初客本经，其病多寒。热则消谷而能食，寒则不能杀谷，故其人则不能食。另外，风邪与寒邪发病亦有不同。因风为阳，寒为阴，阳能消谷，阴则不能消谷，故以能食与不能食而辨阳明之中风与伤寒。由此言之，风寒在外，有有汗无汗之分；风寒在里，则有能食与不能食之辨。

按：虽云风寒不同气，而与其人胃气的强弱亦不能分。故不能食者，多与阳明中寒有关。为此，从受邪言，则“中”读“仲”；若从病变部位言，则当读中。

【原文】 阳明病，若中寒者，不能食，小便不利，手足濈然汗出，此欲作固瘕，必大便初鞕后溏。所以然者，以胃中冷，水谷不别故也。(191)

【注解】 此条应与194条合参，则意义方备。

此条论阴寒邪气伤中胃阳，以致胃阳不振而腐熟无权，故其人不能食。凡阳明燥热的手足濈濈汗出，热迫津液，其汗必热，且小便必多；今阳明中寒，阳虚不固的手足濈濈汗出则汗冷，小便必不利。阳明燥热成实则大便不通；阳明虚寒凝结则大便初硬而后溏。此证由于寒凝气结，故“欲作固瘕”。“所以然”以次，为自注句，指出此病的原因是胃肠虚寒，水谷不得分别，所以小便不利，而大便反溏。

按：夫病有阴证似阳之辨，而为医者所易知；若虚寒而似燥实，则为医者之所难知。欲作固瘕一证，既可用辨胃寒，亦可用辨虚证似实，使人叹观止焉。

【原文】 阳明病，不能食，攻其热必哕。所以然者，胃中虚冷故也。以其人本虚，攻其热必哕。(194)

【注解】 此承上条固瘕之证，有不能食，有手足濈濈汗出和大便初鞕等症，如忽略不察，误认为阳明燥实之证，而遂用下法，则可使胃阳愈虚而脱，寒邪愈盛而冲，势必发生呃逆之变。治用丁萸理中汤未知然否？

【原文】 脉浮而迟，表热里寒，下利清谷者，四逆汤主之。(225)

【注解】 阳明病脉迟，汗出多，微恶寒者，为桂枝证；阳明病脉浮，无汗而喘者，为麻黄证。今浮迟兼而有之，且又发热而下利清谷，此乃阴盛格阳之象。阳外泛则脉浮，阴寒盛则脉迟；阳泛于外则发热，阴盛于内则下利清谷。阳气已有散亡之危，治用四逆汤急温。

【原文】 若胃中虚冷，不能食者，饮水则哕。(226)

【注解】 此条应与194条合观，言胃中虚冷不能食者，不但攻其热必哕，即使不攻而饮水亦哕。所以然者，以其人胃中本来虚冷之故。

【原文】 食谷欲呕，属阳明也，吴茱萸汤主之。得汤反剧者，属上焦也。(243)

【注解】 阳明中焦虚寒，而见食谷欲呕之证，可用吴茱萸汤温之；得汤反剧者，为药不中病，其呕为上焦火逆之病，治宜清降而不宜温降。

按：此证似属上焦热而中焦寒，所谓“上热而下寒”者是。吴茱萸汤治中焦之寒，先乖于上焦之热，故得汤而反剧，似宜黄连汤治之为理想。

【治法】 温中降逆

【方药】 吴茱萸汤方

吴茱萸一升（洗） 人参三两 生姜六两（切） 大枣十二枚（擘）

上四味，以水七升，煮取二升，去滓，温服七合，日三服。

【方解】 吴茱萸味苦辛，能入肝胃二经以降寒气之逆；生姜辛温，佐吴萸消饮以止呕吐；人参、大枣甘温，扶虚补中以理脾胃。

【原文】 病人脉数。数为热，当消谷引食。而反吐者，此以发汗，令阳气微，膈气虚，脉乃数也。数为客热，不能消谷；以胃中虚冷，故吐也。(122)

【注解】 此节作者总结120节和本节的脉数反病寒的病机是胃中虚冷。然120节的脉数是由于误吐，而本节的脉数则由于误汗，误治的形式虽然不同，但令人阳气微，膈气虚则相同（此种数脉必按之无力），所以说其热乃为假热，而胃寒则为真寒。

按：此证如果误认为胃热而用寒药，则可发生“除中”之变，医者所以不可不慎。

【原文】 阳明病，脉迟，食难用饱。饱则微烦头眩，必小便难，此欲作谷瘅，虽下之，腹满如故。所以然者，脉迟故也。(195)

【注解】 阳明病，脉迟，迟属虚寒气象，说明阳气虚弱，中焦有寒，故为阳明中寒之证，与阳明腑实不同。今胃虽能食，但脾寒不运，故食难用饱。若过饱则谷物郁滞，脾胃气机受阻，食郁不化而致微烦。中焦阻滞，清阳不行于上，故见头眩。水湿不行于下，则小便为难、少腹胀满。此证中焦郁阻，升降失职，若水谷不消，湿邪内郁，久则欲作谷瘅。谷瘅者，为黄疸之一，属于中阳不化的寒湿发黄。对此治疗，理应温中除湿是为正治。若下之，脾气益虚，则腹满不减，故曰："腹满如故"，甚而病情严重。"所以然者，脉迟故也"是自注句，指出脉迟者，切不可下。

按：本条若与194条相对比，194条论胃中虚冷，此条论脾胃虚寒，而有相互发挥之义。成无己注此证为"谷气与热气相搏"的"两热相合"而成，而不认为虚寒。其说值得商榷。

【原文】 阳明病，反无汗而小便利，二三日呕而咳，手足厥者，必苦头痛；若不咳、不呕、手足不厥者，头不痛。(197)

【注解】 阳明病里热本应多汗，今反无汗，二三日而见呕而咳，手足厥，头痛等症，此为阳明中寒所致。因阳明无汗非虚即寒，阳虚不能化汗，故见无汗；阳虚不能充达四末，则手足厥冷。阳虚中寒，运化失职，以致水饮内停。水气上逆则呕；水气犯肺则咳；水饮阻滞，清阳不升，浊阴上逆故必苦头痛。此证病变在上，是寒非热故小便自利。若见不咳、不呕，为内无寒饮，其阳气未受阻滞，故不见手足厥冷，其头也不痛。

按：此证当有不能食，治用吴茱萸汤似为允。

【原文】 伤寒，大吐、大下之，极虚，复极汗者，其人外气怫郁，复与之水以发其汗，因得哕。所以然者，胃中寒冷故也。(380)

【注解】 伤寒经过极度吐下之后，损伤中阳，以致胃中阳气极度虚衰。阳虚外越，里寒外热，而有类似阳气怫郁不宣的样子。医者不察，误以表邪未解，复饮以热水取汗，以致汗出阳气外泄，胃阳虚甚，因而致哕。"所以然者，胃中寒冷故也"为作者自注之文，说明了产生哕的原因是胃中虚寒。

按：哕证有虚实之别。本条属于虚寒，文中未出方治，据临床体会，可投与丁萸理中汤尚可收效。

小　结

阳明病以胃家燥热为主，此人人皆识之理。至于阳明病中复有一系列的虚寒证候，若不系统学习则往往不得知。夫阳明之燥热多从伤寒传入之邪而来，至于阳明虚寒之证则因误治之后，或其人胃气本虚所致。显而易见，文中大义是伤寒中本多杂病，故不得概以伤寒目之。伤寒者属外感，杂病者属内伤，然内伤杂病中亦有类似伤寒之处，如上述“固瘕”之证。读者所以不可不察。

五、阳明病虚证

【原文】 阳明病，法多汗，反无汗，其身如虫行皮中状者，此以久虚故也。(196)

【注解】 太阳表病以有汗为虚，无汗为实；阳明里病则恰恰相反，而以汗多为实，无汗反为虚。因阳明为水谷之海，气血津液均盛，故燥热迫协于胃而汗出为多，此乃病之常；若阳明气虚津少，虽有燥热，则亦无汗可出，故“反无汗”言病之变。“其身如虫行皮中状”，因胃气一虚，肌腠失禀，故发麻如虫行皮中状。然所以如此者，此乃胃气久虚之故，非成于一朝一夕，属虚人伤寒的一种。

六、阳明病腑实证

（一）调胃承气汤证

【原文】 阳明病，不吐、不下、心烦者，可与调胃承气汤。(207)

【注解】 吐下之后心烦，叫虚烦，栀子豉汤证。未经吐下之心烦，叫实烦，调胃承气汤证。文中先指出阳明病，其人不大便，自在言外。

【治法】 泻热润燥，通便除烦。

【方药】 调胃承气汤方

大黄四两（去皮、清酒洗） 甘草二两（炙） 芒硝半升

上三味，切，以水三升，煮二物至一升，去滓，内芒硝，更上微火一二沸，温顿服之，以调胃气。

【方解】 大黄苦寒泻热，芒硝咸寒润燥，二药走而不守，故用炙甘草之甘缓，使和胃力小，泻下力小，故名调胃承气汤。

按：调胃承气汤有两种服法不可不知。第 29 条的调胃承气汤是少少温服之，其力为小；本条的调胃承气汤是温顿服之，故其力为大。

【原文】 太阳病三日，发汗不解，蒸蒸发热者，属胃也，调胃承气汤主之。(248)

【注解】 太阳病三日，发汗后而热仍不解，其发热之情形，不翕翕而蒸蒸，故知热已去表，入里而属于胃，故用调胃承气汤和胃泻热。

按：翕翕发热，如衣被遮覆之热，主热在表层。蒸蒸发热，如炊笼蒸腾，热从里向外蒸发，主热在里。

【原文】 伤寒吐后，腹胀满者，与调胃承气汤。(249)

【注解】 伤寒吐后，伤其胃液而使胃燥气不和，发生腹中胀满的，与调胃承气汤和胃。

【原文】 伤寒十三日，过经，谵语者，以有热也，当以汤下之。若小便利者，大便当硬，而反下利，脉调和者，知医以丸药下之，非其治也。若自下利者，脉当微厥，今反和者，此为内实也，调胃承气汤主之。(105)

【注解】 伤寒十余日过经邪入阳明，燥热成实发生谵语，故曰“以有热故也”。热结肠胃，当以汤下之。文中两个“若”字，举出两种变证，提示医者应有深刻的认识。若小便利者，大便当硬，此为津液偏渗，大肠燥结所致，脉象当沉实有力方

为脉证相符。今不然，大便不实而反见下利，为脉证不符，必须察其原因，属于何故？切其脉不微不沉而调和，方知前医误用丸药泻下所致，故曰“非其治也”。若自下利，又见脉微肢厥，当属太阴虚寒下利。今脉不微而反和，则非为太阴下利。作者指出“此为内实”，表明虽然用下，而实热未去，里热不除，故仍以调胃承气汤泻热去实。

按：汉时之“丸药”多系以巴豆制剂，泻下之力虽强，而不能去胃家之燥热，所以大便虽下而燥热仍留，故病不解。

小结

调胃承气汤证，多属阳明胃燥而成。一为传经之邪，一在误治之后。文中提出不吐、不下心烦者，为传经之邪，胃中燥热之证。发汗后、或伤寒吐后的腹胀满与蒸蒸发热者，因误治伤津而成。胃燥而气腾于外，则濈濈汗出；胃燥而气结于内，则为腹胀满。

调胃承气汤证的病变范围主要在于胃家之燥热，而不在于肠间之燥屎。

（二）小承气汤证

【原文】 阳明病，其人多汗，以津液外出，胃中燥，大便必鞕，鞕则谵语，小承气汤主之。若一服谵语止者，更莫复服。(213)

【注解】 阳明病因汗而胃燥，因胃燥而大便必硬，大便硬则谵语，此必然之势。然不见腹满疼痛，则知大便虽硬尚未成燥屎，故用小承气汤为适宜。服汤后大便得下，谵语已止，更莫复服，恐伤胃气。

【治法】 泻下硬便以通腑气

【方药】 小承气汤方

大黄四两（酒洗） 厚朴二两（炙，去皮） 枳实三枚（大者，炙）

上三味，以水四升，煮取一升二合，去滓，分温二服。初服汤当更衣，不尔者尽饮之；若更衣者，勿服之。

【方解】 名小承气汤，比大承气制小其服。方用大黄泻热破结，厚朴、枳实理气下行，助大黄通便消痞满。

【原文】 阳明病，谵语、发潮热、脉滑而疾者，小承气汤主之。因与承气汤一升，腹中转气者，更服一升；若不转气者，勿更与之。明日又不大便，脉反微涩者，里虚也，为难治，不可更与承气汤也。(214)

【注解】 阳明病谵语、发潮热，脉来沉实，方可用大承气汤。今脉滑而疾，主热结不紧，证符而脉不符，故与小承气汤。服药后，大便未解而腹中转气（如腹中鸣或矢气），反映了肠中已有燥屎且被药力所推动，但未能排出，所以可更服药，务使大便得下为目的。

如果服小承气汤不见转气的，这是邪热初传阳明，尚未坚结。这样，就不要再服小承气汤了。若明日又不大便，脉不滑疾而反微涩的，是邪盛而正衰，为阳明里气虚所致，此病为难治。可考虑用后世的黄龙汤，切不可更与承气汤泻下。

【原文】 太阳病，若吐、若下、若发汗后，微烦、小便数、大便因鞕者，与小承气汤，和之愈。(250)

【注解】 太阳病，若吐若下若发汗后，表虽解而其人微烦，似与栀子豉汤证相符。若其人小便数，乃热迫津液而偏渗，津渗于外则大便因之成硬；大便不下，燥热在里，故又出现心烦。治用小承气汤下其大便和其肠胃则愈。

按：此条应与207条合观，彼为不吐不下心烦，此为汗吐下后心烦，然皆不用栀子豉汤者，因其大便不下而又津液偏渗之故。然调胃承气汤不言便硬，故知燥热在胃而不在肠；小承气汤证明言大便因硬，则燥热已由胃下移于肠而灼然可见。

【原文】 下利谵语者，有燥屎也，宜小承气汤。(374)

【注解】 下利则热有去路，自不应有谵语。今下利与谵语同见，为肠中有燥屎积热未能荡尽之故，与小承气汤通因通用，泻下积滞。

【附医案】 张某，男，21岁

因病持信乞诊，见余握手后，自述身体太虚，请开一补虚方。问其症，则称经常头晕，四肢无力，不欲饮食，强食则腹中胀痛，精神更觉不支。视其所服之药，如人参健脾丸、十全大补丸等中成药甚多。切其脉弦滑而有力，舌苔黄白且腻。问其二便，称小便甚黄，大便则秘。乃语张曰：此乃大实有羸候，非真虚之证。由于胃肠积滞内结，久而生热，上熏于头目，干扰清阳是以头晕；腑气不得下行则大便秘而不通，故不欲食而腹中胀；胃气郁结于里，谷气不达四肢，是以肢体无力。夫土气太过，则成敦阜，必以药平之不可。

处方：厚朴五钱 枳实三钱 大黄三钱

服一剂，大便泻三次，而头晕顿减，周身轻捷，如释重负，腹胀已愈七八，改方用平胃散加连翘，服两剂痊愈。

小 结

阳明病如大便已经成硬，但尚未至燥屎程度，则用小承气汤泻下。何以知大便成硬？如阳明病，其人多汗，胃中燥，大便必硬；或吐下发汗后，小便数，大便因硬。也有阳明潮热、谵语，脉反滑疾而不实，可用小承气汤以测证情，以定可下与不可下；亦有由于燥屎而下利谵语，属于热结旁流之轻者，亦可用小承气汤泻下而去。

（三）大承气汤证

【原文】 阳明病，脉迟，虽汗出不恶寒者，其身必重，短气，腹满而喘，有潮热者，此外欲解，可攻里也。手足濈然汗出者，此大便已鞕也，大承气汤主之；若汗多，微发热恶寒者，外未解也；其热不潮，未可与承气汤；若腹大满不通者，可与小承气汤，微和胃气，勿令至大泄下。(208)

【注解】 阳明病脉迟，若汗出多而恶寒者，桂枝汤证是。今虽脉迟，汗出而不恶寒，知其表已解而病在里。何况其人又见身重短气，腹满而喘，且出现潮热之证，说明脉迟乃为阳明热结成实，而非表邪之可比。若表邪不解，其人必有恶寒；有一分恶寒，便有一分表证，可为医家之座右铭。于是则应先解表，然后攻里方为不悖。

若其人汗出多，诸如手足、腹背无处不汗出濈濈然者，方为阳明病法多汗的特点，反映了大便已硬，始可考虑大承气汤攻下之法。若其人周身无汗，但手足有汗，且汗出虽多，发热反微，而又有恶寒之象，为邪仍在表未解，似可考虑桂枝汤之治。此证若谛之于热，如其人汗虽多而热不潮，则阳明燥实主症不全，则不可使用大承气汤攻下。若其人腹大满而大便不通的，因其热不潮，也不能急用大承气汤。此时只有用小承气汤一法，以微和胃气，勿令至于大泄下。

按：此条辨有恶寒不能下，其热不潮不能下，此为慎下之法；有潮热者可下，手足濈然汗出者可下，此为可下之法。若界于可下而又不能大泄下之间的，则为小承气汤之所兼。阳明病辨证论治之法，从可下不可下中而体现。

【治法】 峻下燥结，荡涤肠胃。

【方药】 大承气汤方

大黄四两（酒洗） 厚朴半斤（炙，去皮） 枳实五枚（炙） 芒硝三合

上四味，以水一斗，先煮二物，取五升，去滓；内大黄，更煮取二升，去滓；内芒硝，更上微火一两沸，分温再服。得下，余勿服。

【方解】 方名承气，承者顺也，承上以逮下，推陈以致新；承其肠中之燥屎，而以咸寒、苦泻荡涤攻下而去之，此承气之所为名。大便不下腹满膜胀，故用厚朴以消胀；心下痞坚，气滞难通，故用枳实以开痞；肠中燥结屎干难出，故用芒

硝咸润软坚以化结；腹痛热凝而大便不通，故用大黄以攻下热结。古人云：通可去滞，泻可去实。然必腹胀如合瓦，以手按之硬而且痛，舌黄且燥，脉沉而实，方可用大承气峻下之法。

按：本方的煎服法很科学。先煮枳实、厚朴以顺理肠胃之气而助硝黄泻下之力，使气下行则大便下；后煮大黄，然后再溶解芒硝。此乃为全硝黄泻下之功而设。芒硝先软其坚，大黄方奏推陈之力。观其先利气，后软坚，然后荡涤而出，层次分明，井然不紊，使人有指挥若定之感。

【附医案】 戴原礼治朱仲文，长夏畏寒，身挟重缠，食饮必热如火方下咽，微温即呕，他医授以胡椒制硫，日令啖鸡三，病愈亟。原礼曰：脉数而大，且不弱。刘守真云：火极似水，此之谓矣。椒发阴经之火，鸡能助痰，只以益其病耳。以大承气汤下之，昼夜行二十余次，顿减缠之半，复以黄连导痰汤加竹沥，饮之竟瘳。（录自《古今医案》按）

【原文】 病人不大便五六日，绕脐痛、烦躁、发作有时者，此有燥屎，故使不大便也。(239)

【注解】 病人不大便五六日，是否为燥屎已成，应从以下三症辨认。“绕脐痛”，是燥屎在肠不得排出（瘦人按其腹可扪出屎块）；“烦躁”，是热实之症，又以出现不大便五六日后更为可信；“发作有时”，是燥热凝聚，腑气与争，则发作有时。可见，“不大便、绕脐痛”、“烦躁”、“发作有时”三症，可确诊燥屎已成，故可用大承气汤攻下。

【原文】 阳明病，下之，心中懊憹而烦，胃中有燥屎者，可攻。腹微满，初头鞕，后必溏，不可攻之。若有燥屎者，宜大承气汤。(238)

【注解】 此条应同228条有机联系意义方明。彼下后心中懊憹，饥不能食；此下后心中懊憹而烦。彼条无燥屎，故用栀子豉汤；此条则有燥屎，故可用承气汤攻下。意在言外必有腹满疼痛拒按等症。若其人腹微满而不甚，大便初鞕后溏，乃是无燥屎之象，即使见懊侬心烦，为燥热不在于胃而在膈上，故不可用大承气汤攻下。“若有燥屎者，宜大承气汤”为倒装句，也是作者自注之文。

【原文】 阳明病，谵语、有潮热、反不能食者，胃中必有燥屎五六枚也；若能食者，但鞕耳。宜大承气汤下之。(215)

【注解】 阳明病不大便，谵语有潮热，为胃实已成；若其人反不能食，为肠实胃满而腑气不下行，反映了肠中燥屎已成，宜大承气汤下之则愈。若其人虽谵语潮热而却能食的，反映了腑气尚能下行，主大便虽鞕而燥屎未成。

【原文】 大下后，六七日不大便，烦不解，腹满痛者，此有燥屎也。所以然者，本有宿食故也，宜大承气汤。(241)

【注解】 大下之后，病应解除。今又六七日不大便，其烦（原有的）犹不解除，腹又胀满疼痛，此为燥屎下而不尽，宜大承气汤再下。“所以然者，本有宿食故也”是自注句，指出为什么大下之后，而燥屎随去随结的理由。“宜大承气汤”为治宿食之主方。

按：阳明病下之后，有下而未尽者，有燥屎复结者，如仍有可下之症，可以再下而不受限。

【原文】 病人小便不利，大便乍难乍易，时有微热，喘冒不能卧者，有燥屎也，宜大承气汤。(242)

【注解】 此条论其人有燥屎而不下，致使燥热内阻，腑气不下而反上攻，则喘冒不得卧；热阻于内，外见反微，故时有微热而不甚剧；燥热不解，必伤其津，故病人小便为之不利。其证令人可疑之处，是其大便乍难乍易。因阳明津液内亏，故大便乍难；因小便不利，而津液还于胃肠，故大便乍易。邪入阳明化燥成实，故云“有燥屎也”。宜大承气汤，攻下燥屎则愈。

按：“大便乍难乍易”，是忽而困难，忽而容易解下，是最费解之处。此条若以小便不利，大便乍易，时有微热等症分析，似乎大承气汤非所宜用；然若从大便乍难，喘冒不能卧分析，则肠中有燥屎之状，亦无难辨之可言。总之，辨证要细，稍以疏忽，便被假象所惑。

【原文】 腹满不减，减不足言，当下之，宜大承气汤。(255)

【注解】 阳明病，肠中有燥屎，若从腹证观之，则其人必腹中胀满而不减轻；若腹胀满有时减轻，犹为未实，则不可用攻下法。若腹满不减，或者减去一点，亦无可言而无济于事，则属里实无疑，攻下其肠胃之实则腹满自消，可用大承气汤。

按：此条亦可以这样体会：腹部胀满而下之不减，即减亦不足言，仍当下之，宜大承气汤。

又满分虚实。虚满宜补，实满宜泻。辨虚实法颇多，今举出“腹满不减”，内实有物，与虚满气胀而时消者，自是不同，故云当下。

【原文】 伤寒若吐、若下后不解，不大便五六日，上至十余日，日晡所发潮热，不恶寒，独语如见鬼状；若剧者，发则不识人，循衣摸床，惕而不安，微喘直视，脉弦者生，涩者死。微者，但发热谵语者，大承气汤主之。若一服利，则止后服。(212)

【注解】 伤寒法当汗解，今误用吐下，以致津伤而邪热内结，不大便五六日或上至十余日，又见“日晡所发潮热”，这是阳明热型；“不恶寒”，是太阳表证已解；“独语如见鬼状”，为阳明热实的神昏谵妄。此病剧者，在发作时（似指午后潮热言）则不识人，神昏更为严重；“循衣摸床”，其人手足躁扰而不安；心惕不稳，为火动神摇而不能自主；“微喘直视”，反映了气阴为之枯竭。以上的表现为躁热极盛、阴气极伤的重证。测其预后，验之于脉，若脉弦主阴气犹未尽亡，治之可求其生；如脉来以涩，则主阴亡血枯，故预后多危。由此看来，病在轻微阶段未至这种险证之先，即应速用大承气汤泻热以存阴。若服药大便得泻，第二次的药可以不必尽服，以免下之太甚，损伤胃气与津液。

按：此节述大承气汤证有轻重之分，治疗务须及时，以防阴涸。文中指出潮热、谵语、烦躁与长时间的不大便，反映可下之势已成。如应下失下，发展为微喘、直视、神昏、躁扰等险象，则治疗斯为大难。徐灵胎说："然弦者尚有可生之理未必尽生，涩者断无不死者也？可见急下方能存阴，而必图之于先。"

【原文】 伤寒六七日，目中不了了，睛不和，无表里证，大便难，身微热者，此为实也。急下之，宜大承气汤。(252)

【注解】 伤寒六七日，为邪热传里之时，证见视物不清，目睛转瞬失和，复有身微热的外证和大便难的里证。此种表里证，很不明显，故曰"无表里证"。但是目不了了、睛不和的证候，见于大便难的同时，乃是阳明之燥热耗竭下焦肝肾，水精不能上注之证。并且，热阻于内，外见反微，既不能外散，必专一内伐，是为邪热伤阴的重证。故治疗不能犹豫徘徊，急以大承气汤泻热以存阴。

按：阳明有三急下证，此其一。古人说："月晕而风，础润而雨。"见微知著，故从大便难、目睛不和、视物不了了，而辨为若不急下则有亡阴之险。此条若与"脉滑疾"先用小承气汤之义对看，则慎下时当小心翼翼，急下时则大刀阔斧，都突出了仲景的辨证思想。

【附医案】 予尝诊江阴街吴姓妇人，病已六七日，壮热，头汗出，脉大，便闭七日未行，身不发黄，胸不结，腹不胀满，惟满头剧痛，不言语，眼张，瞳神不能瞬，人过其前，亦不能辨，证颇危重。余曰：目中不了了，睛不和，燥热上冲，此阳明三急下之第一证也。不速治，行见……不可为矣。于是遂书大承气汤与之：大黄四钱，枳实三钱，川朴一钱，芒硝三钱，嘱其家人速煎服之，竟一剂而愈。(《经方实验录》)

【原文】 阳明病，发热、汗多者，急下之，宜大承气汤。(253)

【注解】 阳明热蒸于外，迫津外出而为汗。若汗出太多，则反映燥热甚凶，劫阴伤液，不涸不止，此当急下，泻热止汗以存阴。

或问：此证如何不用白虎汤？白虎汤治热势散漫的大汗，此为热已敛结成实，不泻其实，则汗终不能止。古人云："扬汤止沸，不如釜底抽薪。"用白虎汤扬汤止沸而已，只有大承气汤才能釜底抽薪。此急下证之二。

按：此证当有大便燥结亦意在言外。

【原文】 发汗不解，腹满痛者，急下之，宜大承气汤。(254)

【注解】 发汗后病未解，出现腹胀疼痛之症，说明邪已入里而成实。夫邪热由表传里如此之迅，则燥热之势故可畏矣。急下之者，以夺其势则正可复，否则如211条所云之"微喘直视"等险象恐亦不能免。

【原文】 阳明少阳合病，必下利。其脉不负者，为顺也；负者，失也。互相克贼，名为负也。脉滑而数者，有宿食也，当下之，宜大承气汤。(256)

【注解】 本条论阳明少阳合病。阳明属土，脉象应大；少阳属木，其脉应弦。今二经合病而见下利，若未见弦脉，为阳明脾土不受木克，则胃气不为负，其病为顺；若下利脉见弦，为木来克土，少阳胆火逆于脾胃则胃气为负。负者，失也，病情为逆。若阳明病宿食证脉见滑数有力，是为内实之脉，主宿食结于肠胃，故曰"当下之"，宜大承气汤。

按：本条后一段与阳明、少阳合病无关，可另作一条体会。

合病而见下利者，论中共有三条。其一，为32条太阳与阳明合病，必自下利，治以解表为主，宜葛根汤；其二，为172条太阳与少阳合病而下利者，为胆热影响大肠，治以清热和里为主，宜黄芩汤；其三，为本条的阳明、少阳合病的必下利，而有顺逆之分。三者病证与治疗均不同，临床时应加以区分。

【原文】 汗出谵语者，以有燥屎在胃中，此为风也。须下者，过经乃可下之；下之若早，语言必乱，以表虚里实故也。下之愈，宜大承气汤。(217)

【注解】 谵语为胃家实，是燥热内结之证。若汗出而谵语，虽里实已成，而阳明经表风邪尚未全解，故曰“此为风也”。说明风邪在外，此时即或有里实，当须下者，亦必须审慎。燥屎在胃，本当议下，但须待到过经以后。过经者，指经表之邪已转属阳明，下之而不犯表，宜大承气汤。若表未解而下之太早，则外邪入里，邪陷化热，则使谵语更甚，导致语言必乱，证情加剧。

按：此条有两种解释。其一，汗出为阳明经中有风，谵语为阳明腑热内实。“此为风也”，言经表风邪未解，须过经而入阳明之里乃可下之。若经证未解而下之太早，则反使表邪入里，故其人语言必乱。其二，“此为风”，“风”字改为“实”，言此证为胃家实。实则当下宜大承气汤，但须注意表证而后定。以上两种说法应以前者为是。

【原文】 二阳并病，太阳证罢，但发潮热，手足漐漐汗出、大便难而谵语者，下之则愈，宜大承气汤。(220)

【注解】 二阳并病，指太阳、阳明并病。太阳证已罢，是转入阳明已纯，故见潮热燥实之征。燥热在胃而迫津外渗，则手足漐漐汗出。津液外渗，肠胃津亏，热扰于心，必见大便难而谵语。此时燥实已成，故宜大承气汤泻下。

小　结

大承气汤为峻泻之剂，治阳明胃家实，燥屎不下，有痞、满、燥、实、坚的证候方得使用。例如：谵语、潮热，反不能食，绕脐痛属燥屎已成；或腹满不减，减不足言，主内有燥屎；大下后，六七日不大便，烦不解，腹满痛，主内有燥屎；小便不利，大便乍难乍易，时有微热、喘冒难卧，主有燥屎；或不大便五六日，日晡所发潮热，不恶寒，独语如见鬼状，为燥屎已成。以上皆可以大承气汤下之。此外，复有急下存阴三法：如阳明病，发热汗多有不尽不已之势者；大便难而目中不了了、睛不和阴精不能上注者；发汗不解，腹满痛，而有燎原之势者，皆以大承气汤泻热以存阴，去邪以养正。以上急下三法不拘于一般的燥屎证候，医者而又不可不知也。

三个承气汤虽皆有泻下之功，然其病位而有上下深浅的不同。调胃承气汤治燥热在胃而大便尚未成硬；小承气汤治津液先伤，大便已硬而在于肠；大承气汤治燥屎已成，结在大肠而不得下。又小承气汤治不大便痞满实而欠燥坚；调胃承气汤治不大便的胃中燥而有调和胃气之功，对痞满之治则不如小承气汤。以此为别而选择三个承气汤的临床使用，则庶几近之。

（四）辨阳明病可下与不可下证

【原文】 阳明病，潮热、大便微鞕者，可与大承气汤；不鞕者，不可与之。若不大便六七日，恐有燥屎，欲知之法，少与小承气汤，汤入腹中，转矢气者，此有燥屎也，乃可攻之；若不转矢气者，此但初头鞕，后必溏，不可攻之，攻之必胀满不能食也。欲饮水者，与水则哕，其后发热者，必大便复鞕而少也，以小承气汤和之；不转矢气者，慎不可攻也。(209)

【注解】 此条辨阳明病可攻与不可攻之法，文中提法有商量斟酌之意，以见泻下不可猛浪。阳明病大便鞕而发潮热，是燥屎已成，可用大承气汤攻下；若其人大便不鞕，为热不成实，虽有潮热亦不可攻。若其人已不大便六七日，恐有燥屎而不定，欲知之法，当先与小承气汤以探之。若服小承气汤后，其人或有燥屎，小承气汤无芒硝不能下燥屎，只能转动燥屎，气出而屎不下，故曰“转矢气者，此有燥屎”，乃可与大承气汤攻其燥屎；若服小承气汤不出现转矢气，而是大便初鞕后溏，则不可使用大承气汤攻下。若攻之太早，中无燥屎必创伤胃气，故有胀满不能食之变。下后伤津，胃中干燥，则欲饮水，水入胃中，而胃气虚寒则气逆作哕。若大下后津液先伤，大便复鞕而少，其人发热则非上述下后虚寒可比，故可用小承气汤以和胃燥。“不转矢气者，慎不可攻”，是作者叮咛之语，以见用大承气汤慎而又慎。

【原文】 病得二三日，脉弱，无太阳柴胡证，烦躁、心下鞕；至四五日，虽能食，以小承气汤，少少与，微和之，令小安；至六日，与承气汤一升。若不大便六七日，小便少者，虽不受食，但初头鞕，后必溏，未定成鞕，攻之必溏；须小便利，屎定鞕，乃可攻之，宜大承气汤。(251)

【注解】 得病二三日，为时不久，其人脉弱而不紧，无太阳表证，亦无少阳半表半里证，惟烦躁而心下鞕满。至四五日而不大便，为病已入里，阳明燥实可知，然其人能食，反映了屎虽硬而未成燥（联系 215 条反不能食的解释），于是可以小承气汤少服二三合，微和胃气，令其烦躁小安。由四五日上至六日，而仍不解大便，此时可与小承气汤增至一升。必待其人小便快利，津液偏渗，屎定成鞕，乃可用大承气汤攻下。若其人虽不大便六七日，而小便少者，即使症见不能食，这种大便不下，也属于初头鞕，其后必溏，津液能还入胃，未一定成硬，故攻之则大便必溏。

按：251 条以转矢气测大便硬，此条以小便利测屎定硬，辨可下与不可下的关键依次。

【原文】 阳明病，本自汗出。医更重发汗，病已差，尚微烦不了了者，此必大便鞕故也。以亡津液，胃中干燥，故令大便鞕。当问其小便日几行，若本小便日三四行，今日再行，故知大便不久出。今为小便数少，以津液当还入胃中，故知不久必大便也。(203)

【注解】 阳明病不大便，有热结与津竭两种形式。若燥热内结者，非攻下则不能解；津液竭乏者，必俟津回肠中大便方下。本证因汗后伤津，肠燥便硬而尚有微烦不解。至于发热汗出等症则已差。然大便成硬，是由于不止一次的发汗，而亡了津液使胃中干燥所致。这种津竭的大便硬是不可以用药攻下的。可待津液自和，以其能够还入胃肠，则不久必大便自下。此属津虽竭而燥热不甚，故不庸治而自愈。

按：此条应与251条合参，则能互相发明而有助于对津液自还的理解。

【原文】 病人烦热，汗出则解；又如疟状，日晡所发热者，属阳明也。脉实者，宜下之；脉浮虚者，宜发汗。下之与大承气汤，发汗宜桂枝汤。(240)

【注解】 病人烦热，言热的很重。若为表邪闭郁所致的，可发汗而解。今汗出以后，又见发热如疟状，即在下午的三四点钟左右，发热而有定时是为潮热，说明邪已向里传入，里实渐成，属太阳转属阳明。此时必应凭脉辨证，方知阳明是否已经成实，而后决定治疗。若其人脉实有力，为表证已去，里实已成，又见潮热，故属阳明燥实无疑，则当下之，宜大承气汤；若脉浮虚而无力，为表证未解，转属之邪未纯入里，仍宜桂枝汤汗解。

小　结

阳明病是否可与承气汤，应从以下几个主要证候，进行分析：

1. 阳明病不大便，其脉沉实者可下，否则不可下。

2. 阳明病不大便，服小承气汤大便不下而转矢气者；或不服药而转矢气者可下，否则不可下。

3. 阳明病不大便，小便数多者可下，小便少者则不可下。

4. 阳明病不大便，汗出不恶寒者可下，汗出多而恶寒者则不可下。

5. 根据上述的可下条件，而又须见腹部痞塞、胀满、绕脐痛等症，以及舌苔黄焦起芒刺者，方为大便已成燥屎之候。

(五) 阳明病禁下证

【原文】 伤寒呕多，虽有阳明证，不可攻之。(204)

【注解】 伤寒呕多，每属少阳，胃气上逆，邪结尚浅，虽见有腹满、便秘的阳明证，亦不可用承气汤攻下。

按：渴主阳明，呕主少阳，呕病气逆于上，故不可下。

【原文】 阳明病，心下鞕满者，不可攻之。攻之，利遂不止者死；利止者愈。(205)

【注解】 心下硬满，痞气之属，多为胃气不和，寒热凝滞之病，治以泻心汤，不可攻下。若误攻则伤胃气，利遂不止者，中气已亡，故主死；若下利能止，为邪去正安，中气未亡故主愈。

【原文】 阳明病，面合色赤，不可攻之。必发热，色黄者，小便不利也。(206)

【注解】 阳明病面色通赤，为经中邪郁而不宣，治当发汗宜葛根汤。若误用下法，虚其胃气，耗其津液，反使经中之热乘虚入胃而内系太阴。若小便不利，则热与湿合必发热而身黄。

小　结

阳明病禁下证，是以热未成实，肠无燥屎；或者本与阳明无关，故不可攻下。文中指出“呕多”病涉少阳，则宜和不宜下；心下硬满，病在气分而肠无燥屎；或经中有热，面合赤色，均不可妄自攻下。如果误下则败坏胃气，变证百出。

(六) 脾约证

【原文】 脉阳微而汗出少者，为自和也；汗出多者，为太过；阳脉实，因发其汗，出多者，亦为太过。太过者，为阳绝于里，亡津液，大便因鞕也。(245)

【注解】 阳明病法多汗，其脉每以洪大充盈以反映阳气之有余。今脉阳微，浮取而无力；汗出由多而变少，则为热退津和欲解之象。若汗出多者，则为阳热太过，太过则未至于和而病不解。也有阳脉实，脉浮而有力，为表邪不解，因此而发其汗，但发汗宜微为佳。若出多者，亦为太过，则使阳极于里而不与阴和；又因津液外亡，大便因硬，此叙脾约之成因。

按："阳绝于里"的"绝"，当阳气闭绝，或阳气阻绝的意思来理解，并非断绝之义。本条论汗出多伤津液的胃家燥实证。由此可以体会到：不论自汗出或发汗，均不可太过。若汗出太过，皆可导致津伤化燥。从而，阳热阻绝于内，更伤其阴。

【原文】 脉浮而芤，浮为阳，芤为阴；浮芤相搏，胃气生热，其阳则绝。(246)

【注解】 浮为阳盛，芤为阴虚，浮芤相搏，则强阳凌于弱阳。阳邪盛则胃气生热，阴血虚则津液内竭，故其阳无阴以济，而自绝于里。若见此脉，当养津液，不可妄攻。

【原文】 趺阳脉浮而涩，浮则胃气强，涩则小便数；浮涩相搏，大便则鞕，其脾为约，麻子仁丸主之。(247)

【注解】 趺阳，脾胃之脉。浮为阳，阳者属胃故气强；涩为阴，阴者属脾故津液不充。此证为胃阳与脾阴不和，胃阳强迫使津液下注则小便数；津液不能自还肠胃，故见大便困难。这样，则其脾为约（不能为胃行其津液则约）。约者，津液不足脾被胃约束而不能运行津液的意思。

按：脾约证的大便秘结，十数日始一行，屎黑而干小如算盘子为其特点。

【治法】 泻胃滋脾润燥

【方药】 麻子仁丸

麻子仁二升　芍药半斤　枳实半斤（炙）　大黄一斤（去皮）　厚朴一尺（炙、去皮）　杏仁一升（去皮尖、熬、别作

脂）

上六味，蜜和丸，如梧桐子大。饮服十丸，日三服，渐加，以知为度。

【方解】 此方大黄、厚朴、枳实以泻胃气之强；杏仁、麻仁以润脾阴之弱；芍药和脾阴以敛津液。作丸服借蜜润肠为缓治之法。

【附医案】 刘某，男，26岁

口唇发干，常以舌舐润，亦无济于事。久之则唇皮厚起，燥裂则渗出血而苦疼痛，屡治不效。问其大便六七日始解一次。由于便秘难通，苦不堪言。脉沉滑，舌苔黄。

辨为胃强脾弱之证。脾阴不濡，燥热内盛，故大便秘结；脾之华在唇，脾燥则唇干而裂。

处方：大黄一两　枳实五钱　厚朴五钱　杏仁一两　火麻仁二两　白芍一两

共为细末，炼蜜为丸，每次服二钱，早晚各一次。服完药，病全瘳。

【原文】 阳明病，自汗出。若发汗，小便自利者，此为津液内竭，虽鞕不可攻之；当须自欲大便，宜蜜煎导而通之。若土瓜根及大猪胆汁，皆可为导。(233)

【注解】 阳明病由于津伤内燥，小便自利，津不自还，则大便硬（而无腹满疼痛之苦），故不可以承气汤攻之，当须其人自欲大便，但又秘结不下者，可因势利导，用蜜煎导等法以通之。

【治法】 润肠滋燥导便

【方药】 蜜煎导方

食蜜七合

上一味，于铜器内，微火煎，当须凝如饴状，搅之勿令焦著，欲可丸，并手捻作挺，令头锐，大如指，长二寸许。当热时急作，冷则硬。以内谷道中，以手急抱，欲大便时乃去之。

疑非仲景意，已试甚良。

又大猪胆一枚，泻汁，和少许法醋，以灌谷道内，如一食倾，当大便出宿食恶物，甚效。

【方解】蜜有润肠利结之效，纳入肛中，化而为液，以润燥屎使之而下，为导便法之先驱，而早于欧美等国。至于猪胆汁导法，不但能通下燥便，而又有清热解毒之功。其用法：取新鲜猪胆一个，以小竹管一端插入胆口，另一端涂以油，内入谷道，然后以手挤压胆囊使胆汁灌入肛肠之中。

土瓜根方佚。《肘后方》治大便不通，用土瓜根捣汁，以筒吹入肛门内取通。至于蜜导之法，后世用蜜导三枚，先纳一枚，依次将三枚用尺，以布著手指抵定，若即欲大便勿轻去，大便急甚松手使排便。

第四节 湿热发黄证

【原文】阳明病，无汗、小便不利、心中懊侬者，身必发黄。(199)

【注解】此条论湿热发黄的前驱证候。阳明病法多汗，今反无汗者，内有湿引而热不得越出。热在湿中，则湿热相凝，湿不得泄，是以小便不利。湿热交郁，皆无路可出，则使人心中懊侬，烦郁殊甚；熏蒸于外，则其人身必发黄。

按：凡湿热发黄，而胆液妄行，其始多见心中懊侬，恶闻荤腥，身热无汗。此时要询问小便，如色黄而且少，细察白睛出现黄色的叫做“黄苗”，则一两日内可迅速出现黄疸。

【原文】阳明病，发热、汗出者，此为热越，不能发黄也。但头汗出，身无汗，剂颈而还，小便不利，渴引水浆者，此为瘀热在里，身必发黄，茵陈蒿汤主之。(236)

【注解】阳明病，发热汗出而渴者，为白虎汤证。若汗多便结、蒸蒸发热的，为承气汤证。上述二证俱不发黄，以汗多伤津成燥，不从湿化之故。今患者但头部汗出，以颈为限，余处无汗，为阳明之热不得外越，因有湿以恋之。小便不利则里湿不得下泄，是有热以引之。于是，湿邪留热不能外散，热邪留湿不能下解，湿热交蒸，影响胆液正常排泄，身体必然出现黄疸。

按：阳明病法多汗，汗多则燥，大便必结。若阳明病但头汗出，则主湿热内蕴，小便必少。阳明病有燥化、湿化之分，俱可从二便上辨，这是一个诊断的关键。然此条虽湿热为病，但从渴引水浆一证看，可知热大于湿。

【治法】 清利湿热

【方药】 茵陈蒿汤方

茵陈蒿六两　栀子十四枚（擘）　大黄二两（去皮）

上三味，以水一斗二升，先煮茵陈，减六升，内二味，煮取三升，去滓，分三服，小便当利，尿如皂荚汁状，色正赤，一宿腹减，黄从小便去也。

【方解】 茵陈性寒，擅治湿热黄疸；大黄泻热导滞利湿；栀子清湿热利三焦。此方大能清利湿热，治黄疸极效。服药后尿如皂荚汁状，乃是湿热排出体外的象征。

【附医案】 张某，男，38 岁

患急性黄疸性肝炎，发热 38.8℃，脉弦滑数，舌苔黄腻，肝区作痛，口苦恶心，厌油，一身面目皆黄，色如赤金。曾在某医院治疗，效果不大。问其小便黄短，大便亦不甚通利。

此证为肝胆湿热蕴郁不解，胆液失常发为黄疸，属于热重而湿轻者。

处方：柴胡四钱　黄芩三钱　半夏三钱　生姜三钱　大黄三钱　茵陈一两　栀子三钱

此方连服三剂，大便始泻，小便得利，黄疸渐退，乃令其停药。未至三日，黄疸又作，又服上方而退。

经验证明：凡黄疸而小便赤者，服茵陈蒿汤必以尿色变白为准；若大便灰白色者，必以大便转为黄色为准。否则，停药过早，容易复发。另外，有的患者病后周身无力、疲惫不堪，即使举手抬足之易，亦感觉力不能及。此时，切勿错认为虚证而投补剂，仍用茵陈蒿汤，俟湿热一去，体力即复。

【原文】 伤寒七八日，身黄如橘子色，小便不利，腹微满者，茵陈蒿汤主之。(260)

【注解】 承236条补出湿热发黄如橘子色；又补出不但渴饮水浆，而且腹部微满，以见本证热大于湿的证候特点。治疗用茵陈蒿则一。

【原文】 伤寒身黄发热，栀子柏皮汤主之。(261)

【注解】 伤寒热与湿相蒸，发为黄疸。发热为湿滞热郁之象，但里证不甚，表证亦不明显，故蠲大黄和麻黄而用栀子柏皮汤。

【治法】 清热利湿和中

【方药】 栀子柏皮汤方

肥栀子十五个　甘草一两（炙）　黄柏二两

上三味，以水四升，煮取一升半，去滓，分温再服。

【方解】 栀子苦寒清热以利湿；黄柏苦寒清阴中伏热以燥湿，两药配合以清热而治黄疸。但药味苦寒太重，妙在加炙甘草和中补脾，以纠苦寒之偏。

【附医案】 唐某，男，17岁

患亚急性肝坏死，住传染病医院已三个月，周身发黄如烟熏，两足发热，伸于被外方快，小便深黄而赤，脘腹微胀，脉弦而舌绛。西医为注射大黄注射液兼输血抢救。总胆红素：21.2mg，直接胆红素：16mg，其它指标从略。

此证为湿然久蕴，伏于阴分，故两足发热，肤色黄如烟熏。因无明显的表里证，则汗下之法难施。

处方：黄柏三钱，栀子三钱，炙甘草二钱。

医院主治医生见余只开三味药，颇露有怀疑之态。然服了六帖药以后，总胆红素降至18.9mg，病情开始好转。患者夜间口咽甚干，舌绛而无苔，脉弦细数，此阴分受伤之象，拟大甘露饮加减。

转方：茵陈一两，枳壳三钱，枇杷叶三钱，黄芩一钱，丹皮三钱，石斛三钱，麦冬三钱，赤芍三钱，栀子一钱，黄柏一钱

上方服六剂，总胆红素降至10mg。效不更方，又照服六剂，总胆红素降至7.4mg。从此，周身黄疸变浅，面色已透明润。后以和胃健脾、化湿解毒等法调治达半年之久始起。

【原文】 伤寒瘀热在里，身必黄，麻黄连轺赤小豆汤主之。(262)

【注解】 伤寒表邪与内湿相瘀，使热不得越，湿不得泄，蕴郁成为黄疸。可用麻黄连轺赤小豆汤治疗。

【治法】 解利湿热

【方药】 麻黄连轺赤小豆汤方

麻黄二两（去节） 连轺二两（连翘根是） 杏仁四十个（去皮尖） 赤小豆一升 大枣十二枚（擘） 生梓白皮一升（切） 生姜二两（切） 甘草二两（炙）

上八味，以潦水一斗，先煮麻黄再沸，去上沫，内诸药，煮取三升，去滓，分温三服，半日服尽。

【方解】 李时珍云："潦水乃雨水所积。"用于煎药，不助湿而能清热。本方为麻黄汤减去桂枝，增加连轺、梓皮、赤小豆达成外散内利两解表里湿热之法，加姜枣调和营卫，以促进疗效。

按：本方治疗荨麻疹瘙痒与肾炎浮肿而发生皮疹，如切其脉浮的，均有较好的疗效。

梓根白皮，北方缺，多以桑皮代替。无连轺，以连翘代之。

【原文】 阳明病，初欲食，小便反不利，大便自调，其人

骨节疼，翕翕如有热状，奄然发狂，濈然汗出而解者，此水不胜谷气，与汗共并，脉紧则愈。(192)

【注解】 阳明病，欲食，大便自调，反映了胃气强而正气抵抗有力。其人小便不利，骨节疼，翕翕如有热状，说明了其人尚有寒湿之邪客于体表。由于胃气强而正气抗邪有力，则正气有驱邪外出之机。其表现是：忽然烦躁发狂，随后就濈濈汗出而解。作者指出这是“水不胜谷气”。水，有寒的意思。由于寒邪与汗并出，故脉紧必去，其病当愈。

按：“脉紧则愈”系倒装句，应接“濈濈然汗出而解”的后面。因为寒湿在表，骨节疼痛，所以其人脉紧，紧主寒主痛。今汗出寒解，故脉紧则愈。若胃气不能胜邪亦将有发黄之变。

【原文】 阳明病，被火，额上微汗出，而小便不利者，必发黄。(200)

【注解】 阳明病，里热实证。若误用火法治疗，火与热合，则热邪愈盛。如果其人汗出多而小便利者，则邪从燥化不能发黄；如只见额上微汗出，而又小便不利者，乃热不得外越，湿不得下泄，湿热之邪纠缠不解，影响胆液正常排泄而溢于肌肤，则身必发黄。

按：阳明病有从燥化和湿化的不同。凡从燥化的，则大便必硬；凡从湿化的，则小便必不利。因此，治燥热当以泻大便为主，治湿热则以利小便为主，泾渭分明，不得相混。

小　结

阳明病以燥热便硬为主证，湿热发黄为变证。阳明与太阴为表里，太阴主湿，阳明主燥，故发病有两种不同的转归。阳明燥实，以津竭便硬为主；湿热发黄则以小便不利为主。

阳明病湿热相结，由于外不得汗，内不得小便，湿热郁蒸之始，其人先见心中懊憹，小便色黄而短，斯为发黄之兆。若已发黄而热甚于湿，里气不和腹满而渴饮水浆的，治用茵陈蒿汤；若表邪不解脉浮发热，湿邪内瘀发生黄疸的，则用麻黄连轺赤小豆汤；若湿热发黄无表里证而热伏阴分，身与足发热的，则用栀子柏皮汤。

第五节　阳明病血证

【原文】　阳明病，口燥但欲漱水，不欲咽者，此必衄。(202)

【注解】　此条应与201条合观。彼言经有热而盗汗出，此言经有热而必衄。本证热在经，其脉必浮，腑无热其脉必不紧。经有热故口燥，但欲漱水而不欲咽者，热不在气分而迫于血。然经中之邪不解，迫血妄行则鼻必衄。因阳明之脉起于鼻，衄则邪随血出而愈。

【原文】　脉浮、发热、口干、鼻燥、能食者则衄。(227)

【注解】　此条应与266条对比，一为寒在腑作哕，一为热在经作衄。脉浮发热，与口燥但欲漱水互义，皆言经中有热，故亦口干而鼻燥。里无病故能食，食入于阴，长气于阳，能食者助阳，使血妄行则为衄。

【原文】　阳明证，其人喜忘者，必有蓄血。所以然者，本有久瘀血，故令喜忘；屎虽鞕，大便反易，其色必黑者，宜抵当汤下之。(237)

【注解】　此条冠以阳明证，以其久不大便而言。其人喜忘往事，此以肠中本有久瘀血之故。《素问·调经论》说："血并于下，气并于上，乱而喜忘。"盖血瘀生浊，可以上蒙心神，神机不颖而为善忘。肠有热则屎硬，与血相溷则大便反易，内有潜血则其色必黑。

【治法】　攻逐久瘀血

【方药】　抵当汤方（见《太阳病篇》）

【附医案】 魏某，女，30岁

于1969年患精神分裂症，住医院用电疗与胰岛素等法，病减轻而未痊乃出院。

自觉头皮发紧，如有一铁箍勒在头上，并且言听视动，随过随忘，一点记性都没有。

患者两目呆滞，神情淡漠，经期正常，惟少腹甚痛，舌苔白腻，脉沉滑有力。

辨证：古人云，瘀血在下使人发狂，瘀血在上使人善忘。况有痛经为甚，脉来沉滑，故知其人有瘀血而为患。

处方：生大黄三钱，桃仁四钱，水蛭二钱（炒） 虻虫二钱，柴胡三钱，半夏三钱。

服两剂大便泻下不甚重，似有小效而不显著。

转方：桂枝二钱，桃仁四钱，大黄三钱，丹皮三钱，蒲黄二钱，五灵脂二钱，赤芍三钱，茯苓八钱。

服两剂，泻下较多，头上的铁箍感觉已去，善忘转减，患者大喜，认为有了治愈希望。

再转方：大黄三钱，桃仁五钱，芒硝二钱（后下），丹皮二钱，赤芍三钱，炙甘草二钱，郁金三钱，蒲黄三钱。

服两剂，泻下污血秽物甚多（共泻六次）。所奇者其人体不疲，饮食不衰，而善忘十愈其八，患者欲返回河南，为疏血府逐瘀汤六帖以资巩固，由是而病瘳。

【原文】 病人无表里证，发热七八日，虽脉浮数者，可下之。假令已下，脉数不解，合热则消谷喜饥，至六七日，不大便者，有瘀血，宜抵当汤。(257)

【注解】 病人无表里证，即外不见头痛、恶寒，内亦无腹满谵语，只是持续已七八天，切其脉为浮数。如其人此时而大便不下者，虽脉浮数亦可下之；若已下，脉浮已去，为气分热邪已除，数不去为血分之热未解。血分之热而合于胃，则消谷善饥；合于肠则热邪灼液而不大便。此为肠中瘀血已成，宜抵当汤攻下。

按：此证若脉浮数而恶寒不解的，则切不可用下，因为有一分恶寒，便有一分表证。今只有发热而无恶寒，况又有大便不下，因此，方可用下。

【原文】 若脉数不解，而下不止，必协热便脓血也。(258)

【注解】 此条承上条而论若其人下后，而脉数不解，则为阳明血分之热未解。然而它同上条不一样，而见下利不止，则属热迫于肠而病协热下利。热伤阴络，故有便脓血之患。

按：此两条以不大便为热与血结，而成瘀血；若下利不止，热迫血行，则必便脓血。阳明热及于血，有血瘀血腐的不同，因阳明为多气多血之经，它和太阳蓄血的病机自是不同。

第六节　阳明病预后

【原文】 夫实则谵语，虚则郑声。郑声者，重语也；直视、谵语、喘满者死，下利者亦死。(210)

【注解】 谵语是乱言无序，声音高亢，多见于阳明燥实内结，热浊上扰。胃络通于心，心神被热邪所扰，故曰“实则谵语”。郑声是言语重复呢喃，声音低微，自言自语，多见于神气不足、津气亏损之证，故曰“虚则郑声”。直视是目不能眴，为邪热亢盛，肝肾之阴不能上灌瞳神；又加谵语，则是阳明燥热极盛，而有伤阴亡液的危险；若更见喘而胸满，则为邪热而又上伤于肺，此时阴夺于上，肺金不能主气，故断为死候。若兼见下利，则为气阴下脱，邪实正虚，亦为死候。

按：根据笔者临床观察，凡是高热不退，而下利不止，又神昏谵语，其预后多不良。今读此文，则仲景所见抑何远耶？

【原文】 发汗多，若重发汗者，亡其阳，谵语，脉短者死；脉自和者不死。(211)

【注解】 本条论发汗多，由于重复发汗，不但伤阴，且也耗阳。阳气亡失，则气阴皆虚，而燥热不去。谵语为实，脉短为虚，二证并见是正不胜邪，故为死证。若脉不短而自和者，正气不衰，则不死。

第七节 阳明病欲解时

【原文】 阳明病，欲解时，从申至戌上。(193)

【注解】 阳明经气旺于申酉戌三个时辰。此时，阳明之气得助而旺盛，增加抗邪外出的机会。因此，阳明病具备了欲解的条件后，多为此时解除。

第三章　辨少阳病脉证并治

概　　说

少阳，指足少阳胆经。它起于目锐眦，上抵头角，下耳后……入缺盆；其支者，从耳后入耳中，出走耳前，至目锐眦后……下加颊车，下颈合缺盆，以下胸中贯膈，络肝属胆，循胁里，出气街，绕毛际，横入髀厌中……。

少阳，或叫小阳，其抗邪力量不如阳明和太阳，含有抗邪不济之倾向。太阳主表，阳明主里，少阳则主半表半里，这是由于它的经脉行于身之两侧，而界于太阳、阳明两经夹界之间所决定。它的气机往外则从太阳之开，往内则从阳明之阖，少阳枢机有斡旋表里之能，所以，《素问·阴阳离合论》有“少阳为枢”的说法。

少阳胆腑，同厥阴肝为表里，在发病中可以互相影响而为病。

少阳病有原发和续发两种。原发的少阳病，是患者在血弱气尽腠理开抗邪无力的情况下，而风寒之邪乘机可以直中于少阳，此时邪正相争而在于胁下，因而构成少阳病；续发的少阳病，多因太阳之邪不解而内传少阳之经。少阳病亦有经腑之分，经证表现如耳聋、目赤、头痛、胸胁疼痛；腑证表现如口苦、心烦、喜呕等证。

太阳病的表证宜汗，阳明病的里证宜下，惟少阳病的半表半里之证，汗下皆在所禁，只有用小柴胡汤和解之法为宜。

太阳与阳明的经证和腑证是分开来治的，而少阳病的经证与腑证则是统一用小柴胡汤治疗，这是少阳病经证亦不可发汗的一个特殊的情况。

由于少阳介于太阳、阳明之中，也有兼太阳表不解的柴胡桂枝汤证；也有兼阳明胃家实的大柴胡汤证。

少阳病禁用汗下之法是言其常，然又可以用发汗泻下之法则是言其变，知其常而达其变方尽辨证论治之长。

第一节　少阳病提纲

【原文】　少阳之为病，口苦、咽干、目眩也。(263)

【注解】　邪传少阳则风寒化热。少阳属胆，胆盛精汁三合而味苦，胆热上溢故口苦。苦为火味，他脏有火多不见苦味，惟肝胆病则口苦，故此症对诊断有特殊意义。津伤于火热则咽干。胆经起于目锐眦，有热则目眩。眩，是眼前出现黑花的症候。

按：此条为少阳病提纲证，故略而不详，应与下述的98条合观则方全面。

第二节　少阳病证与治禁

【原文】　少阳中风，两耳无所闻、目赤、胸中满而烦者，不可吐下，吐下则悸而惊。(264)

【注解】　少阳胆经起于头目，下耳后，循入胸胁。邪客其经，经气不利，故有耳聋、目赤、胸中烦满的经热证。治疗之法，当以小柴胡汤和解少阳以清透经中之热，切不得因其胸中满烦，误用吐下之法。如误用则损伤气血又逆少阳之机，则心虚而悸、胆虚而惊，严重的可使中气败坏，不进饮食，其病为危。

【原文】　伤寒，脉弦细、头痛发热者，属少阳。少阳不可发汗，发汗则谵语。此属胃，胃和则愈；胃不和，烦而

悸。(265)

【注解】 太阳伤寒，脉浮紧，今见弦细的少阳脉，说明虽有头痛发热的表证，亦为太阳之邪转属少阳，当以柴胡汤和解。少阳病位，居于半表半里，故不可发汗。发汗则伤津，津伤则胃燥，胃燥则谵语，病乃属于胃。若胃中津液自能调和的，则谵语不治亦可愈。若胃中津液不能调和的，不但谵语不愈，且能出现心烦和悸动不安的病变。

按：以上两条，论少阳病的经证治疗不可发汗与吐下，应当用小柴胡汤和解。如果误用汗吐下之法，就会引发谵语、心烦而悸或心悸而惊的种种坏证。

三阳经为病脉象：太阳病脉浮，少阳病脉弦，阳明病脉大。今头痛发热，脉不浮而弦，故知邪已转属少阳。病属少阳，就不要发汗，言外之意，应用小柴胡汤。如果错误地发了少阳之汗，可引起津伤胃燥，发生谵语，则病由少阳而又转入阳明。病传阳明，又有胃和则愈与胃不和烦悸的两种情况。

【原文】 若已吐、下、发汗、温针，谵语，柴胡汤证罢，此为坏病。知犯何逆，以法治之。(267)

【注解】 少阳病，治当和解，禁用汗、吐、下及火疗的治法。若误用以上的方法治疗，不仅不能治病祛邪，反而更伤津液，引邪内陷。邪热入里，而上扰于心则发谵语。此因误治而致变，因柴胡证已罢，故称为“坏病”。坏病之病情复杂多样，不能以一定之法，而统治之，故仍应遵辨证论治的法则，“知犯何逆，以法治之”。

按：本条说明误治变证或坏病，不仅见于太阳病，亦可见少阳病或其它经病。但不管哪一经病所致的坏病，均应按“知犯何逆，以法治之”的救治法则处理。也就是说它是一条具有普遍指导意义的法则。因为它体现了辨证论治的精神。

小　结

少阳病的提纲，以口苦、咽干、目眩的症状为主。少阳病为半表半里的病位，虽见头痛发热，只宜和解，亦不得发汗；虽胸满而烦，亦不可吐下。把少阳病的禁忌法，列于提纲证下，是示人予以重视，而有指导的意义在内。

第三节　少阳病证

一、小柴胡汤证

【原文】 伤寒五六日中风，往来寒热、胸胁苦满、默默不欲饮食、心烦喜呕，或胸中烦而不呕，或渴，或腹中痛，或胁下痞鞕，或心下悸、小便不利，或不渴、身有微热，或咳者，小柴胡汤主之。(96)

【注解】 “伤寒五六日中风”，“中风”二字是倒装句，是说小柴胡汤证常见于伤寒或中风五六日邪传少阳之时。“往来寒热”，指在恶寒时不发热，在发热时不恶寒，为少阳半表半里证特有的寒热证候，与太阳病之发热恶寒，阳明之但热不寒不同。“寒热往来”，发无定时，与疟疾之寒热休作有时亦不同。邪入则寒，阳拒则热，往还于表里之间，故见“往来寒热”。“胸胁苦满”，胸胁为少阳经所行之处，经脉受邪而不利，故有胀满之苦。“默默不欲饮食”，少阳受邪，气郁于肝，疏泄不利，故表情沉默、郁郁不欢而不欲饮食。用“默默”叠字刻画证情维妙维肖。“心烦喜呕”，少阳气郁则心烦，胃气不和则喜呕。喜呕，当多呕、善呕讲。若热蓄胸中，不及于胃，则胸中烦而不呕；若热邪涉及阳明而伤津，则或渴；若木逆土中则腹中作痛；若肝的气血瘀滞，则胁下痞硬；若因少阳三焦不利，水停心下则心下悸、小便不利；或太阳之邪外束，则身微热；寒饮扰肺则见咳嗽。足少阳属胆，手少阳属三焦，故少阳病中包括了三焦不利的病变，而上焦见咳、中焦见悸、下焦则小便不利。

【治法】 和解少阳枢机

【方药】 小柴胡汤方

柴胡半斤　黄芩三两　人参三两　半夏半升（洗）　甘草（炙）　生姜各三两（切）　大枣十二枚（擘）

上七味，以水一斗二升，煮取六升，去滓，再煎取三升，温服一升，日三服。若胸中烦而不呕者，去半夏人参，加栝楼实一枚；若渴，去半夏，加人参合前成四两半、栝楼根四两；若腹中痛者，去黄芩，加芍药三两；若胁下痞硬，去大枣，加牡蛎四两；若心下悸，小便不利者，去黄芩，加茯苓四两；若不渴，外有微热者，去人参，加桂枝三两，温覆微汗愈；若咳者，去人参、大枣、生姜，加五味子半升、干姜二两。

【方解】 柴胡配黄芩以清肝胆之热，解少阳经腑之邪。凡肝胆之病其气必郁，柴胡除清热外又有疏肝利胆解郁之功，而为他药所不及。半夏配生姜能和胃止呕，外散其寒，内利其饮。人参、甘草、大枣甘温补脾，助正以祛邪，以防肝胆之邪传入脾家。此方能升能降，能开能合，去邪而扶正，又能疏利三焦气机故不假汗下而达到治疗目的，故又称之为和解之法。

加减法：若胸中烦而不呕，为胸中火热所致，故去人参之补，半夏之燥，加栝楼之寒润，以开胸中火热之结；若渴为热灼津液，去半夏之燥，增人参剂量同栝楼根以滋气液；若腹中作痛，肝脾不和，则去黄芩之寒，加芍药以平肝而止腹痛；若胁下痞硬，则去大枣之甘缓，加牡蛎咸寒以软坚消痞；若心下悸，小便不利，为水邪内停，气化不行，故去黄芩之苦寒，加入茯苓之淡渗；若其人不渴，外有微热，表之邪未解，故去人参之补，加桂枝以解表邪；若咳者，为寒邪客肺，故去人参、大枣之滞，易生姜为干姜，加五味子以温散肺寒。

“去滓，再煎”，即去掉药渣滓之后，再煎煮汤液。其目的一是为使药性和合，不偏不烈，二是重煎浓缩加强药力，此为和解剂的一个特殊的煎药方法。不仅小柴胡汤用此法，论中犹有如半夏泻心汤、旋覆代赭汤等。凡具有和解作用的方药，均按此法煎煮。

【附医案】 徐某，女，29岁

病呕吐已三年，食后即吐，酸苦带涎，右胁发胀，胃脘时痛，脉沉弦，苔白滑。

辨证：此证胁胀，呕吐酸苦，脉沉弦，主肝胆气郁，内生痰饮，以致肝胃不和，疏泄不利而生呕吐。

治法：疏肝胆之郁，理痰热之逆。

处方：柴胡四钱，黄芩三钱，半夏三钱，陈皮三钱，竹茹三钱，香附三钱，郁金三钱，牡蛎四钱，党参三钱，炙甘草一钱。

服三剂诸症皆减，照方又服三剂而呕吐止。

按：《伤寒论》以柴胡名方的共有六方，即小柴胡汤，大柴胡汤，柴胡加芒硝汤，柴胡加龙骨牡蛎汤，柴胡桂枝汤，柴胡桂枝干姜汤。以上六个柴胡汤，应以小柴胡汤为基础。为此，欲了解柴胡汤的加减诸方，必须先从小柴胡汤开始，才能起到纲举目张的作用。

小柴胡汤是治疗少阳病的主方，此方虽然治在肝胆，但又旁顾脾胃；虽然清解邪热，而又兼培正气。此方的剂量，柴胡应大于人参、甘草一倍以上方能发挥解热作用；若误把人参、甘草的剂量大于柴胡以上，或者剂量等同，则不能达到治疗目的。用此方时必须注意这一点。此方治疗范围较广，既适用于伤寒，又适用于杂病。一般地讲，它还是和解之中而有清热的特点。

《苏沈良方》用此方治疗往来寒热、潮热、身热、伤寒瘥后更发热等症，指出柴胡汤的解热作用为诸症之先，验之于临床，此说不可忽视。

【原文】 血弱、气尽，腠理开，邪气因入，与正气相搏，结于胁下。正邪分争，往来寒热，休作有时，默默不欲饮食，脏腑相连，其痛必下，邪高痛下，故使呕也，小柴胡汤主之。服柴胡汤已，渴者属阳明，以法治之。(97)

【注解】 本节为上节的注文。阐述少阳病的病因、病理与治法。“血弱气尽”，言人之血气，在一旦空虚之时，如亡血新产之余劳累体乏汗出之后，气血不足，腠理松弛，正气抗邪无力，而邪乘虚入，客于少阳。正邪相搏，“结于胁下”之处；正邪交争，则往来寒热而时作时止；肝胆气郁，疏泄不利，是以默默不欲饮食。“脏腑相连，其痛必下，邪高痛下，故使呕也”言脾胃相通，肝胆相连，肝病则影响于脾，胆气不利则影响于胃，是以其邪必从腑而入脏，叫做“其病必下”。邪之来处位高，病之结处位下，邪欲入而正拒之，则必上逆而呕。此即“脏腑相连，其痛必下，邪高痛下，故使呕也”的大意。治疗用小柴胡汤。

按：胁下者，少阳之地面，邪欲从此而入则恶寒，阳出而与之争则发热，正邪出入各有其时，故寒热往来，交替发作。“脏腑相连”，言脏腑互为表里，其痛（病）必下，邪由腑而及脏，即邪从胆而及胃，肝有病而及脾，故默默不欲饮食，胃气上逆而为呕。治疗用小柴胡汤和解表里而清胆和胃。

【原文】 伤寒，阳脉涩，阴脉弦，法当腹中急痛，先与小建中汤；不差者，小柴胡汤主之。(100)

【注解】 伤寒脉弦，为邪传少阳，可与小柴胡汤。今其人之脉浮取而涩迟，沉取而弦劲，为脾虚而肝胆气横，脾受其制，法当腹中拘急疼痛，故先与小建中汤，补脾平肝，缓解血脉拘急以治腹痛，然后再用小柴胡汤和解肝胆。

按：“先与小建中汤”，含有权宜之计的意思，至于服后不瘥，再与小柴胡汤，必以减黄芩加白芍为宜。

【治法】 补脾平肝，缓解急痛。

【方药】 小建中汤方（见太阳篇）

【原文】 伤寒中风，有柴胡证，但见一证便是，不必悉具。凡柴胡汤病证而下之；若柴胡证不罢者，复与柴胡汤，必蒸蒸而振，却复发热汗出而解。(101)

【注解】 本条所说的“一证”和“不必悉具”应对照来体会，着眼点在于“不必悉具”，如呕而发热，或胁下痞硬，或往来寒热，但见少阳主证，使人确信不疑，便可与柴胡汤，不必待其证候全见。

凡属于少阳病的柴胡汤证，邪在半表半里之间，未成里实之际，医便以药下之：若柴胡证不为下衰而仍在者，此侥幸之至，仍可复与柴胡汤以和解少阳之邪。然先经误下，里气已受挫而虚，故得汤后，正气内出而抗邪，正与邪争而恶寒身振摇，形同发疟一样。然后到了正胜邪却时，发热汗出而病解。可见误下之后，正气拒邪作解之难。

【原文】 伤寒四五日，身热、恶风、颈项强、胁下满、手足温而渴者，小柴胡汤主之。(99)

【注解】 本节论三阳病证俱见而治从少阳的方法。身热、恶风、颈项发强，是太阳病表不解；手足温而口渴是阳明有热；胁下发满而不适是少阳经脉不利。今三阳之证皆见，其治汗之不可，下之不能，故以小柴胡汤助少阳之枢机，以斡旋表里之气，则邪可解而正方复。

按：用小柴胡汤必减半夏加栝楼根为准。

【原文】 阳明病，发潮热、大便溏、小便自可、胸胁满不去者，与小柴胡汤。(229)

【注解】 凡伤寒发潮热者，必见大便硬、小便数，方为阳明胃家实之证。今者大便溏，小便自可，反映了胃热未实。若其人胸胁满不去的，则为少阳之邪未尽入于阳明之腑，虽有潮热亦不能用承气汤，仍用小柴胡汤解少阳之邪，使其不入阳明则愈。

【原文】 阳明病，胁下鞕满，不大便而呕，舌上白胎者，可与小柴胡汤。上焦得通，津液得下，胃气因和，身濈然汗出而解。(230)

【注解】 上条论阳明病大便溏，虽有潮热亦不可攻。本条论阳明病已不大便，视其舌苔白而不黄，故亦不可攻。这两条皆有胁下硬满，反映了邪在少阳未尽入里。观其呕逆一证，符合于“邪高痛下，故使呕也”的病机，所以可与小柴胡汤治疗。“上焦得通”以次文字，是描写服小柴胡汤以后的功效，如上焦得通则气通而达；津液得下，则大便自调；胃气因和，则呕逆自止。这说明了小柴胡汤不但能和解肝胆，而又有疏利三焦的作用。

【原文】 呕而发热者，小柴胡汤主之。(379)

【注解】 此条应与《厥阴篇》378条对比合参辨证方备。凡厥阴阴寒上攻作呕，则无发热而或有恶寒；若少阳气逆作呕，则每见伴有发热。少阳与厥阴为表里，若厥阴之邪外出少阳之时，由阴转阳，则见呕而发热。其治法，前之阴寒上逆之呕可用吴茱萸汤；后者发热之呕则用小柴胡汤。

【附医案】 陈某，女，29岁

低烧不退，始终徘徊于37.5℃～37.8℃之间。切其脉弦而沉，舌苔白而略滑。问其饮食情况，则称食欲不佳，胃口不开，不想吃东西，而且朝夕泛恶作呕，口苦如含黄连。经期则前后参差，每届经期而病情转重，而经期过后则发热又有所减轻。

辨证：脉弦而沉，肝气郁结之象。气郁不伸，则化热而伤阴。口苦为肝胆有热之证。不欲饮食是疏泄不利胃纳失和。气病及血故月事可后期而成滞，亦可化热伤阴先期而来潮。仲景云：“呕而发热者，小柴胡汤主之。”治当疏肝清热。

处方：柴胡四钱，黄芩三钱，半夏三钱，生姜三钱，丹皮三钱，白芍三钱，甘草一钱，地骨皮二钱，焦栀子三钱。

服三剂而呕逆止，发热减至37.5℃而不再上升。转方用：柴胡三钱，知母二钱，胡黄连一钱，鳖甲六钱，甘草一钱，地骨皮三钱，青蒿一钱，猪胆汁一个（泻汁分冲） 韭根白一钱。

此方服三剂，大便微泻，食欲顿开，思食馋物，随之低烧亦渐退而愈。

【原文】 太阳病，十日已去，脉浮细而嗜卧者，外已解也。设胸满胁痛者，与小柴胡汤；脉但浮者，与麻黄汤。(37)

【注解】 本为太阳病，“十日已去”，言病程较长，病情当有变化。其变化可见于以下三种情况：若脉由浮紧而转见浮细，即脉呈现浮而兼缓弱之象，且病人身疲嗜卧而安静，说明病邪衰减已有逐渐去表的趋势，故曰“外已解也”，也就是病情有向愈的转归；假如十日已去，而见到胸满胁痛，由于胸胁是少阳经脉所过之处，表明病邪已由太阳转入少阳，少阳枢机不利，当以小柴胡汤和解半表半里；若虽病经十日，但脉仍见浮或浮紧之象，说明病邪还在表，太阳表证尚在，则仍应以麻黄汤发汗解表。

按：太阳病，十日已去，出现不同的脉证，表明病变有不同的转归。只有以客观脉证为依据严格遵守辨证论治的法则，才能作出正确的诊断与治疗。同时，也告诉我们，病变日数只具参考意义，它不能作为疾病传变的依据。虽病经十日，而脉但浮者，仍与麻黄汤，就是很好的证明。

“设胸满胁痛者”、“脉但浮者”，只是列举主要脉证，借以说明病转入少阳，或仍留太阳，临证时还要全面掌握各方面证情，才能做到诊断与治疗的准确无误。

【原文】 伤寒差以后更发热，小柴胡汤主之；脉浮者，以汗解之；脉沉实者，以下解之。(394)

【注解】 本条论伤寒差后而更发热的辨证，示人要判断病位在表、在里而分别治以汗、下之法。

伤寒大病差后，或因余热未尽，或是复感外邪，以致又见发热而病复生。若其人脉不浮不沉而发热者，当用小柴胡汤扶正祛邪，以透热外出；若见脉浮发热者，说明邪仍在表，则应以汗法解表；若脉见沉实而发热者，反映实邪结聚在里，当治以下法攻里泻实。总之，要凭脉辨证，方为无误。

按：大病之后，正气多虚，此时更见发热者，虽有病邪当去，但不可妄施攻伐，特别要注意照顾正气。小柴胡汤为和解之剂，既能去邪，又能扶正，虚实兼顾；且又擅长解热，故作为首选之剂。它与少阳病的证治不能同日而语。

【原文】 伤寒五六日，头汗出、微恶寒、手足冷、心下满、口不欲食，大便鞕、脉细者，此为阳微结，必有表，复有里也。脉沉，亦在里也。汗出，为阳微；假令纯阴结，不得复有外证，悉入在里，此为半在里半在外也。脉虽沉紧，不得为少阴病。所以然者，阴不得有汗，今头汗出，故知非少阴也，可与小柴胡汤；设不了了者，得屎而解。(148)

【注解】 本条讲阳微结的脉证、阳微结与纯阴结的鉴别，以及阳微结用小柴胡汤和解的治法。

伤寒五六日，见微恶寒，是表不解，即所谓“有一分恶寒，便有一分表证”。大便鞕，心下满，口不欲食，是里不和。既有表证，又有里证，表里不和，枢机不利，阳郁于内不能宣达于周身、四肢，所以仅见头汗出而手足冷。阳郁脉道阻滞，气血鼓动不足，因而脉来沉细。

本证见手足冷、恶寒、脉沉等，类似阴寒凝结于里的“纯阴结”，但综合全面脉证分析，可知并不是纯阴结，而是阳郁不达，结滞尚浅的“阳微结”。因为纯阴结，就不当见有外证，而是邪气完全入里，出现一派阴寒里证。本证则不然，既有表证又有里证，说明邪气并未全入里，而是半在里半在外。再者，即使脉见沉紧，亦不能断为少阴病的纯阴结，因为阴证不当见头汗出（阴经不上行头，本证有头汗出），“故知非少阴也”。

本证表里不和，是由于阳气微结而枢机不利，故可与小柴胡汤和解以利枢机、疏阳郁。若阳郁热结较深，服小柴胡汤不效者，还可用通下之法，以泻热实利气机而和表里。

按：本条辨阳微结与纯阴结，可谓细腻入微而又抓住了要害。阳微结多似少阴病纯阴结的疑似证，仲景在错综复杂的证候中，抓住“阴不得有汗，今头汗出，故知非少阴也”这个辨证关键，使人一目了然。纵观少阴病篇诸证，特别是寒化证，无论是阳虚，还是感寒，非至少阴阳气外亡之时，均不见汗出。283 条云：“病人脉阴阳俱紧，反汗出者，亡阳也。此属少阴……”。此处汗出言“反”，正说明“阴不得有汗”。

且本条用小柴胡汤治疗既有表证又有里证的阳微结，实为推广了柴胡剂的应用范围。而使“上焦得通，津液得下，胃气因和，身濈然汗出而解”，也正是小柴胡汤通利三焦气机、疏达阳郁以和解表里的治疗作用所在。

【原文】 本太阳病不解，传入少阳者，胁下鞕满，干呕不能食，往来寒热，尚未吐下，脉沉紧者，与小柴胡汤。(266)

【注解】 太阳病不解，邪气有内传之机。若转入少阳，致经气不利，则胁下硬满；正邪交争于半表半里，故往来寒热；“邪在胆，逼在胃”，少阳气郁、枢机不利，必影响于胃。胃失和降，所以干呕不能食。若尚未用吐、下的方法治疗，正气未伤，脉虽见沉紧，亦非邪气内陷三阴之象。紧脉，有弦之意，而为弦之甚，亦属少阳之脉。病已传入少阳，当与小柴胡汤和解之。

二、小柴胡汤加减证

（一）柴胡桂枝汤证

【原文】 伤寒六七日，发热、微恶寒、支节烦痛、微呕、心下支结、外证未去者，柴胡桂枝汤主之。(146)

【注解】 伤寒六七日，属传变之期。发热、微恶寒、肢节烦疼属表证不解。惟恶寒微而疼痛不及全身，则是表证虽在而轻微。微呕、心下支结，属少阳气机不利。先病太阳，后属少阳，叫“太少并病”，应以柴胡桂枝汤主之。

按：凡心下之病，由心下至少腹，硬满而痛，手不可近的，为结胸实痛；心下痞满按之软的，为气痞之属；心下不适，或满，或痛，欲去之为快的，属心卜急。若心下作结，或正或偏，或痛或胀，而有支撑感的，即属“支结”。

【治法】 外解太阳，内疏肝胆。

【方药】 柴胡桂枝汤方

柴胡四两 桂枝一两半（去皮） 黄芩一两半 人参一两半 甘草一两（炙） 半夏二合半（洗） 芍药一两半 大枣六枚（擘） 生姜一两半（切）

上九味，以水七升，煮取三升，去滓，温服一升。本云：人参汤，作如桂枝法，加半夏、柴胡、黄芩，复如柴胡法，今用人参作半剂。

【方解】 此方用小柴胡汤和解少阳，以治微呕、心下支结；加桂枝、芍药调和荣卫，以解太阳之邪而治寒热与关节烦疼。

根据临床使用经验，此方治疗慢性肝炎继发的肝脾肿大，如减去人参、大枣，加鳖甲、牡蛎、红花、茜草、土鳖虫，其效果使人满意。

此方又治周身气窜作痛，以手拍打，则出气作咯而窜痛暂缓的神经官能症，亦颇有效。

（二）大柴胡汤证

【原文】 太阳病，过经十余日，反二三下之。后四五日，柴胡证仍在者，先与小柴胡。呕不止、心下急、郁郁微烦者，为未解也，与大柴胡汤下之则愈。（103）

【注解】 太阳病，是述病之来路。“过经”，指表证已罢，是述病之去路。"十余日"，言病期较久。若过经于少阳，本不当下，医反二三下之，下后经过四五日，若柴胡证仍在者，先与小柴胡汤。倘服小柴胡汤后，呕仍不止，更见心下急迫、郁满烦躁之证，为热结于里而少阳之邪未尽，故用大柴胡汤两解阳明、少阳之邪结。

按：呕不止，呕的重了；心下急，胃里紧张了；郁郁微烦，气火蕴结的很深，其人大便秘结，小便发黄，舌苔黄腻，此时再用小柴胡汤是无能为力的了，必以大柴胡汤利枢机、泻热结为宜。

【治法】 两解阳明、少阳热结。

【方药】 大柴胡汤方

柴胡半斤　黄芩三两　芍药三两　半夏半升（洗）　生姜五两（切）　枳实四枚（炙）　大枣十二枚（擘）

上七味，以水一斗二升，煮取六升，去滓再煎，温服一升，日三服。一方，加大黄二两；若不加，恐不为大柴胡汤。

【方解】 本方为小柴胡汤减去人参、甘草之温补，加大黄、枳实之苦泻；加芍药以平肝，倍生姜以治呕，且又制大黄的迅下。

【附医案】 李某，女，54 岁

右胁疼痛，掣及胃脘，不可忍耐，惟注射"杜冷丁"方能控制。视其人体肥，面颊绯红，舌质红绛，舌根苔黄，脉沉弦滑有力。

问其大便已四日未解，口苦时呕，不能饮食。西医诊为胆囊炎，亦不排除胆结石。

余据其脉证分析：胁痛而大便不通，口苦而呕，舌苔黄，脉弦滑，此乃肝胃气火交郁，气血阻塞不通证。治宜泄热导滞，两解肝胃。

处方：柴胡六钱，黄芩三钱，半夏三钱，生姜五钱，白芍三钱，郁金三钱，大黄三钱，枳实三钱，陈皮四钱，牡蛎四钱。

煎分三次服，一服疼痛减轻得睡；二服，大便解下一次，从此胁痛与呕俱解，转用调理肝胃药而安。

按：此方临床用以治疗妇女痛经，急性胆囊炎、急性阑尾炎等急腹症，只要加减化裁得当，多能收到满意效果。

【原文】 伤寒发热、汗出不解，心中痞鞕、呕吐而下利者，大柴胡汤主之。(165)

【注解】 伤寒发热汗出不解，说明邪已去表而陷入于里。邪热结聚，阻滞气机的通畅，故见心中痞硬，按之有紧张急迫或疼痛的感觉；邪热迫于胃肠，致上下升降失和，所以呕吐与下利并作。治以大柴胡汤泻热结、利枢机，亦为通因通用之法。

按：前言大柴胡汤用治大便秘结，是泄可去闭之法；本条以大柴胡汤治下利，为通因通用之法。虽见证不同，但病机相同，故方药亦相同。

本证的病机特点，是邪热内结、气机阻滞，其病变部位偏于上，见证以心中痞硬、呕吐酸苦、下利臭秽而不爽为主，故与泻心汤证的心下痞，以及承气汤证的热结旁流之证均不相同。

(三) 柴胡加芒硝汤证

【原文】 伤寒十三日不解，胸胁满而呕，日晡所发潮热，已而微利。此本柴胡证，下之以不得利；今反利者，知医以丸药下之，此非其治也。潮热者，实也。先宜服小柴胡汤以解外，后以柴胡加芒硝汤主之。(104)

【注解】 本条可分三段理解："伤寒十三日不解"，至"发潮热"为第一段，是说伤寒之邪多日不解，而向里传变，证见胸胁满且呕，日晡所发潮热，是少阳兼阳明热实之证。"已而微利"至"此非其治也"，为第二段，指出既兼阳明热实，大便当见秘结，本属大柴胡汤两解之证；而今反见下利，实为可疑，推其因，原是前医以丸药下之所致。当时的丸药多为辛热之剂，既不能和解少阳，也不能泻阳明燥热，反而有伤津化燥成实之弊，故曰“非其治也”。

第三段：“潮热者，实也”，指出了少阳兼阳明的病机。其治疗方法是先服小柴胡汤以解少阳之外，再用柴胡加芒硝汤以和阳明之里，而又有下中兼和之意。

按：“日晡所”的“所”字，是不定词，犹云日晡的前后时间。

【治法】 润燥热，和少阳。

【方药】 柴胡加芒硝汤方

柴胡二两十六铢　黄芩一两　人参一两　甘草一两（炙）　生姜一两（切）　半夏二十株（本云：五枚，洗）　大枣四枚（擘）　芒硝二两

上八味，以水四升，煮取二升，去滓，内芒硝，更煮微沸，分温再服。

（臣林亿等谨按《金匮玉函》方中无芒硝。别一方云，以水七升，下芒硝二合，大黄四两，桑螵蛸五枚，煮取一升半，服五合，微下即愈。本云：柴胡再服，以解其外，余二升，加芒硝大黄、桑螵蛸也。）

【方解】 用小柴胡汤治胸胁满而呕，加芒硝润胃燥以治日晡潮热。方为柴胡剂之半量，故不如大柴胡之峻。

（四）柴胡桂枝干姜汤证

【原文】 伤寒五六日，已发汗而复下之，胸胁满微结、小便不利、渴而不呕、但头汗出、往来寒热、心烦者，此为未解也，柴胡桂枝干姜汤主之。(147)

【注解】 伤寒五六日，若表未解，理宜发汗。一汗不愈，可以再汗。今汗之未解，改用下法，致邪犯胸胁，但所结甚微，故曰“胸胁满微结”，为病属少阳。“小便不利，渴而不呕”，为汗下之后津液不足，气化不利所致；若水饮内停，必

有呕吐。今“渴而不呕”，故是津亏非水结。“但头汗出”，周身无汗，为津液不足，不能使热外越。“往来寒热”，反映邪在少阳，而未入他经，治用柴胡桂枝干姜汤。

按：此证但头汗出、小便不利与阳明湿热发黄颇似。所不同者，有往来寒热，与胸胁满微结，则知不属阳明。

【治法】 和解少阳，兼助气化。

【方药】 柴胡桂枝干姜汤方

柴胡半斤　桂枝三两（去皮）　干姜二两　栝楼根四两　黄芩三两　牡蛎二两（熬）　甘草二两（炙）

上七味，以水一斗二升，煮取六升，去滓，再煎取三升，温服一升，日三服。初服微烦，复服汗出便愈。

【方解】 此方即小柴胡汤加减而成。原方说“胸中烦而不呕者，去半夏、人参，加栝楼实。若渴者，去半夏。”今心烦而渴不呕，故减去人参、半夏，加栝楼根，以滋津液而胜热。“若胁下痞硬，去大枣加牡蛎”。今胸胁满微结，即为痞硬之征，故去大枣加牡蛎。“心悸、小便不利者，去黄芩加茯苓”。今虽小便不利，而心不悸，但心烦，为津少热燥，并非蓄水，故留黄芩协助栝楼根清热生津。无水邪故不加茯苓。以干姜易生姜，并加桂枝取其辛温散结，助阳生津，鼓舞气化功能。

按：此方治少阳证兼见大便溏泄，下午腹胀，小便不利，口渴心烦，或胁痛控背，手指发麻，此乃胆热脾寒，气化不利，津液不滋之证，用本方效果极佳。

此方与大柴胡汤遥相呼应，一兼治胃实，一兼治脾寒，亦体现少阳为病影响脾胃而有寒热虚实的不同。余在临床用此方治疗慢性肝炎腹胀、泄泻，带有太阴病阴寒机转，投之往往有效。此方亦治糖尿病，辨证以口渴能饮，兼有少阳诸症，而为使用之依据。一方而治多病，在于抓住病机而已。

（五）柴胡加龙骨牡蛎汤证

【原文】 伤寒八九日，下之，胸满、烦惊、小便不利、谵

语、一身尽重，不可转侧者，柴胡加龙骨牡蛎汤主之。(107)

【注解】 伤寒八九日，若邪未传于里而用药下之，促使邪气内犯少阳，连累三阳受其影响。“胸满烦惊”，为少阳受邪之象；“小便不利”，为太阳腑气不化；“谵语”，为阳明胃热。三阳受邪，则升降出入之机为之不利，故其人“一身尽重，不可转侧”。

【治法】 和解少阳，安定神气。

【方药】 柴胡加龙骨牡蛎汤方

柴胡四两　龙骨　黄芩　生姜（切）　铅丹　人参　桂枝（去皮）　茯苓各一两半　半夏二合半（洗）　大黄二两　牡蛎一两半（熬）　大枣六枚（擘）

上十二味，以水八升，煮取四升，内大黄，切如棋子，更煮一两沸，去滓，温服一升。本云：柴胡汤，今加龙骨等。

【方解】 本方即小柴胡汤减去甘草，以减少阳表里错杂之邪；加桂枝、茯苓行太阳之气而利小便；加大黄以泻阳明里热而治谵语；加龙骨、牡蛎、铅丹镇肝胆安精神而定惊悸。

【附医案】 尹某，男，34 岁

胸胁发满，夜睡呓语不休，且乱梦纷纭，时发惊怖，精神不安，心中烦热，汗出而不恶风，大便经常秘结。问其患病之因，自称得于惊吓之余。视其人精神呆滞，面色发青，舌质红而苔黄白，脉来沉弦有力。

辨为肝胆气郁，兼阳明腑热，而神魂被扰，不得潜敛所致。

处方：柴胡四钱，黄芩三钱，半夏三钱，生姜三钱，铅丹一钱半（布包紧） 茯神三钱，桂枝一钱半，龙骨五钱，牡蛎五钱，大黄二钱（后下），大枣六枚。

服一剂大便畅通，胸胁满与呓语除，精神安定，不复梦扰。惟欲吐不吐，胃中似嘈不适。上方再加竹茹、陈皮服之而愈。

按：本方对于癫痫、精神分裂症、小儿舞蹈症，如果有胸胁满闷，口苦心烦，大便不爽等证时，疗效甚为理想。惟方中有铅丹，须用纱布包紧，药量又不宜大，同时也不可长期服用，以防止铅中毒。

小　结

少阳病，以小柴胡汤为正治法，以其兼证进行加减化裁为变治法。如少阳证兼有太阳表证的支节烦疼，用柴胡桂枝汤；兼有阳明里证的心下急，郁郁微烦，呕吐而下利的，用大柴胡汤双解；若胸胁满而呕，日晡所发潮热，则以柴胡芒硝汤疏胆和胃；若少阳病，屡经误治，脾虚津伤，渴而心烦，小便不利，则用柴胡桂枝干姜汤调和脾寒胆热，通阳以生津；若下后胸满烦惊，小便不利，谵语，一身尽重，而三阳经皆被邪扰的，则以柴胡加龙骨牡蛎汤利枢机、安精神。

三、小柴胡汤禁忌证

【原文】 得病六七日，脉迟浮弱、恶风寒、手足温，医二三下之，不能食而胁下满痛，面目及身黄，颈项强，小便难者，与柴胡汤，后必下重。本渴饮水而呕者，柴胡汤不中与也，食谷者哕。(98)

【注解】 此节论小柴胡汤治禁，应分两段体会：第一段言湿热蕴郁的胁下满痛；第二段言饮邪作呕，而皆貌似小柴胡证，如果误用，则可发生后必下重与食谷则哕的变证。

得病六七日，脉迟浮弱，恶风寒，表邪不解内挟湿邪；手足温，反映不但有湿而且有热，医不解表利湿，反接二连三地泻下，不但引邪入里，而又损伤胃气，胃受伤则不能食；脾不运湿而胁下满痛；三焦阻塞，湿无出路，则小便难；湿热相蒸，而面目及身黄。颈项强者，湿邪上痹，而阳气不伸。夫湿热为病，而不利小便则非其治，反误用小柴胡汤，则由于甘药助湿生热，滞塞气机，故其人大便后必下重。至于本渴而饮水又呕者，为津液不行、水饮上逆而致。若误认为少阳证之喜呕，而治用小柴胡汤，则徒伤胃脘之阳，反助饮邪之逆，而有食谷则哕之变。哕即呃逆而有声。

按：此条应与99条合观，以辨小柴胡汤的宜忌之证。

第四节　少阳病欲愈

【原文】 伤寒三日，少阳脉小者，欲已也。(271)

【注解】 伤寒三日，多为邪传少阳之时。邪传少阳，脉当弦紧为邪不解。今脉细小而和，是为邪气微而少阳气和，故其病向愈而为“欲已也”。

按：此“少阳脉小”，主要是以脉象揭示病机而判断预后。临证时，还当四诊合参，综合全面情况，才能做到判断无误。

第五节　辨少阳病进退机转

【原文】 伤寒六七日，无大热，其人躁烦者，此为阳去入阴故也。(269)

【注解】 邪气在表则发热，若入里则烦躁。伤寒六七日，外无大热而其人烦躁，乃邪气去阳而之阴。去，当“往”字讲。阳指表，阴指里，少阳介于表里之间而主枢。“阳去入阴”即指表邪从少阳而始入于里的意思，故其病为进。

按：此指表邪从里，太阳之邪内传阳明而经过少阳，突出少阳主枢的机理。

【原文】 伤寒三日，三阳为尽，三阴当受邪。其人反能食而不呕，此为三阴不受邪也。(270)

【注解】 伤寒三日，三阳为尽，三阴受邪的提法是喻词，对日数不可拘。邪在少阳，枢机不利，影响胃气不和，当见呕吐不能食；而今却反能食而不呕，说明少阳邪衰而胃气转和。脾胃为三阴之屏障，胃脾气强，则邪无隙可乘，故曰三阴不受邪。

按：以上两条列于少阳篇末，通过辨表病传里，阳病传阴，用以说明少阳既为表里之枢，又是阴阳之枢的道理。

【原文】 伤寒，腹满、谵语、寸口脉浮而紧，此肝乘脾也，名曰纵，刺期门。(108)

【注解】 病在阳明与太阴均可见腹满。“伤寒，腹满，谵语”，是太阴与阳明之脾胃病。《辨脉法》云：“脉浮而紧者，名曰弦也。”弦，是肝之脉。脾胃病证而见肝脉，是肝木气旺，木来克土之征。木克土，按五行相克次序是为顺，故肝乘脾名曰纵。纵者，顺也。既因肝旺乘脾，所以治疗当刺肝经募穴期门，以疏泄肝郁。

【原文】 伤寒发热，啬啬恶寒、大渴欲饮水，其腹必满、自汗出、小便利、其病欲解，此肝乘肺也，名曰横，刺期门。(109)

【注解】 肝病木气旺不仅能乘脾，而且也能乘肺。肺为肝郁所乘侮，则其宣降、治节之令不行。肺卫失宣，毛窍闭塞，故发热恶寒而无汗；津液不布，水道失于通调，故大渴欲饮水，腹满而小便不利。病之本源在于肝之实，故得刺肝经募穴期门，以泻肝之实。肝邪得泄，肺不受侮，治节之令行，则外窍开、下窍利，故曰“自汗出，小便利，其病欲解”。肝木乘肺金，按五行相克次序，是为反侮，故曰横。横者，反也、逆也。

按：以上两条，是从五行乘侮的角度，说明五脏病变的相互影响。也就是说，当脏腑之气发生偏盛偏衰的时候，按照脏腑五行的乘侮制约规律，就一定要有纵横之变。这也是六经病证进退转机的一种表现形式。当然，疾病的变化是很复杂的，脏腑间病变的相互影响也是多方面的，临证时应该以客观脉证为依据，具体情况，具体分析，不可拘泥。

有的注家认为以上两条有缺文；还有的认为不仅是内脏病变，而且还有外邪的存在，受外邪的影响，故争论很大，还有待于今后进一步研究，并在临床上验证。

第六节　少阳病欲解时

【原文】 少阳病欲解时，从寅至辰上。(272)

【注解】 少阳为一阳之气，主升发，而旺于寅、卯、辰三个时辰。故值此时具有作解的有利条件。

按：少阳病欲解时，与前太阳、阳明病欲解时的意义相同。六经各有其旺时，可互相参照。

附：热入血室证

【原文】 妇人中风，发热恶寒，经水适来，得之七八日，热除而脉迟、身凉、胸胁下满，如结胸状，谵语者，此为热入血室也，当刺期门，随其实而取之。(143)

【注解】 妇人中风，发热，恶寒是表证。经水适来，血室空虚，表邪乘虚内陷血室，故外热去而身凉，浮脉变为迟脉，主病在里。妇人血室内联于肝，今血室瘀结，肝胆气血乖戾故见“胸胁下满，如结胸状”；“谵语”，乃血中之热上扰心神所致。治疗当刺“期门”，随顺肝之热而泻出之。

按：期门，肝经募穴，其位正当乳直下二寸处。刺之以泻邪实。

【原文】 妇人中风，七八日续得寒热，发作有时，经水适断者，此为热入血室，其血必结，故使如疟状发作有时，小柴胡汤主之。(144)

【注解】 妇人中风至七八日之久，续得寒热而发作有时，是得病之初，月事已来，既病之后，而经水适断，属热入血室与血相结。邪客血室，正与之争，影响肝胆之气，故往来寒热如同疟状，治疗可用小柴胡汤。

【治法】 疏利肝胆、以清血室之热

【方药】 小柴胡汤方（见前）

按：根据临床经验，于小柴胡汤中，酌加丹皮、生地、赤芍、桃仁、红花等活血凉血药，则更为理想。

【原文】 妇人伤寒，发热，经水适来，昼日明了，暮则谵语，如见鬼状者，此为热入血室。无犯胃气，及上二焦，必自愈。(145)

【注解】 妇人患外感伤寒发热，正值月经来潮，外邪乘机内陷，而病热入血室。气属阳，血属阴，故气行于阳则慧，是以昼日明了；血有热而气行于阴时，故暮则谵语而神识昏糊不清。这种热入血室，因其经来而不住，热可随之而出，所以，无（毋）犯胃气，指禁用下法；及上二焦，指禁用汗法和刺期门法，其证可自愈。

【原文】 阳明病，下血、谵语者，此为热入血室。但头汗出者，刺期门，随其实而泻之，濈然汗出则愈。(216)

【注解】 阳明气热不解，可迫于血分，其人可发生热入血室。邪热迫血妄行，故见下血，妇女表现为月经不当至而至，或经水过多；热扰神明，因而谵语；头为诸阳之会，阳热入于血分，不能达于表，而蒸腾于上，所以仅头汗出。治疗用刺期门的方法，以泻肝之实。因肝主藏血，血室隶属于肝脉，故泻肝之所以泻血室之热。血室邪热得去，则机体阳气伸、枢机利，故濈然汗出而病愈。

按：前言热入血室均曰“妇人”，而此处不提是省略，其实仍指妇人，当然所见下血者，亦指不正常的月经而言。有的注家认为此处下血，指大便下血，是没有根据的。因为这不符合《伤寒论》中“热入血室”的本意。

小　结

妇人热入血室，多见于月经期或产后的时候，这时血室空虚，在表之邪便可乘虚直入。

由于热入血室有不同的病情，故治疗方法也不同。如果在经水适来的时候热入血室，见脉迟身凉，胸胁下满，谵语，但头汗出等症，可刺期门以泻其肝热，切不可因其谵语而误用硝黄泻下阳明之法。

如果在经水适断的时候热入血室，因为受邪之后经水适断，则其血必结，其人续得寒热而如疟状，可用小柴胡汤和解肝胆以透邪外出。

若是也在经水适来的时候热入血室，所反映的证候是白天精神明了，到了夜晚则神识昏糊而谵语的，这是热在血分，而未与血结，故经水仍来，则其邪热自可随血而去，所以不必采取发汗、泻下以及刺期门等法，其病有自愈之机。

如果采取上述治法，则反侵犯了三焦的正气，而不利于自解，这种以不治为治的方法，也很有临床意义。

至于什么是“血室”，注家的意见也很不一致，我们同意血室即子宫的说法，在此加以表明。

第四章　辨太阴病脉证并治

概　说

太阴，为足太阴脾经。脾足太阴之脉，起于足大趾之端，循趾内侧白肉际，过核骨后，上内踝前廉，上腨内，循胫骨后，交出厥阴之前，上膝股内前廉，入腹属脾络胃，上膈，挟咽，连舌本，散舌下。太阴脾有消化运输水谷的作用。《素问·灵兰秘典论》说："脾胃者，仓廪之官，五味出焉。"说明了脾胃的生理作用，在于对水谷的消化和输布。

太阴病，是三阴病的开始阶段，表现为脾胃机能衰减，中阳不运、寒湿伤脾消化失常的病理变化。反映在症状上，则以腹满而吐，食不下，自利益甚，时腹自痛的证候为主。

太阴病有经证和脏证之分。太阴病的经证，有太阴中风的桂枝汤证；太阴病的脏证则有自利不渴、中寒不化的四逆汤等证。

太阴与阳明为表里，在发病中除寒湿为病之外，尚有兼及阳明腹满疼痛"中阴溜腑"的病变，这和太阴寒热虚实，阴阳转化的机理有关。

太阴病的治法，以温中扶阳，运化寒湿为主。至于或汗或下则为太阴病的随证变通的治法。本篇先列脏病，次列经脏俱病，又次为经病，以突出太阴为病的重点。

第一节　太阴病提纲

【原文】 太阴之为病，腹满而吐，食不下，自利益甚，时

腹自痛。若下之，必胸下结鞕。(273)

【注解】 太阴病，是虚寒性脾胃病变。腹满，食不下，是脾之运输功能衰退；呕吐，是寒湿犯胃，胃失和降而上逆；自利，是寒湿伤脾，脾阳不能上升。阳虚寒盛，所以腹满不从下减，而越泻腹满愈甚。“时腹自痛”是脾虚寒凝的反映。此证应补脾温中，以化寒湿之邪。若以腹满时痛，误认为是阳明实证而泻下，则导致脾胃更虚，寒湿之邪更凝，则痞于膈间而必胸下结硬。

按：根据临床观察：太阴病患腹泻者多，呕吐者少；患腹满者多，腹痛者少，故腹满作泻，脉沉而迟，舌淡苔白，属于太阴病之常见症。

第二节　太阴病脏寒证

一、四逆汤证

【原文】 自利不渴者，属太阴，以其脏有寒故也，当温之，宜服四逆辈。(277)

【注解】 自利而渴者属少阴，为少阴阳虚气不化液，津液不能上滋，故不属于太阴病范围。若“自利不渴”，方为中焦脾胃阳虚，寒湿不化，故曰“属太阴”。治当温补，宜服四逆汤类。

按：此证初起可用理中汤。若泻久伤及肾阳的，则于理中汤加附子，或用四逆汤脾肾双温方能奏效。

二、理中汤证

【原文】 霍乱，头痛，发热，身疼痛，热多欲饮水者，五苓散主之；寒多不用水者，理中丸主之。(386)

【注解】 本条原载《霍乱病篇》。霍乱是一种发病急骤，以上吐下泻、脘腹疼痛为主证的疾病。《素问·六元正纪大论》云："太阴所至，为中满霍乱吐下。"因其病变以太阴脾病为主，故将此条移至本篇。

霍乱常由饮食不节、寒热不调，以致脾胃升降失和、清浊相干所引起。若吐利伴有头痛、发热、身疼痛等，是霍乱兼表证不解，当视其表里寒热病情而施治；热多欲饮水、小便不利者，是外感风寒、内杂水湿，表里皆病，以致气机不利，清浊失判，胃肠不和，治以五苓散内利其湿，外解其表，使表里和则吐泻止；若但吐利重而口淡不渴无发热等症，则以太阴脏寒为主，治宜理中丸（或作汤）温中散寒。

【治法】 温中散寒

【方药】 理中丸方

人参　甘草（炙）　白术　干姜各三两

上四味，捣筛，蜜和为丸，如鸡子黄许大。以沸汤数合，和一丸，研碎，温服之。日三四，夜二服。腹中未热，益至三四丸，然不及汤。汤法：以四物依两数切，用水八升，煮取三升，去滓，温服一升，日三服。若脐上筑者，肾气动也，去术加桂四两；吐多者，去术加生姜三两；下多者还用术；悸者，加茯苓二两；渴欲得水者，加术足前成四两半；腹中痛者，加人参足前成四两半；寒者，加干姜足前成四两半；腹满者，去术加附子一枚。服汤后，如食顷，饮热粥一升许，微自温，勿发揭衣被。

【方解】 方用人参、炙草补脾益气，干姜、白术温化寒湿。俾脾阳振、寒湿去，则清气得升，浊气得降，而吐泻自止。本方既可用丸，亦可用汤，病势急重者，当以汤剂为好。

加减法：若肾经水寒之气上冲，表现为脐上跳动者，当去白术之壅滞，加桂温阳制水；吐多是饮气逼于胃，故去白术，加生姜和胃降逆散饮；利多是脾气不升、水湿下注，故还当用白术健脾以燥湿；心下悸，是水气为患，应加茯苓伐水以定悸；渴欲得水，是脾运不健、津液不布，故加白术之量健脾化湿以输布津液；腹痛喜按，是中虚失养所致，重用人参补虚缓急以止痛；腹中冷痛、手足不温，脾虚寒甚者，则重用干姜以温中散寒；腹泻因于阳虚寒凝者，当去白术之壅滞，加附子以温阳祛寒。

按：理中丸加附子，即附子理中丸，临床用治脾肾虚寒下利便溏，腹中冷痛，畏寒神疲，手足发凉，舌淡脉迟，以及服理中丸效果不显者为宜。

【原文】 大病差后，喜唾，久不了了，胸上有寒，当以丸药温之，宜理中丸。(396)

【注解】 大病好了以后，如病人口水多喜唾，久久不愈，这是病后脾肾阳气不足，以致运化失职，寒饮内生而上泛胸膈所致。治以理中丸温阳健脾以化寒饮。

按：本证之喜唾，是口泛清水唾沫，必伴见口淡不渴，舌苔白滑等虚寒证候，应与病后肺胃阴伤之吐燥沫、口干渴、舌苔干燥少津者加以鉴别。

因在大病之后，正气不足，邪亦不盛，其病喜唾又久不了了，故不宜汤药峻剂，只可用丸药缓缓温化。

【原文】 伤寒四五日，腹中痛，若转气下趋少腹者，此欲自利也。(358)

【注解】 伤寒四五日，邪气传里而腹中疼痛。腹痛有虚实之分、寒热之别。今若腹痛时而腹中转气下趋于少腹者，则非阳明燥实之腹痛，而是脾气虚寒，清阳不升，寒气下注，欲作下利之反映。

按：此条补充论述了太阴病脾寒下利的前驱症状，很有临床价值，切不得忽视。

三、桂枝人参汤证

【原文】 太阳病，外证未除而数下之，遂协热而利，利下

不止，心下痞鞕，表里不解者，桂枝人参汤主之。(163)

【注解】 太阳病，以汗法解表为顺，若用泻下的方法治里为逆。今太阳病，表证未除，反屡次三番用攻下治疗，遂致表不解而里又伤。脾气虚寒，运化无权，则利下不止；清气不升，浊阴不降，中焦气机痞塞，故心下痞硬。因其挟表邪而利，表里之证俱在，故治以桂枝人参汤温中解表，为表里兼顾之法。

按：本证虽为表里同病，但以里之虚寒为主，所谓“利下不止，心下痞鞕”，正是强调里证重于表证。

【治法】 温中解表

【方药】 桂枝人参汤方

桂枝四两（别切） 甘草四两（炙） 白术三两 人参三两 干姜三两

上五味，以水九升，先煮四味，取五升，内桂，更煮取三升，去滓。温服一升，日再夜一服。

【方解】 本方即理中汤加桂枝。方用理中汤温中散寒以止利，桂枝行阳于外以解表，合为表里双解之剂。根据本证以里虚寒为主的病变特点，以及治里药当先煎，解表药应后下的原则，故煎服法要求先煮四味，后纳桂枝。

按：葛根芩连汤与桂枝人参汤，虽均为表里两解之方而治协热下利，但一治表里俱寒，一治表里俱寒，病证不同，治法各异。应与34条合参。

第三节 太阴经表证

【原文】 太阴病，脉浮者，可发汗，宜桂枝汤。(276)

【注解】 太阴脏病，其脉应见沉迟。今脉浮，浮为正气拒邪于表，故可用桂枝汤啜粥取微汗则愈。此节应与274条合观，则脉证方备。

第四节　脏邪外搏阳明证

【原文】 本太阳病，医反下之，因尔腹满时痛者，属太阴也，桂枝加芍药汤主之。大实痛者，桂枝加大黄汤主之。(279)

【注解】 本来是太阳表病，医不解表，而反下之，以致里虚邪陷，转属太阴。气不和所以腹满，血不调故而时痛。治疗用桂枝加芍药汤调和脾胃气血以解除腹痛。

若腹满而大实痛，大便为之不利的，则邪气不但转太阴，且也外搏阳明，成为实痛。故用桂枝芍药汤以和脾，加大黄以泻胃，则治疗方允。

按：气不和则腹满，血不和则腹时痛，非寒非湿而是脾家气血不和之证。

【治法】 调和脾家气血

【方药】 桂枝加芍药汤方

枝枝三两（去皮） 芍药六两　甘草二两（炙） 大枣十二枚（擘） 生姜三两（切）

上五味，以水七升，煮取三升，去滓，温分三服。本云桂枝汤，今加芍药。

【方解】 本方用桂枝汤调和脾胃，重用芍药以益阴和阳、缓急而止腹痛。

【附医案】 王某，男，46岁

曾患菌痢，经西医治疗而愈，未几又发，变成慢性痢疾。大便每日少则三四次，多则五六次，来势甚急，常不及入厕，大便时里急而后重，有排不尽解不完的感觉，便不成形，有红白粘液，腹痛而肠鸣。在下利前，自觉有物从上往下撞击肠道，则大便急下，不能片刻等待。然饮啖尚无可言。观其所服之药如养脏汤之温、芍药汤之寒而皆无效。切其脉沉弦滑；舌苔白而质红。细审此证，属于脾胃阴阳失调，气血为之不利所致。夫脾为阴而胃为阳，脾阴胃阳得和，则寒暄相宜，升降谐顺，则何病之有？今脾胃阴阳失和，中焦气血为之乖戾，则脾虚而不升，胃虚而不降，土气不和，则木气必郁，是以腹痛而下利。阴阳两乖，肝木乘之，故寒热之药皆无效。治当调和脾胃气血，并平肝木之急而于土中泄木为得。

桂枝二钱　白芍六钱　生姜三钱　炙甘草三钱　大枣十二枚

此方服两剂，下利减至二、三次，肠鸣消失，腹亦不痛，照方又服三剂，从此而愈。

桂枝加大黄汤方

桂枝三两（去皮）　大黄二两　芍药六两　生姜三两（切）　甘草二两（炙）　大枣十二枚（擘）

上六味，以水七升，煮取三升，去滓，温服一升，日三服。

【方解】 桂枝加芍药以和脾平肝，再加大黄泻胃而止痛。

按：桂枝加大黄汤治疗结肠溃疡见大便脓血，里急后重，舌苔黄腻而脉沉滑等证者，用之每能奏效。

【原文】 太阴为病，脉弱，其人续自便利，设当行大黄芍药者，宜减之。以其人胃气弱易动故也。(280)

【注解】 太阴病脉弱，其人续自便利，为胃无燥热可言。此时虽有腹满疼痛等症，乃是脾气不和所致，可用桂枝加芍药汤，而不当用大黄。何以故？以其人胃气弱，易被大黄所动之故。由此可见，上条之桂枝加大黄汤，则大便必秘，而脉则不弱可知。

第五节　太阴病发黄证

【原文】 伤寒发汗已，身目为黄，所以然者，以寒湿在里

不解故也。以为不可下也，于寒湿中求之。(259)

【注解】 伤寒发汗，则热从外越，不能发黄。而今却身目为黄。究其原因，是素有寒湿在里，汗后表解而寒湿不解。且汗后伤阳，阳伤则寒湿不化，脾胃寒湿更郁，故发为黄疸。

寒湿发黄，其色必黯，其脉必迟，而与阳明湿热阳黄自是不同。“所以然者”以次的文字，是作者自注句，说明寒湿发黄治当温化而忌寒凉，与260条的茵陈蒿汤治法有别。

按：治用理中汤加茵陈蒿为得。

【原文】 伤寒脉浮而缓，手足自温者，系在太阴。太阴当发身黄，若小便自利者，不能发黄。至七八日，虽暴烦下利日十余行，必自止，以脾家实，腐秽当去故也。(278)

【注解】 太阴病有湿寒与湿热的不同。脉沉迟而小便不利，则为湿寒；脉浮而缓，小便不利，其人手足自温，则为湿热系在太阴。太阴湿热内蕴，故身当发黄。若小便自利，则湿有出路，不能发黄。至七八日，脾气恢复，阳气流通，推动肠中有形腐秽之物下行，虽发暴烦而必下利日十余行；正气驱邪外出，从泻得解，故利又必自止。“以脾家实，腐秽当去故也”为作者自注句，说明下利作解之机，在于脾家气实，能驱邪外出使腐秽之物当去之故。

按：邪在阳而有“战汗”作解之机；邪在阴则有“暴烦下利”作解之机。阳主外，阴主内，故作解形式有别。通过此条，可见正气驱邪的重要性，实不可等闲视之。

【原文】 伤寒脉浮而缓，手足自温者，是为系在太阴。太阴者，身当发黄。若小便自利者，不能发黄，至七八日大便鞕者，为阳明病也。(187)

【注解】 此条应同上条合参。上条为七八日，暴烦下利而腐秽当去；此条“至七八日大便鞕者，为阳明病”，反映了邪在太阴，有从湿从燥的两种变化，以见太阴与阳明的内在联系。

按：阳明病则一身手足尽热；太阴病则身不热而手足温，这反映病在阳与病在阴以及湿热和燥热为病的不同。

第六节　太阴病预后

【原文】 太阴中风，四肢烦疼，阳微阴涩而长者，为欲愈。(274)

【注解】 此条应与276条合参。太阴以四肢为表，若太阴中风，四肢烦疼而脉浮者，可发汗宜桂枝汤，以解太阴经表之邪则愈。若太阴脏寒之证，脉浮取而微，沉取涩迟而变长的，反映了阴邪去而阳气复，故为欲愈之证。

第七节　太阴病欲解时

【原文】 太阴病欲解时，从亥至丑上。(275)

【注解】 人之脏腑与天地之气通，故得时而旺，失时则衰。脾为太阴，应于亥、子、丑时而得阳生之气，则正旺邪退而为欲解之时。

第五章　辨少阴病脉证并治

概　说

少阴，为足少阴肾经。肾足少阴之脉，起于小趾之下，斜走足心，出于然谷之下，循内踝之后，别入跟中，以上腨内，出腘内廉，上股内后廉，贯脊属肾络膀胱；其直者，从肾上贯肝膈，入肺中，循喉咙，挟舌本；其支者，从肺出络心，注胸中。少阴肾脏为阴阳之根，真气所系之地。若邪客其脏，则真气受损，阴阳不相平衡，故可出现阳虚的寒证，阴虚的热证，以及阴阳相离的预后不良之证。

少阴病有原发和续发两种。原发多为阳气素虚，寒邪可以直中少阴；续发则或从太阳传入（名为表里传），或从太阴传入。

少阴同太阳为表里，而居太阴、厥阴两阴之间，故其发病，有邪在太阳，而已内及少阴；或寒中少阴而仍外连太阳；亦有邪在少阴而或内兼厥阴。一般地说，连太阳则多发热，连厥阴则病厥逆下利等症。

少阴为主水之脏，若少阴阳虚，主水无权则有水邪泛滥的真武汤证；也有火炎于上，肾水不济，心烦不寐的黄连阿胶鸡子黄汤证。

少阴病的提纲证候，以脉微细、但欲寐的心肾机能衰减、阴阳虚衰、精神不足的证候为特点。

少阴主心肾阴阳，关系生命存亡，不可等闲视之。在治疗中，见微知著，回阳救逆，不得坐失时机，以免成为危亡局面。

第一节　少阴病提纲

【原文】　少阴之为病，脉微细，但欲寐也。(281)

【注解】　少阴属心肾，为水火之脏，阴阳之根。少阴为病，阴阳皆虚，心肾精神，为之不振。反映于脉，阳气虚则脉微，阴虚则脉细。

阴阳皆虚，又以阳虚为主，是以昏沉欲睡而萎靡不振。

按：风寒初感，若气血充盛，抗邪有力，则发为太阳病；若气血虚衰，不能抵抗，由阳入阴则发为少阴病。故感邪虽同，阴阳从化不同。而取决于患者正气盛衰。此证不仅见于伤寒，而实亦包括杂病在内。总由心肾阴阳虚衰所致。

【原文】　少阴病，欲吐不吐，心烦但欲寐，五六日自利而渴者，属少阴也。虚故引水自救；若小便色白者，少阴病形悉具；小便白者，以下焦虚有寒，不能制水，故令色白也。(282)

【注解】　欲吐不叶、心烦、口渴很像有热的证候，惟但欲寐，小便色白，则属虚寒之证。

此证初起寒侵，正邪交争，欲受不甘，欲却不能，故见欲吐不吐和心烦。少阴之阳本衰，故但欲寐。至五六日邪入已深，肾主水而心主火；下水无阳以温则自下利，下水无阳以升则口渴。津不上承，故引水自救。下焦阳虚不能制水，故小便色白。

按：本条指出少阴为病水寒火冷的病理变化，其根本的问题是下焦阳虚有寒。“欲吐不吐”、“心烦”、“但欲寐”三症，应以“但欲寐”为辨证要点；“自利”、“口渴”、“小便色白”三症，以小便色白为辨证要点。因为从但欲寐、小便色白二症，方能看出阳虚的实质，故文中指出，“小便色白者，少阴病形悉具”，这是在辨证上一锤定音之句；“以下焦虚有寒，不能制水，故令色白也”，又在病理上进行了分析。可见小便色白一症是辨证的主要依据。

小　结

少阴病的脉微细，但欲寐，反映了心肾阴阳皆虚，尤以阳虚为重。欲吐不吐，心烦，但欲寐，自利而渴，小便色白等证候，反映了火上水下、水寒火冷的病变，尤以肾阳虚寒，无气以化生津液，为本条辨证重点。

第二节　少阴病证治

一、寒　化　证

（一）四逆汤证

【原文】　少阴病，脉沉者，急温之，宜四逆汤。（323）

【注解】　少阴病，阳虚寒盛，而见脉沉、但欲寐等症，病已及脏，伏有亡阳之变，当急用四逆汤温寒扶阳，如救水溺不得因循观望。

按：少阴病急温之法，贯彻始终弗替。

【治法】　扶阳消阴

【方药】　四逆汤方

甘草二两（炙）　干姜一两半　附子一枚（生用、去皮、破八片）

上三味，以水三升，煮取一升二合，去滓，分温再服。强人可大附子一枚，干姜三两。

【方解】　附子温经回阳，干姜温中散寒，甘草扶虚补中。

按：此方先用甘草以缓阴气之盛，然后用附子以扶肾阳，干姜以扶脾阳，两药又辛温大热以消阴寒之势。然姜、附势猛又恐伤阴，故以甘草而将之，方为有制之师。另外，甘草又有治心通脉的作用亦不可不知。

【附医案】 苏某妻，三十岁余。月经期中不慎冲水，夜间忽发寒战，继即沉沉而睡，人事不省，脉微细欲绝，手足厥逆。……此因阴寒太盛，阳气大衰，气血凝滞之故。急当温经散寒挽扶阳气，拟大剂四逆汤一方。

处方：炮附子八钱，北干姜四钱，炙甘草四钱，水煎，嘱分四次温服，每半小时灌服一次。

病者家属问：此证如此严重，为何将药分作四次，而不一次服下使其速愈？我说：正因其症状严重，才取“重剂缓服”办法。其目的为使药力相继，缓缓振奋其阳气而驱散阴寒。譬如春临大地，冰雪自然溶解；如果一剂顿服，恐有“脉暴出”之变，譬如突然烈日当空，冰雪骤解，反致弥漫成灾。

服全剂未完，果然四肢转温，脉回，清醒如初。（录自《伤寒论汇要分析》）

【原文】 少阴病，饮食入口则吐；心中温温欲吐，复不能吐。始得之，手足寒、脉弦迟者，此胸中实，不可下也，当吐之；若膈上有寒饮，干呕者，不可吐也，当温之，宜四逆汤。(324)

【注解】 少阴病虚寒或胸中寒实，均可见吐逆。但由于有虚实之不同，故其脉症表现及治法方药各异。若初病即见脉弦迟，手足寒，弦脉主饮，迟脉主寒；寒饮阻格，阳气不达四末而致手足寒，此为胸中寒实上逆而作吐。寒饮在上，因其高者而越之，当治以吐法，因势利导，不能用泻下的方法治疗。若属少阴虚寒，阳虚失温，水饮不化，水寒之气逆于膈上，见欲吐不吐、干呕者，就不能用吐法治疗，当用四逆汤扶阳以抑阴。

按：少阴虚寒之四逆汤证，除见呕逆外，常伴有下利清谷，畏寒，厥逆，脉微等症，自当与胸中寒实不同，临证时当仔细辨别。

【原文】 大汗，若大下利而厥冷者，四逆汤主之。(354)

【注解】 大汗、若大下利，内外虽殊，其亡津液、损阳气则同。阳虚阴盛，故生厥逆，与四逆汤固阳退阴。

按：此证虽阴阳两伤，但阴液不能速生，而阳气所当急固，故用四逆汤先扶阳。

【原文】 大汗出，热不去，内拘急，四肢疼，又下利厥逆而恶寒者，四逆汤主之。(353)

【注解】 此条当与351条作对比，彼是血虚作厥。此是阳虚作厥，脉证之间有所分别。

大汗出，则热当去。热反不去者，阳欲亡矣。内拘急下利者，阴寒复盛于里而筋脉失养、挛急不舒之象。四肢厥逆而又疼痛恶寒的，乃阳气虚阴寒盛而充斥内外的反映。治用四逆汤复阳以消阴。

【原文】 吐利汗出，发热恶寒，四肢拘急，手足厥冷者，四逆汤主之。(388)

【注解】 虚寒吐利，吐利愈甚则阳气愈虚、阴寒愈盛。阳主煦之，阳虚不达四末，则手足厥冷；不能温煦固护肌表，所以恶寒汗出；不能柔养筋脉，因而四肢拘急不舒。阴盛格阳，虚阳浮越于外，故见发热。阴阳有离绝之势，其证重笃，当以四逆汤急温。

按：吐利汗出，为寒盛于里，阳虚于外。此证不仅亡阳，而且伤阴。四肢拘急、手足厥冷，实寓有阴阳两伤、筋脉失濡之象，治以四逆汤，取其助阳以摄阴，回阳为急务之意。

【原文】 既吐且利，小便复利而大汗出，下利清谷，内寒外热，脉微欲绝者，四逆汤主之。(389)

【注解】 此条原载《霍乱病篇》。既呕吐而又下利，挥霍撩乱，津液大量亡失，小便本当少而不利，今反清利者，是少阴阳虚，固摄无权所致。阳气大伤，不能固护皮腠，则大汗出；不能温焙脾胃而腐熟水谷，则下利清谷；阴盛于内，迫阳于外，则呈内寒外热之象；阳气虚衰，阴血虚损，无以鼓动脉道，所以脉来极微而欲绝。此证吐利、汗出而小便复利，则泄路大开，走动津液，莫此为甚。病之关键在于阳虚不能固摄阴液，故急以四逆汤回阳以敛津液。

按：从脉微欲绝看，似当加人参为允。

（二）四逆加人参汤证

【原文】 恶寒、脉微而复利，利止，亡血也，四逆加人参汤主之。(385)

【注解】 恶寒脉微，而复泻利，为阳虚阴胜之证，治用四逆汤可矣。若其人不经治疗，而下利自止，是寒随利减，其病当愈；若不愈而上证仍在的，为津液内竭无复可利。此证不但伤阳，且也伤阴，即所谓“亡血也”故治以四逆加人参汤。

【治法】 补阳兼生气津

【方药】 四逆加人参汤方

甘草二两（炙） 附子一枚（生、去皮，破八片） 干姜一两半 人参一两

上四味，以水三升，煮取一升二合，去滓，分温再服。

【方解】 四逆汤温经扶阳，加人参生气津益血阴。

【附医案】 徐国桢伤寒六七日，身热目赤，索水到前，置而不饮，异常大躁，将门牖洞启，身卧地上，辗转不快，更求入井。一医汹汹急以承气与服。余诊其脉洪大无伦，重按无力。余曰：阳欲暴脱，外显假热，内有真寒，以姜附投之，尚恐不胜回阳之任，况敢以纯阴之药，重劫其阳乎？观其得水不欲咽，情已大露，岂水尚不能咽，而反可咽大黄、芒硝乎？天气燠热，必有大雨，此证顷刻一身大汗，不可救矣。于是，以附子、干姜各五钱，人参三钱，甘草二钱，煎成冷服。服后寒战戛齿有声，以重棉和头覆之，缩手不肯与诊，阳微之状始著，再与前药一剂，微汗热退而安。（录自《寓意草》）

（三）通脉四逆汤证

【原文】少阴病，下利清谷，里寒外热，手足厥逆，脉微欲绝，身反不恶寒，其人面色赤；或腹痛，或干呕，或咽痛，或利止脉不出者，通脉四逆汤主之。(317)

【注解】少阴病，下利清谷，手足厥逆，脉微欲绝，阳虚而寒盛于里。身反不恶寒，面色发赤，为“格阳”、“戴阳”的反映，概称之为“里寒外热”。里寒是本质，外热是假象。阳气浮散于外，阴寒盛结于内，阴阳有离绝之势。或见腹痛下利，或见干呕咽痛，或利止而脉仍不出，无非阳虚寒盛所致，故治用通脉四逆汤。

按：此证为阴盛格阳，最易迷惑诊断。文中指出“里寒外热”说明由于里寒才造成的外热；寒是真寒，热是假热。从手足厥逆，下利清谷，脉微欲绝，可知其为真寒；从身反不恶寒，面色赤则知其为格阳的假热。肾间阳气被阴寒所逼，或上或外，已成离根之势，故伏有亡阳的危机在内。

【治法】扶阳消阴通脉

【方药】通脉四逆汤方

甘草二两（炙）附子大者一枚（生、去皮、破八片）干姜三两（强人可四两）

上三味，以水三升，煮取一升二合，去滓，分温再服，其脉即出者愈。

面色赤者，加葱九茎；腹中痛者，去葱，加芍药二两；呕者，加生姜二两；咽痛者，去芍药，加桔梗一两；利止脉不出者，去桔梗，加人参二两。病皆与方相应者，乃服之。

【方解】本方即四逆汤原方加大剂量所组成。附子用大者一枚，干姜由一两半增到三两，则扶阳力大，消阴功显。若其人面赤者，为戴阳之象，加葱九茎以通阳破阴；腹中痛者，为肝脾之阴不和之证，去葱白之走阳加芍药以和阴；呕者，胃因寒而生饮，加生姜温胃散饮以止呕；咽痛者，少阴经脉不利，故去芍药之酸收，加桔梗以利咽；利止脉不出者，主亡血，故去桔梗之开，加人参以补血生脉。

【原文】 下利清谷，里寒外热，汗出而厥者，通脉四逆汤主之。(370)

【注解】 本条当与317条合观，以见阳虚甚者，而又有汗出肢厥的险象，故亦当急用通脉四逆汤，以挽回垂危欲脱之阳气。

按：以上两条论述了阴盛格阳，里寒外热的病证。至于前边介绍的四逆汤证，虽也有阴盛阳浮，真寒假热的类似病情，但二者从临床表现上看，是有轻重不同的。通脉四逆汤证有身反不恶寒、面色赤以及利止脉不出等症，反映了其阴阳格拒之势，比四逆汤证为重。故其治法亦重用姜、附，并加葱白、人参，以通阳破阴复脉，而又为四逆汤药力所不及。

(四) 通脉四逆加猪胆汁汤证

【原文】 吐已下断，汗出而厥，四肢拘急不解，脉微欲绝者，通脉四逆加猪胆汁汤主之。(390)

【注解】 吐已下断，指原有的呕吐与下利俱止。若手足变温，脉来以和的，当是阳回阴消欲愈之征。今者吐利虽止，但仍见汗出而厥，四肢拘急不解，脉微欲绝的阳虚阴盛等证，说明此证乃因于吐泻过度，使阴阳气血俱虚，水谷津液为之涸竭所致。当急以通脉四逆加猪胆汁汤治之。

【治法】 回阳救逆，益阴补液。

【方药】 通脉四逆加猪胆汁汤方

甘草二两（炙） 干姜三两（强人可四两） 附子大者一枚（生，去皮，破八片） 猪胆汁半合

上四味，以水三升，煮取一升二合，去滓，内猪胆汁，分温再服，其脉即来。无猪胆以羊胆代之。

【方解】 本方以通脉四逆汤回阳、消阴、通脉；加猪胆汁，取其有情之品，直滋吐下伤亡之阴，诚非草木之品所能及。

（五）白通汤证

【原文】 少阴病，下利，白通汤主之。(314)

【注解】 少阴虚寒下利，一般用四逆汤为主。本节但云“少阴病，下利”而反不用四逆汤者何？盖少阴下利，若阳气虚甚，寒邪太盛，致下利清谷者，乃用四逆汤以扶阳；若肾阳不振，寒水不行而下利者，则用真武汤振奋肾阳，以温化水寒；若阳气为阴寒所拒，既虚且抑，脉微而沉状，故用白通汤扶阳破阴为宜。

【治法】 破阴通阳止利

【方药】 白通汤方

葱白四茎，干姜一两，附子一枚（生、去皮、破八片）

上三味，以水三升，煮取一升，去滓，分温再服。

【方解】 此方为四逆汤减甘草之缓恋，加葱白之辛通，其散寒破阴之效用，而胜于四逆汤。

按：阳虚者用四逆汤；若阳虚阴盛而郁勃不舒的，则用白通汤。又古人以人尿谓“白通”，主张此方应有人尿为是，录之以供参考。

（六）白通加猪胆汁汤证

【原文】 少阴病，下利，脉微者，与白通汤；利不止，厥逆无脉，干呕，烦者，白通加猪胆汁汤主之。服汤，脉暴出者死；微续者生。(315)

【注解】 少阴病下利，脉微，主阴盛寒拒，阳虚且抑，脉证与白通汤相符。第服药后，前之下利变为不止，前之脉微而至于无；又增厥逆之寒甚、干呕心烦之热象，是为何故？盖以热治寒，为正治之法；若阴寒太甚，拒不受药，反激发其寒势，变本加厉者有之。故治疗之法，仍用白通汤另加猪胆汁之苦寒，人尿之咸寒，从阴寒之性引阳药内人，使其不加格拒，达到治疗目的。这是“甚者从之”、“反佐以取之”的治疗方法。服药后，其脉微续出现，反映了阳气陆续恢复，阴邪逐渐消退，为可愈之证；若脉暴出，或浮或散，反映了无根之阳气骤然暴露，预后则不乐观。

按：少阴病下利，不但伤阳，且也伤阴，伤阴脱液，是以服白通汤无效而反甚。今加人尿、猪胆汁以滋液，故其病可愈。

【治法】 补阳破阴滋液

【方药】 白通加猪胆汁汤方

葱白四茎　干姜一两　附子一枚（生、去皮、破八片）　人尿五合　猪胆汁一合

上五味，以水三升，煮取一升，去滓，内胆汁、人尿，和令相得，分温再服。若无胆，亦可用。

【方解】 于白通汤加人尿、猪胆汁滋已竭之阴，续将涸之液，引阳药下达肝肾不致拒格于上，此制方之大旨。方名白通加猪胆汁，文中没提加人尿，果白通汤原有人尿欤？

（七）附子汤证

【原文】 少阴病，得之一二日，口中和，其背恶寒者，当灸之，附子汤主之。(304)

【注解】 少阴病得之一二日，为时尚浅，证见口中和（指不干、不渴、不苦）为里无热。背部恶寒者，背为阳之府，阳气虚衰，恶寒则见于背。灸之者，亦急温之义，助阳消阴为最捷。继以附子汤，“益火之源，以消阴翳”。

按：无热恶寒，为病发于阴，何况又在于背，故属阳虚无疑。灸何穴未载，陈修园主张的“灸膈关二穴，以救太阳之寒；灸关元一穴，以助元阳之气……”，可作参考。

【治法】 培阳固本温寒

【方药】 附子汤方

附子二枚（炮、去皮、破八片）　茯苓三两　人参二两　白术四两　芍药三两

上五味，以水八升，煮取三升，去滓，温服一升，日

三服。

【方解】 此方为培阳固本，以御寒邪而设。方中重用附子补阳气以胜阴寒；然邪之所凑，其气必虚，而先天肾阳必借后天脾胃为之温养，故用人参佐白术补气以助脾；茯苓甘淡补脾以利水，加芍药调阴和阳，自无偏颇之弊。

按：本方善治少阴阳虚寒盛兼脾胃气虚之证，大能温经益气以除阴寒。这个方子同真武汤只人参与生姜之差，可见一补一散，而各有所专。后世的参附汤、术附汤都从此方化裁而来。

【原文】 少阴病，身体痛，手足寒，骨节痛，脉沉者，附子汤主之。(305)

【注解】 身体疼痛，脉浮者宜发汗；脉沉迟者宜补营卫。今少阴病身疼痛，骨节疼痛，脉沉而手足寒者，为阳虚阴盛，寒邪肆虐而使荣卫气血不利。治用附子汤扶阳以温寒。

（八）真武汤证

【原文】 少阴病，二三日不已，至四五日，腹痛、小便不利，四肢沉重疼痛，自下利者，此为有水气。其人或咳，或小便利，或下利，或呕者，真武汤主之。(316)

【注解】 少阴病，二三日，其病不愈，至四五日则邪入已深。若寒邪内伤肾阳，阳衰不能制水，则水邪泛滥而为患。水寒在内，则腹痛；水寒外溢，则四肢沉重疼痛；水寒在下，气化不行，则小便不利；水寒下注于肠，则腹泻下利；水寒犯胃则作呕，上射于肺则致咳。水性变动不居，或见之证最多。凡此，皆因肾寒水泛，阳不制阴之所致。

按：本证有寒，寒主痛，故见腹痛、四肢疼痛、头痛、肩背痛、腰痛等症。本证有水，故见小便不利、大便反泻、四肢沉重、头晕心悸、肩背酸凝等症。此证阳虚水泛，临床每见筋惕肉瞤，振振欲擗地的证候。应与第 82 条互参。

【治法】 扶阳驱寒镇水

【方药】 真武汤方

茯苓三两　芍药三两　白术二两　生姜三两（切）　附子一枚（炮、去皮、破八片）

上五味，以水八升，煮取三升，去滓，温服七合，日三服。若咳者，加五味子半升，细辛一两，干姜一两；若小便利者，去茯苓；若下利者，去芍药，加干姜二两；若呕者，去附子加生姜、足前为半斤。

【方解】 茯苓、白术利水补脾；附子、生姜温阳散寒；芍药和阴以制术附之峻；若咳者，为肺气寒，加干姜、细辛、五味子辛以散之，酸以收之；若小便利，则去茯苓之淡渗；若里寒下利，则去芍药之酸寒，并加干姜以温脾；若呕者，胃中有饮而上逆，故去附子之补，加大生姜之剂量以散饮和胃止呕。

【附医案】 李某，男，32 岁

患头痛病，每在夜间发作，疼痛剧烈，必以拳击头始能缓解。血压正常，心肺正常，西医检查未明确诊断。头痛不耐时，只好服止痛药片。问如何得病？答：夏天开车苦热，休息时先痛饮冰镇汽水或啤酒，每日无间，至秋即觉头痛。问头痛外尚有何症？答：两目视物有时黑花缭乱。望其面色黧黑，舌质淡嫩，苔水滑，脉沉弦而缓。此证乃阳虚水泛上蔽清阳所致，从其色脉之诊可以决定。为疏：附子四钱，生姜四钱，桂枝二钱，茯苓八钱，白术三钱，炙甘草二钱，白芍三钱。

共服六剂获安，又服苓桂术甘汤四剂巩固疗效而愈。

【原文】 太阳病发汗，汗出不解，其人仍发热，心下悸、头眩身瞤动、振振欲擗地者，真武汤主之。(82)

【注解】 太阳病发汗为正法，若汗出不解，非表邪不解，系指少阴阳虚而言。少阴阳虚而不固藏，故仍然发热；阳不制水，水寒上凌故心下作悸；头为阳而阴乘之，故头目作眩；周身阳气不足，经脉失于充养，故身体瞤动，而振振欲擗地，故用真武汤补阳以制水寒。

按：此证汗出亡阳，水寒内生，以致里虚为悸，上虚为眩，经虚为身瞤动。然阳虚之地，即水邪散漫之处，正虚与水寒交相为病，故不用四逆汤而用真武汤。“擗地”二字，擗，倒也，《类篇》当“仆”讲，形容身体站立不稳而欲倒地之状。

【治法】 温阳化水

【方药】 真武汤方（见前）

（九）吴茱萸汤证

【原文】 少阴病，吐利，手足逆冷，烦躁欲死者，吴茱萸汤主之。(309)

【注解】 此条应与296条对比，彼言不治，此言可治。少阴寒邪犯脾胃则见上吐下利；阳虚而寒则手足厥冷，然不及于四肢，反映了阳虽虚而未绝。烦躁欲死和躁烦欲死不同，此以烦为主，为阳有力而与阴争之象。况且本证又手足冷在前，而烦躁欲死在后，就和296条的下利在前，四肢逆冷在后的不同。所以，彼条是亡阳的死证，本条为阳未亡的可治之证。

按：郭雍曾说：“四逆而烦躁者，不问其余证，宜先服吴茱萸汤；四逆不见烦躁，宜先服四逆汤；四逆而下利脉不出，宜先服通脉四逆汤。”以上皆经验之谈，当记而不忘。

【治法】 温中降逆散寒

【方药】 吴茱萸汤方（见《阳明病篇》）

（十）桃花汤证

【原文】 少阴病，下利便脓血者，桃花汤主之。(306)

【注解】 少阴阳虚寒证，本有下利或下利清谷之症。但亦有少阴阳虚，不能约束下焦，阳不绾阴，气不摄血，血液外渗，而滑脱不禁下利便脓血的，治用桃花汤。

按：少阴下利脓血，其粪便必稀冷暗黑不泽，味必腥，便必滑脱。此证多续发于虚寒下利日久及于阴血。

【治法】 温里涩下固脱

【方药】 桃花汤方

赤石脂一斤，一半全用，一半筛末，干姜一两　粳米一升

上三味，以水七升，煮米令熟，去滓，温服七合，内赤石脂末方寸匕。日三服，若一服愈，余勿服。

【方解】 下利滑脱，脓血俱出，故用赤石脂填补下焦，固涩气血滑脱；干姜温中散寒，粳米养胃扶正。为温以摄血，涩以固脱之方。

【附医案】 胡某，男，68岁

患下利脓血，已一年有余，时好时坏，起初不甚介意。最近以来，每日利七八次，肛门似无约束，入厕稍迟，即便裤里，不得已，只好在痰盂里大便。其脉迟缓无力，舌质淡嫩。辨为脾肾虚寒，下焦滑脱之下利。为疏：赤石脂二两（一两研末，一两煎服）炮姜三钱，粳米一大撮，煨肉蔻三钱，服三剂而效，五剂而下利止。又嘱服用四神丸，治有月余而病愈。

【原文】 少阴病，二三日至四五日，腹痛，小便不利，下利不止，便脓血者，桃花汤主之。(307)

【注解】 此条承上条进一步补充了桃花汤的临床见证。少阴病二三日至四五日，若阳虚而阴寒凝滞，故腹痛幽幽不止；下利则津液内夺，故小便少而不利；下利不止而有脓血，反映了不但下焦不约而气血亦为之不固，与桃花汤，以固肠止利。

（十一）赤石脂禹余粮汤证

【原文】 伤寒服汤药，下利不止，心下痞鞕，服泻心汤已，复以他药下之，利不止；医以理中与之，利益甚。理中者，理中焦，此利在下焦，赤石脂禹余粮汤主之。复不止者，当利其小便。(159)

【注解】 此条载于《太阳病篇》，属于太阳病误治的变证。“此利在下焦”，下焦者肾，肾为胃之关，主司二便。如下焦失约，关门不固，可用赤石脂禹余粮汤以固涩下焦则愈。“复不止者”是又一层意思，指湿盛作泻，其人当有小便不利，所以应当利其小便，分利水湿，使水道通而谷道实，疾病痊愈。

总之，治下焦下利，有固涩与通利两法。柯韵伯认为这是张仲景的“理下焦之二法”。

【治法】 涩以固脱

【方药】 赤石脂禹余粮汤方

赤石脂一斤（碎） 太一禹余粮一斤（碎）

上二味，以水六升，煮取二升，去滓，分温三服。

【方解】 赤石脂与禹余粮皆味涩质重，善能固涩下焦，而治滑脱下利。古人认为这两味药还有补益心脾的作用，但与桃花汤相比，其温中祛寒的作用则弗能及。

（十二）少阴可灸证

【原文】 少阴病，下利，脉微涩，呕而汗出，必数更衣，反少者，当温其上，灸之。(325)

【注解】 少阴阳虚寒利，脉来微涩，不但阳虚，阴亦竭矣。呕而汗出，寒邪上逆而阳虚于外；“必数更衣”，乃下利之甚；“反少者”，乃无物可下之阴阳两伤的重证。治当灸百会温其上，以升下陷之阳，然后以附子汤或白通加猪胆汁汤消息。

小　结

少阴寒化证为少阴病之主证，故其治法亦甚为详尽。四逆汤治少阴病阳虚阴盛，厥利脉沉，或膈上寒饮干呕等证，为急温之法；若因亡血而利止者，用四逆加人参汤，为回阳生津法。通脉四逆汤治阴盛格阳，厥利、脉微欲绝、面色赤者，为招纳亡阳法；若吐已下断，汗出而厥，四肢拘急不解，又当加猪胆汁为滋液和阳法；白通汤治下利脉微，为通阳破阴法；若寒格不纳，仍下利不止，厥逆无脉，更增干呕烦者，应加猪胆汁、人尿，是为从治之法；附子汤治口中和，背恶寒，身疼痛，手足寒，其脉沉，为扶阳固本法；真武汤治腹痛下利，小便不利，四肢沉重疼痛，为温阳镇水法；吴茱萸汤治吐逆烦躁欲死，手足逆冷，为温中降逆法；桃花汤治虚寒下利便脓血，为温寒固脱法；赤石脂禹余粮汤治下焦失约，关门不固，下利不止，为涩以固脱法。少阴下利，脉见微涩，是阳虚及阴，可施以艾灸，又为回阳摄阴之法。

二、热　化　证

（一）黄连阿胶汤证

【原文】 少阴病，得之二三日以上，心中烦，不得卧，黄连阿胶汤主之。(303)

【注解】 少阴病，得之二三日以上，若阳虚而寒者，以但欲寐为主；若阴虚而热者，则以心烦不得卧寐为主。治用黄连阿胶汤。

【治法】 泻火滋水

【方药】 黄连阿胶汤方

黄连四两　黄芩二两　芍药二两　鸡子黄二枚　阿胶三两

上五味，以水六升，先煮三物，取二升，去滓，内胶烊尽，小冷，内鸡子黄，搅令相得，温服七合，日三服。

【方解】 芩连泻心火以下降，阿胶滋肾阴以上潮，鸡子黄滋养心血，芍药平肝和血以育阴。

按：此证心烦不寐，入夜尤甚，舌尖绛，舌乳头突出如杨莓，苔多净，偶见薄黄，脉细数，小便黄，即可使用本方。

【附医案】 金某，女，25 岁

头晕面发麻，心烦失眠，脉滑数，舌红如草莓。

辨证：心火上炎，引动肝风，阴不能潜之所致，治当泻南补北。

黄连三钱　黄芩二钱　白芍四钱　阿胶三钱（烊化）　鸡子黄二枚　生龙牡各八钱

服三剂得睡且长，醒后诸症尽释。

其二

曾某，34 岁。辛苦异常，日夜劳瘁，一经感寒，邪传少阴，即从火化。一身手足尽热，不能语言，舌黑且燥，脉微细而数……凡操劳者病入少阴，从热化者多，从寒化者少，今一身手足壮热所谓火旺生风，风淫末疾也。少阴肾脉夹喉咙，萦于舌底，其火一升，故舌强不能言。舌黑者，现出火极似水之色也。黄连阿胶汤主之。方用黄连、黄芩之大苦大寒以折之，白芍之苦以降之，又取鸡子黄、阿胶气血有情之物，交媒其水火，则壮热退而能言，热退而舌不黑矣……服二剂，病势渐平，再服一剂，诸证皆退。（录自《曾月根医案》）

（二）猪苓汤证

【原文】 少阴病，下利六七日，咳而呕、渴，心烦、不得眠者，猪苓汤主之。(319)

【注解】 少阴肾为主水之脏，若肾阳虚，气化不行而停水，治用真武汤。若阴虚有热，气化不利而水蓄，治用猪苓汤。这说明肾能主水，阴阳并重，非贱阴而贵阳之谓。然阴虚则生热，热与水搏必小便不利；水邪渗于肠则下利；上犯肺、胃则咳呕；肾阴虚不济心火，则心烦不得眠。此证，水热相搏，肾阴复虚，故用猪苓汤治疗。

按：此证临床可见于慢性肾炎，肾结核等病。尿检常有红血球，而且小便不利，或尿道灼痛，心烦少寐，咳嗽或低烧，脉弦细而数，舌质绛，但舌苔反白，用此方都有较好的疗效。

【治法】 育阴清热利水

【方药】 猪苓汤方

猪苓（去皮） 茯苓 阿胶 泽泻 滑石各一两

上五味，以水四升，先煮四物，取二升，去滓，内阿胶烊尽，温服七合，日三服。

【方解】 猪苓、茯苓、泽泻利水以行津；滑石清热通淋；阿胶滋阴补肾。黄连阿胶汤泻火以滋阴，本方利水以滋阴；一在于上，一在于下；火上水下，反映了少阴为病水火阴阳不调的特点。

【附医案】 崔某，女，35岁

产后患下利，误认为虚，迭进温补，非但无效，且增口渴。其脉沉而略滑，舌绛而苔白薄。初诊，因其腹泻口渴，作厥阴下利治之，投以白头翁汤，服药症情有所减轻未能全瘳。

一日又来诊，自述睡眠不佳，咳嗽而下肢浮肿，小便也不畅利。聆后思之良久，乃恍然而悟，此乃猪苓汤证。仲景不云乎“少阴病，下利六七日，咳而呕渴，心烦不得眠者，猪苓汤主之”，正指此证而言。此证阴虚有热，而水邪复泛滥，犯于上则作咳；走于肠则作泻；阴虚有热则睡眠不佳；少阴不能司水，故小便不利而肿。遂书原方与之，服5剂而诸症全瘳。

（三）肾热外合膀胱证

【原文】 少阴病，八九日，一身手足尽热者，以热在膀胱，必便血也。(293)

【注解】 少阴太阳为表里。少阴病至八九日，寒邪变热，外出合于太阳。太阳属膀胱，为诸阳主气，故热在太阳，则一身手足尽热。太阳为热所迫，则血从下行，而有便血之症。

按：由于少阴与太阳经脉相连，互为络属，构成了阴阳表里关系，故其病变常可相互影响。如少阴阳气不支，太阳卫外不固，寒邪入侵，由表及里，形成阴阳同病的麻黄附子细辛汤证（见301条），以及本条所述的肾热外合膀胱的一身手足尽热证候，都是很好的说明。

少阴病外出于阳经，不仅是太阳一经，而后面要介绍的少阴三急下证，亦属阴病转阳之例。但前者为由里出表，后者则为“中阴溜腑”。

“必便血”一症，方有执与喻嘉言皆认为从阴窍溺出。而日人丹波元简则说：“未必从小便出也?”如果从“热在膀胱”体会，似未必能从他窍而出。

（四）少阴下利脓血可刺证

【原文】 少阴病，下利便脓血者，可刺。(308)

【注解】 下利日久而便脓血，属于下焦滑脱的，可用桃花汤治疗；若先下脓血，属于热伤阴络的，就不能使用桃花汤，应以针刺之法，以泻阴中伏藏之热则愈。

按：可刺幽门、交信等穴。或酌情选用黄连阿胶汤与猪苓汤。此条当与 307 条对比，以见少阴下利分寒热，而治法不同。

小　结

少阴热化证，有热在上焦，离火自焚坎水不济的黄连阿胶汤，治以滋阴降火为主；亦有热在下焦，阴虚停水，水热互结的猪苓汤证，治以滋阴利水为主。若少阴病八九日，见一身手足尽热而便血，是少阴邪热由里出表而外合膀胱之证。若少阴热伤阴络，而见下利便脓血者，当治以刺法，以泻阴中伏藏之热。

三、咽痛诸证

【原文】 病人脉阴阳俱紧，反汗出者，亡阳也。此属少阴，法当咽痛而复吐利。(283)

【注解】 脉阴阳俱紧，如属太阳伤寒，法当无汗。今反汗出者，为“亡阳也”，乃少阴在内之阳已虚，不能固表而致。此病不属太阳而属少阴。邪在少阴之脏则吐利，邪在少阴之经则咽痛。经与脏皆寒，故咽痛而复吐利。

按：因少阴经脉循喉咙、挟舌本，故少阴病有咽痛一证。

(一) 猪肤汤证

【原文】 少阴病，下利、咽痛、胸满、心烦，猪肤汤主之。(310)

【注解】 少阴病虚寒下利，有时寒从利减，而肠胃津液反伤，则使阴虚热浮，循经上扰，故见咽痛、胸满、心烦的证候。似此下虚上热、水火失济的证机，用温用凉均为不妥，以用猪肤汤为宜。

【治法】 滋润肺肾以清虚热。

【方药】 猪肤汤方

猪肤一斤

上一味，以水一斗，煮服五升，去滓，加白蜜一升，白粉五合，熬香，和令相得，温分六服。

【方解】 猪肤即猪皮，能滋肺肾，清浮游之火。此物虽润，但无滑肠之弊。白蜜生津润燥，益气除烦。白米炒香，醒胃和脾以补下利之虚。

【附医案】 李某，女，22岁

擅唱歌之能，经常业余演出，一日忽嗓音嘶哑，屡服麦冬、胖大海等药无效。诊为肺肾津液亏耗，授以猪肤汤，调和鸡子白，徐徐咽服，四五次即音出而愈。

（二）甘草汤与桔梗汤证

【原文】 少阴病二三日，咽痛者，可与甘草汤；不差，与桔梗汤。(311)

【注解】 少阴经脉循喉咙、挟舌本，故少阴阴中之热循经上犯，可发咽痛。然只有咽痛，别无兼证，故寒热之治，皆非所宜，治以甘草汤主之。服后不差，再加桔梗以开喉痹。

【治法】 清阴中伏热

【方药】 甘草汤方

甘草二两

上一味，以水三升，煮取一升半，去滓，温服七合，日二服。

【方解】 用一味生甘草，清阴中之热，使解毒止痛之力则专。若服汤不差，治当开痹消炎。

桔梗汤方

桔梗一两　甘草二两

上二味，以水三升，煮取一升，去滓，温分再服。

(三) 苦酒汤证

【原文】 少阴病，咽中伤、生疮、不能语言、声不出者，苦酒汤主之。(312)

【注解】 少阴虚热或谓阴火，循经上炎，熏灼咽喉，以致咽喉肿痛、破溃生疮，不能语言，声音不出者，治以苦酒汤，消肿散结，敛疮止痛。

按：咽为胃之系，主通利水谷，乃胃气之通道。喉为肺之系，主气息出入，乃肺气之通道。二者虽为人体口腔内两个不同的解剖部位，但因其邻近而相附，故在病变上常可互相影响。少阴病诸咽部疾患，实际均包括喉的病变。

【治法】 消肿散结，敛疮止痛。

【方药】 苦酒汤方

半夏十四枚（洗，破如枣核） 鸡子一枚（去黄，内上苦酒，着鸡子壳中）

上二味，内半夏，著苦酒中，以鸡子壳置刀环中，安火上，令三沸，去滓。少少含咽之；不差，更作三剂。

【方解】 半夏辛辣，能涤痰散结以消肿。鸡子清甘寒，可清虚热而润燥。苦酒即米醋，用以敛疮消肿解毒。采取“少少含咽”的服法，是为了使药效能持续外用于咽部。

刀环，是汉代的一种古钱。因其形狭长如刀，柄端中空如环，故名。今无刀环，可用铁丝作圆环带柄，以置蛋壳。

(四) 半夏散及汤证

【原文】 少阴病，咽中痛，半夏散及汤主之。(313)

【注解】 本条叙证简略，通过以方药测证，并与上述诸少阴咽痛比较，可知本条之“咽中痛”属少阴感寒所致。手少阴支脉挟咽，足少阴之脉循喉咙、挟舌本。风寒邪气客于少阴，阳气郁而不宣，津液凝而为痰涎，闭阻经脉，故咽喉肿痛，分泌物增多。用半夏散及汤，散寒开结，涤痰止痛。

半夏散及汤

半夏　桂枝　炙甘草

上三味，等分，各别捣筛已，合治之。白饮和服方寸匕，日三服，若不能服散者，以水一升，煎七沸，内散两方寸匕，更煮三沸，下火令小冷，少少咽之。半夏有毒，不当散服。

【方解】 半夏涤痰开结，桂枝疏风散寒，甘草缓急止痛。三药合用，共奏散寒涤痰、开结止痛的功效，使少阴经之寒邪，由经脉而出于肌表，从太阳开发。白饮即米汤，性甘温，和药内服，可健脾胃，益津气，扶正以祛邪，且可制半夏、桂枝之辛燥，以防劫阴。

小　　结

因少阴经脉行咽喉，故少阴病多见咽喉的病变。然少阴病咽痛，多属病变之标，故治咽诸方，亦实属治标之法。以上介绍的几种少阴咽痛，虽有虚火上浮、客热、客寒等不同病情，但总以水火失济、上热下寒为病变的主要内在依据。仲景治咽痛，或润，或温，或投以清解甘润之轻剂，而却始终不用苦寒直折，其理亦即在于此。

第三节　少阴病兼证

一、兼太阳证

（一）麻黄细辛附子汤证

【原文】 少阴病始得之，反发热，脉沉者，麻黄细辛附子汤主之。(301)

【注解】 少阴初得病已入阴，本应无热。今反发热，主正气能达表驱邪，脉当见浮；今脉反沉，此乃下虚之人，感受寒邪，表气初郁即见少阴之脉，为太阳少阴表里俱病，又称“太少两感”之证。

按：此条应与92条对比合参更有意义。

【治法】 温经解表

【方药】 麻黄细辛附子汤方

麻黄二两（去节） 细辛二两 附子一枚（炮，去皮，破八片）

上三味，以水一斗，先煮麻黄，减二升，去上沫，内诸药，煮取三升，去滓，温服一升，日三服。

【方解】 麻黄散太阳在表之寒，细辛散少阴在里之寒。重用附子大补少阴之阳，助正祛邪，发汗温经，使麻黄、细辛自无倒戈之患。

（二）麻黄附子甘草汤证

【原文】 少阴病，得之二三日，麻黄附子甘草汤微发汗。以二三日无证，故微发汗也。(302)

【注解】 此条承301条，论少阴病得之二三日，正气有所不足，已非始病之可比。然细观其证，尚无下利清谷、手足厥逆等里证，意在言外，仍保持原有的发热脉沉之象。

此时的治法，只能用麻黄附子甘草汤微发其汗，不可用麻黄细辛附子汤峻发其汗。

按："以二三日无里证，故微发汗也"，是作者自注句，它说明两个意思：其一，虽迟至二三日，里气受挫，但无他证；其二，虽可发汗，但宜微而不宜过峻。因峻汗有伤少阴阳气之弊。

【治法】 温经取微汗

【方药】 麻黄附子甘草汤方

麻黄二两（去节） 甘草二两（炙） 附子一枚（炮，去皮，破八片）

上三味，以水七升，先煮麻黄一两沸，去上沫，内诸药，煮取三升，去滓，温服一升，日三服。

【方解】 本方即麻黄细辛附子汤去细辛加甘草而成。去细辛之散，加甘草之守，使其温经解表，而又不至于发散太过。

【附医案】 唐叟古稀之年，偶患外感，头痛发热，流清涕，周身为之不适。自服银翘解毒丸无效。诊脉时侧头欲睡，脉不浮而反沉。此少阴之伤寒证。为疏：附子四钱，炙甘草二钱。麻黄二钱。服一剂汗出表解，转以保元汤进退获安。

二、兼阳明证

【原文】 少阴病，得之二三日，口燥咽干者，急下之，宜大承气汤。(320)

【注解】 少阴病，得之二三日，若腹胀而不大便，又见口燥而咽干的，乃为燥热伤阴之证，反映了燥气盛而阴气少，燥实不去，阴必立亡，故应急下以存阴。

【原文】 少阴病，自利清水，色纯青，心下必痛，口干燥者，可下之，宜大承气汤。(321)

【注解】 少阴病下利为绿黑色污水，中间不杂谷物，乃热迫津液下注旁流，燥热（糟粕）反结而不下，故心下必疼痛拒按，方为燥实之候。

口干燥者，热盛津枯，不能上承之象。此证叫“热结旁流”，泻下无已，必使阴液枯涸而死。然热结不除，必旁流不止，故急下阳明，实乃救少阴之法。

按：此证本为阳明病。云少阴病者，言少阴被燥热所劫，趋于亡阴，以示证情之重。观阳明病之急下存阴，皆以燥结或大便难为主。少阴病的急下症，则以自利清水色纯青为主，其亡阴程度较大便难者更甚。

由上述可见，少阴有阳虚胃寒的下利清谷症，当以四逆汤急温；有热结旁流的下利清水症，应以大承气急下。前者为火衰脾寒，后者为水竭胃燥。

【原文】 少阴病，六七日，腹胀、不大便者，急下之，宜

大承气汤。(322)

【注解】 少阴病，六七日，若中脏溜腑，少阴而转阳明，则见腹胀满不大便之症。夫土实则水干，故非急下不可，而用大承气汤。

按：以上少阴三急下，应与前边的阳明三急下互参。阳明病三急下证，是从腑病而及于脏；少阴病的三急下证，则是脏邪而及于腑。从腑者则言其邪；从脏者则言其正。至于下竭少阴之阴则一，同以急下存阴之法则无异。

三、兼少阳证

【原文】 少阴病，四逆，其人或咳、或悸、或小便不利、或腹中痛、或泄利下重者，四逆散主之。(318)

【注解】 厥逆证，分为寒热两种。寒厥，为阳虚有寒，四肢逆冷，伴有吐利等证；热厥，为阳热内盛，格阴于外，虽四肢不温，必伴有烦渴或大便秘结等症。若因于少阴枢机不利，阳气不得宣达四末，亦可见四逆。此证之厥逆，既无可温之寒，又无可下可清之热，当治以四逆散疏达阳郁。

【治法】 疏达阳郁

【方药】 四逆散方

甘草（炙） 枳实（破，水渍，炙干） 柴胡 芍药

上四味，各十分，捣筛，白饮和，服方寸匕，日三服。咳者，加五味子、干姜各五分，并主下利；悸者，加桂枝五分；小便不利者，加茯苓五分；腹中痛者，加附子一枚，炮令坼；泄利下重者，先以水五升，煮薤白三升，煮取三升，去滓，以散三方寸匕，内汤中，煮取一升半，分温再服。

【方解】 少阴阳气郁，不达四肢，发为四逆，治当和阴通阳，使阴阳顺接则手足自温。此方用柴胡、芍药以疏肝之气血；枳实、甘草以调和脾胃之气。盖少阴为阴枢，介于太阴、厥阴之间，其气郁遏，枢纽不利，则肝脾二经不调。此方能疏

通肝郁，即所以疏通少阴阳郁，故能治气郁之厥。本证若肺寒作咳，加干姜、五味子，并主久利；若心虚作悸，加桂枝以助心气；若水聚于下，小便不利，加茯苓以利水邪；若里寒而腹中疼痛，加附子温寒气；若胃肠气滞，泄利下重，加薤白以利气滞。

【附医案】 全某，男，33 岁

患手足厥冷证。手足越冷则手足出汗越多，出汗越多，则手足厥逆为更甚。余握其手凉似冰铁，几不信为人手。其脉弦沉有力，舌红而苔白。其人面部丰腴，两目有神，诚非阳虚之征。辨其脉沉主气郁，弦而有力，主肝胆气结，气结则阳郁，疏泄失调，不达手足因而成厥；阳气有余，势必迫阴外渗，故又手足多汗；汗出则伤阴，使阳气无偶而更郁，故又厥冷更甚。治法必以疏达阳气为宜：柴胡三钱，白芍三钱，枳实三钱，炙甘草二钱。

服药后，自觉气往下行，非常舒适，抵至小腹则微微而动，有一种特殊的轻快感，而手足变温，汗出亦少。照方又服，而手足之汗复不能控制，因之手足慢慢又变成厥冷。此证服四逆散而有效，但巩固不住，而咎在未补其阴。王太仆有一句名言叫“壮水之主，以制阳光”，于是在服四逆散疏解阳郁同时，又服以大剂六味地黄汤，凡八剂而厥温汗止。

第四节 少阴病治疗禁忌

【原文】 少阴病，咳而下利、谵语者，被火气劫故也。小便必难，以强责少阴汗也。(284)

【注解】 少阴病，寒邪上逆而作咳，下注而为利，治当扶阳以抑阴。如果误用火法劫汗而强发少阴之液，则有亡阴、亡阳之变。若谵语者，为火邪熏于心；火邪伤阴，其人小便必难，究其原因，“以强责少阴汗也”。

【原文】 少阴病，脉细沉数，病为在里，不可发汗。(285)

【注解】 少阴病，脉细沉数，为病在里。若阳为阴格，其证或有发热，切不可用麻黄附子细辛汤发汗，因其阴寒在里，阳浮于外而非“两感”之比；若属阴虚发热，亦不可发汗以解表。无论阳虚或阴虚，强发少阴之汗，必生亡阳、竭阴之变。

【原文】 少阴病，脉微，不可发汗，亡阳故也。阳已虚，尺脉弱涩者，复不可下之。(286)

【注解】 少阴病，有汗下之法，然亦有汗下之禁，故不可不知。微脉是少阴阳虚的主脉，阳气已虚，所以不可发汗。“亡阳故也”，一语双关，既说出了不可发汗之因，又指出了发少阴阳虚之汗的严重后果。尺主里，若见弱涩之脉，反映了精血不足，荣气衰微，所以，又不可泻下以竭其阴。从“尺脉弱涩，复不可下之”，可推断少阴之大承气汤急下证，必尺脉沉滑有力可知。

第五节 少阴病预后

一、少阴病欲愈证

【原文】 少阴病，脉紧，至七八日自下利，脉暴微，手足反温，脉紧反去者，为欲解也，虽烦、下利，必自愈。(287)

【注解】 少阴病无热恶寒，肢冷脉紧主寒邪盛而病在里。至七八日，若自下利，脉由紧变微，手足由厥变温，反映了寒从下泄，阳复阴退，其人虽烦下利，亦必自止，故为欲解之象。

按：“脉暴微”的微，是与紧脉相对而言，非微脉之微。“脉紧反去”，指“脉暴微”，是寒邪去的佳象，故为欲解之兆。

【原文】 少阴中风，脉阳微阴浮者，为欲愈。(290)

【注解】 阳，指寸脉；阴，指尺脉。少阴为病，若寸脉虽微而尺脉却浮的，为阴病见阳脉，故为欲愈。

按：成无己的注解则认为：“少阴中风，阳脉当浮，而阳脉微者，为表邪缓也；阴脉当沉，而阴脉浮者，里气和也。阳中有阴，阴中有阳，阴阳调和，故为欲愈。”

二、少阴病可治证

【原文】 少阴病，下利，若利自止，恶寒而踡卧，手足温者，可治。(288)

【注解】 此条承上条，论少阴病可治之证。下利，恶寒而踡卧，即踡身而卧，为恶寒甚之貌，属寒盛收引，是为寒重而阳欲亡；若其人下利自止，而手足由厥变温，则标志着里和阳气得复，故不能断为死证，而属可治之证。

【原文】 少阴病，恶寒而踡，时自烦，欲去衣被者，可治。(289)

【注解】 少阴病，阳虚寒盛，直至恶寒而身踡，病势不轻，而有亡阳的危险。如果不见厥利之证，其人时自烦热，欲去身上衣被的，反映了阴寒退散，阳气得复，故云可治。

【原文】 少阴病，吐、利，手足不逆冷，反发热者，不死。脉不至者，灸少阴七壮。(292)

【注解】 少阴病吐利，若更见手足逆冷、恶寒身踡者，是纯阴无阳之证；若手足厥逆不回，吐利不止而反发热，又当考虑是阴盛格阳、残阳欲脱之兆。以上两种情况皆属危重证候，预后不良。今少阴病虽见吐利，但手足不逆冷，反见发热，说明机体阳气尚存，蕴有生发之机，故为“不死”的可治之证。既使由于吐利而升降失常，阴阳气不相顺接，或因暴虚，而致一时性脉不至的，尚可灸少阴太溪、涌泉等穴以温通阳气来急救。

三、少阴病危重证

【原文】 少阴病，但厥，无汗，而强发之，必动其血。未知从何道出，或从口鼻，或从目出者，是名下厥上竭，为难治。(294)

【注解】 少阴病，但厥无汗，为阳气虚衰，不能温煦四肢、蒸发津液所致。治当扶阳消阴，而严忌发汗。若强发少阴阳虚之汗，则不但伤阳，而又必动其血。少阴之脉，循喉咙，挟舌本，连目系，故其血或从口鼻，或从目出。此证阳气亡于下而厥，阴血涸于上而竭，是名下厥上竭之证。阴阳气血俱伤，而有上下离绝之势，故曰难治。

【附医案】 一妇人得伤寒数日，咽干、烦渴、脉弦细。医者汗之，其始衄血，继而脐中出血，医者惊骇而遁。予曰：少阴强汗之所致也。盖少阴不当发汗，仲景云：少阴强发汗，必动其血，未知从何道而出，或从口鼻，或从耳目，是为“下厥上竭”，此为难治。仲景无治法，无药方，予投以姜附汤，数服血止，后得微汗愈。(录自《伤寒九十论》)

余在山西太原带学生毕业实习，会诊一慢性肾炎患者，徐姓，女，36 岁，病势已发展到尿中毒的程度，问其小便点点滴滴，每日不到二百毫升，并且鼻时衄血，呕吐，肢冷，周身浮肿不消。切其脉沉微如无，舌胖而苔白。

余语同学：此乃“下厥上竭”之证。下厥而阳气不化，则小便短少；上竭而阴血不摄，则生鼻衄。今阴竭于上，阳厥于下，两者不相维系，此属难治之证。为疏真武汤加牛膝扶阳以摄阴。然服药无效，未及一周而殁。

【原文】 少阴病，恶寒、身蜷而利、手足逆冷者，不治。(295)

【注解】 此条应与 289 条对比，以见可治与不可治的辨证所在。此证一派阴寒，无丝毫阳气之可言，纯阴无阳，故云不治。

【原文】 少阴病，吐、利、躁烦、四逆者，死。(296)

【注解】 此证为阴盛阳绝之死证。夫先厥而后烦躁，乃阳与阴争，非为死候；若先吐利躁烦，而后发现四肢厥逆，反映了阳气已绝，故可断之为死。

按：仲景凡提躁烦者，皆躁甚于烦，而与烦躁不能同日而语。今躁甚于烦，反映了阴来搏阳，阳不能争之象。

【原文】 少阴病，四逆、恶寒身蜷、脉不至、不烦而躁者，死。(298)

【注解】 本节与207条的吴茱萸汤证颇似，但彼主生，此主死，何悬殊之甚？察吴茱萸汤证是手足逆冷，局限在手足范围，阳气虽虚而未绝；本条的证候叫“四逆”，是四肢厥逆超出手足范围以外，说明阳气已绝。并且吴茱萸汤证是“烦躁欲死”，以烦为主，躁证为次，阳与阴犹能力争，主阳气未亡；本条的见证是“躁烦”，躁多于烦，以躁为主，属无阳则阴独，故主死。

【原文】 少阴病，下利止而头眩，时时自冒者，死。(297)

【注解】 冒，冒其明而目无所见，眩之甚矣，主少阴精气已夺，故主死。

按：下利止若寒邪去，阳气复者，其人精神当慧。今头眩，时时自冒，而有神识不清之象，是水谷之精竭于下，而阳气复脱于上，故死。

【原文】 少阴病六七日，息高者，死。(299)

【注解】 少阴病阳虚寒证，至六七日，不惟症状不减，反见息高作喘，主肺肾之气不能相续，但能呼出心与肺，不能吸入肾与肝，似此无根之气，岂能长久，故亦主死。

按：肺主气，为气之标；肾纳气，为气之本。若肾不纳气而息高，为根气已竭，最后则肺亦无气可主。此证不为不重，应急补少阴之元气，用人参、附子、肉桂、甘草、五味子、黄芪、麦冬浓煎以进，或者有一线希望。

【原文】 少阴病，脉微细沉、但欲卧、汗出不烦、自欲吐，至五六日自利，复烦躁不得卧寐者，死。(300)

【注解】 此条论少阴病当温不温，贻误病机，因而构成死证。少阴病脉微细沉，为可温之脉；但欲卧（寐）、汗出不烦、自欲吐，为可温之症。医者不察脉症之可温，延迟至五六日之久，则少阴之病变重，增添了下利、烦躁而又使人不得卧寐，反映了阳虚已甚，病邪胜脏，故死。

小　结

少阴病系诸生死，其预后诊断，借以唤起急温扶阳有重要意义。少阴病，以阳回者生，阳绝者死，故阳气之有无，实为生死预后的关键。

阳回者生，如少阴病，恶寒而踡，利止而手足反温，时自烦，欲去衣被者是。

阳绝者死，如少阴病，恶寒身踡而利，手足逆冷，吐利躁烦，四逆等症是。

《伤寒论》所提的死证，是根据当时医疗条件说的。我们要用两点论加以正确对待，并一定要充分利用我们今天既有的各种治疗措施，采取积极的态度去进行抢救，不能认为是“死”证就消极观望。

第六节　少阴病欲解时

【原文】 少阴病欲解时，从子至寅上。(291)

【注解】 少阴病寒化证，若阴消阳复而有欲解之机，当从子至寅上，值阳气生升之时而为愈。

第六章　辨厥阴病脉证并治

概　说

厥阴，指足厥阴肝经。它起于足大趾丛毛之际，上循足跗上廉，去内踝一寸，上踝八寸，交出太阴之后，上腘内廉，循阴股入毛中，过阴器，抵小腹，挟胃属肝络胆，上贯膈，布胁肋，循喉咙之后，上入颃颡，连目系，上出额，与督脉会于巅。因肝胆相连，是以少阳与之为表里。

厥阴为病，或从少阴传来，或由少阳传入，以续发者为多，原发者为少，故直中之邪则比较少见。两阴交尽，谓之厥阴。病至厥阴，则阴气极盛。然阴盛之极，则必由盛而转衰；阳衰之极，则必由衰而转复，故虽阴寒过盛，而寓有阳气来复之机。为此，厥阴病以阴中有阳，寒中有热而为其特点。然而由于来复之阳有强弱，已病之寒有盛衰，所以，厥阴为病又有阴阳消长、厥热胜复的表现。

除此之外，厥阴病也有单纯的寒证，和单纯的热证，以及阴盛亡阳的死证。

厥阴病变在于肝，肝有病则疏泄不利而影响胃肠不和，致有呕吐、哕、下利等症。

厥阴病的治法，寒证宜温，热证宜清，而寒热错杂者，则兼而治之，不得局限一边。

第一节　厥阴病提纲

【原文】　厥阴之为病，消渴，气上撞心，心中疼热，饥而

不欲食，食则吐蛔，下之利不止。(326)

【注解】 本节是厥阴病的提纲，其证候是寒热皆见，反映了阴极阳生的辩证关系。消渴、气上撞心、心中疼热，是厥阴风木外合少阳相火上冲的反映。饥而不欲食，食则吐蛔，下之利不止，是脾寒阳虚、阴寒内盛的证候。似此上热下寒、阴阳错杂之证，反映了厥阴为病的特点。此证如误以消渴、心中疼热为实热而误下之，则脾胃阳气受挫，中寒更甚，故下利不止。

按：其人有蛔则吐蛔，如无蛔则吐食。

【原文】 凡厥者，阴阳气不相顺接，便为厥。厥者，手足逆冷者是也。(337)

【注解】 厥逆有寒热虚实之分，就其病机来说，总不外乎阴阳偏盛偏衰，相互之间不相顺接而成。例如：阴盛则阳虚，阳气不充于四肢则为寒厥；若阳盛则阴虚，阳气内阻，拒阴于外，亦不能充于四肢的则为热厥。由此可见，寒厥、热厥虽不同，然阴阳不相顺接则一。至于厥的症状，无论属寒属热，都表现为手足的厥冷。

按：仲景在论中多次明确提出阴阳的问题。如第 7 条是用阴阳以辨证；第 58 条是以阴阳自和为治疗之目的；第 337 条则以阴阳气不相顺接作为论证厥逆病机的依据。我们如果联系在一起体会，则辨证、治法、病机无不包含着这一朴素的辩证法思想。

第二节 厥阴病寒热错杂证

一、乌梅丸证

【原文】 伤寒脉微而厥，至七八日肤冷，其人躁，无暂安时者，此为脏厥，非蛔厥也。蛔厥者，其人当吐蛔。今病者静，而复时烦者，此为脏寒。蛔上入其膈，故烦，须臾复止；得食而呕，又烦者，蛔闻食臭出，其人常自吐蛔。蛔厥者，乌梅丸主之。又主久利。(338)

【注解】 此条应和厥阴病提纲326条互参。326条是厥阴寒热错杂的提纲，但没有具体治法。本条则承上条以辨析“蛔厥”与“脏厥”的不同，并为寒热错杂证出其治法。伤寒在发病中出现脉微、手足厥逆，为阴盛阳虚的寒证。至七八日之久，手足厥冷不回，而通身皮肤扪之发冷，其人又躁扰不安的，此为“脏厥”，非为“蛔厥”。蛔厥的证候，不但手足厥冷，还有吐蛔的特点，并且精神比较安静，虽然有时也出现烦躁，但程度很轻。“蛔厥”的病理变化，为厥阴寒热错杂，内脏有寒，影响蛔虫的寄生而发生搔动，若蛔上扰其膈，则发生心烦；如果蛔虫下行，则须臾复止；如果其人进餐时，不久必引起呕吐，而心烦又可发作。这是由于饮食气味引诱蛔回骚动，胃气不胜其扰，失其和降，则上涌作吐，蛔亦随之吐出。蛔厥证，治以乌梅丸温脏以安蛔。

按：脏厥，属于脏气虚寒的病变。本节所论之蛔厥，包括“饥不欲食，食则吐蛔”的证候。我们认为其人当先有蛔虫，然后得了厥阴病，才构成了上述一系列的证候。如果其人无蛔，就谈不到“蛔厥”的问题。临床实践证明，凡是有蛔虫的人患了极寒或极热的病证，往往引发吐蛔。如曾看到一位八岁小女孩，因患麻疹高烧就吐出三条蛔虫，这样的例子还是比较多见的。

【治法】 安胃杀蛔以治寒热

【方药】 乌梅丸方

乌梅三百枚 细辛六两 干姜十两 黄连十六两 当归四两 附子六两（炮，去皮） 蜀椒四两（出汗） 桂枝六两（去皮） 人参六两 黄柏六两

上十味，异捣筛，合治之。以苦酒渍乌梅一宿，去核，蒸

之五斗米下，饭熟捣成泥，和药令相得，内臼中，与蜜杵二千下，丸如梧桐子大，先食饮服十丸，日三服，稍加至二十丸。禁生冷、滑物、臭食等。

【方解】 此方治厥阴病寒热错杂之邪，以及蛔厥的病证，为厥阴病的主方。乌梅味酸而厚安胃和肝，敛阴止渴，能制蛔虫之扰动；蜀椒、细辛味极麻辣，通阳疏肝，散寒破阴，又能杀蛔；附子、干姜、桂枝扶阳以胜阴寒；黄连、黄柏苦寒以清热，并能驱蛔下行而止呕吐；人参补气以健脾，当归补血以养肝。务使寒热之邪去，则阴阳协调，蛔安胃和，气血恢复，为制方之旨。方药虽寒热并用，但温药偏多，又得乌梅酸收敛固，故又治寒热滑脱之久利。用米与蜜捣丸，不但养胃气且有诱蛔而杀之的意义。

二、干姜黄芩黄连人参汤证

【原文】 伤寒本自寒下，医复吐下之，寒格，更逆吐下；若食入口即吐，干姜黄芩黄连人参汤主之。(359)

【注解】 伤寒下利，有寒热之分。今下利本于寒，故称“寒下”。医不用四逆辈，反用吐下之药，则脾胃之气更虚，以致形成寒格而吐利交作的病变。食后有间时而吐者为胃寒，食有入口即吐者属胃热。此证胃热肠寒，寒热错杂，治以干姜芩连人参汤清上温下、寒热平调。

按：“本自寒下”的“下”字，《医宗金鉴》作“格”字，可供参考。

【治法】 调和中焦寒热

【方药】 干姜黄芩黄连人参汤方

干姜　黄芩　黄连　人参各三两

上四味，以水六升，煮取二升，去滓，分温再服。

【方解】 本方用干姜、人参以理中焦之虚寒；黄芩、黄连清上热以降胃气之逆。此为寒热并用以和脾胃阴阳之法。

按：此方治寒热邪气格拒之呕吐有效。如果说乌梅能治寒热错杂之久利，此方则治寒热格拒之呕吐。

三、麻黄升麻汤证

【原文】 伤寒六七日，大下后，寸脉沉而迟，手足厥逆，下部脉不至，喉咽不利，唾脓血，泄利不止者，为难治。麻黄升麻汤主之。(357)

【注解】 伤寒六七日，若寒已化热而尚未成实，医用大下之法，则使阳热内陷，浮数之脉变为沉迟；下则阴气受伤、阳气复郁，故手足为厥；阴伤于下，阳郁于上，故下部脉不至；邪热上淫则咽喉不利，而唾脓血；寒邪在下又为下利不止。此证阴阳上下并受其病，而虚实寒热又混淆不清，故为难治。

【治法】 宣透阳郁，滋液温中。

【方药】 麻黄升麻汤方

麻黄二两半（去节） 升麻一两一分 当归一两一分 知母十八铢 黄芩十八铢 葳蕤十八铢 芍药六铢 天门冬六铢（去心） 桂枝六铢（去皮） 茯苓六铢 甘草六铢（炙） 石膏六铢（碎、绵裹） 白术六铢 干姜六铢

上十四味，以水一斗，先煮麻黄一两沸，去上沫，内诸药，煮取三升，去滓，分温三服。相去如炊三斗米顷，令尽，汗出愈。

【方解】 麻黄、升麻透发陷入之阳邪；黄芩、石膏清肺胃之邪热；桂枝、干姜温中通阳；当归养血柔肝；知母、天冬、葳蕤养阴滋液；甘草、白术、茯苓补下利之虚，以交通上下阴阳。

按：麻黄升麻汤寒热并用而偏散；乌梅丸寒热并用而偏敛；半夏泻心汤寒热并用而偏和；干姜芩连人参汤寒热并用而偏降，四方虽皆能调寒热，但其治疗作用又有所不同，不可不知。

第三节　厥阴病寒证

一、吴茱萸汤证

【原文】　干呕吐涎沫，头痛者，吴茱萸汤主之。(378)

【注解】　“干呕吐涎沫”，乃干呕多次之后，吐出涎沫，属肝胃虚寒挟水之证。厥阴经脉上出额，与督脉会于巅，阴寒邪气循经上攻，故见头痛。

按：本节论述厥阴寒邪上逆之证。世人皆知肝阳上亢，而忽略肝阴之上逆。肝阳上亢多挟风，肝阴上逆多挟水。足厥阴肝与督脉会于巅，下焦浊阴之气随经冲逆，故有呕吐、巅顶作痛、吐涎沫等症。

【治法】　降浊化饮，暖肝温胃。

【方药】　吴茱萸汤方（见《阳明病篇》）

【附医案】　闫某，男，37岁

患十二指肠球部溃疡一年余，近来发作剧烈，疼痛难忍，某医院外科建议手术。

症状：每夜间十二点钟左右，出现左下腹胀痛，且伴有反酸、呕吐、周身寒战、头目眩晕，每夜届时则发，脉弦缓无力，舌淡嫩，苔白润。

辨证：肝胃虚寒，浊阴上逆。

治法：温肝暖胃，降逆消水。

方药：吴萸四钱，生姜四钱，党参三钱，大枣十二枚。

服两剂诸症皆见减轻，惟大便略干。上方又加当归三钱，连服十余剂获愈。

二、当归四逆汤及加吴茱萸生姜汤证

【原文】　手足厥寒，脉细欲厥者，当归四逆汤主

之。(351)

【注解】 手足厥寒，而脉微的，为阳虚不达四肢，四逆汤主之。今脉细欲绝，乃血虚有寒，不能运行四肢，故以当归四逆汤主之。

【治法】 补血散寒

【方药】 当归四逆汤方

当归三两　桂枝三两（去皮）　芍药三两　细辛三两　甘草二两（炙）　通草二两　大枣二十五枚（擘）

上七味，以水八升，煮取三升，去滓，温服一升，日三服。

【方解】 当归、芍药补肝养血以调荣，桂枝、细辛通阳疏肝以散寒，甘草、大枣补脾胃而滋津液，通草轻以去实、淡以利湿并能疏通血脉。

按：肝为藏血之脏，病入厥阴，久之未有不伤血分者。经云："脉绵绵如泄漆之绝者，亡其血也。"少阴重在存阳，四逆故用姜附；厥阴重在养血，四逆故用归芍；四逆汤药少力专，回阳宜急，本方药多义广，善能温通血脉。

【附医案】 白某，女，37岁

因经期劳动，入厕受寒，腰尻作痛不已。某医用独活寄生汤治之不效。脉弦细，舌苔白质略淡。辨为经期血虚，风寒下袭客入厥阴之经。为疏：当归四钱，桂枝三钱，白芍三钱，细辛二钱，炙甘草二钱，通草二钱，大枣十二枚。服一剂痛减大半，二剂全瘳。

【原文】 若其人内有久寒者，宜当归四逆加吴茱萸生姜汤。(352)

【注解】 本条承上条，指出不但厥阴在外经络有寒，而且厥阴之脏内有久寒，见呕吐涎沫，或小腹两侧疼痛等症者，应于当归四逆加吴茱萸生姜汤治疗。

【治法】 温经暖脏，养血散寒。

【方药】 当归四逆加吴茱萸生姜汤方

当归三两　芍药三两　甘草二两（炙）　通草二两　桂枝三两（去皮）　细辛三两　生姜半斤（切）　吴茱萸二升　大枣二十五枚（擘）

上九味，以水六升，清酒六升和，煮取五升，去滓，温分五服。

【方解】 此为厥阴经脏俱寒出其治法。厥阴血虚，寒在经络，用当归四逆汤；若肝脏内有久寒，呕吐涎沫，少腹疼痛的，则加吴萸、生姜。不用干姜、附子者，恐劫肝阴。

【附医案】 刘妇，年四旬余。体素虚弱，某日农作过劳，傍晚归途遇雨，衣服尽湿，不甚介意。晚间又经房事，而风雨之夜，寒气砭骨，夜半时起入厕，未久，睡感寒意，数被不温，少腹拘急绞痛，次第加剧，待天将明，阴户遂现紧缩，自觉向腹中牵引，冷汗阵出，手足厥冷，头晕神困，不能起立，服药鲜效。诊脉微细，舌润不渴。乃阴寒之证，书当归四逆加茱姜汤，一日服完两大碗，并以艾灸气海、关元十余炷，又锡壶盛开水时熨脐下，次日愈。（录自《赵守真经验回忆录》）

三、茯苓甘草汤证

【原文】 伤寒厥而心下悸，宜先治水，当服茯苓甘草汤，却治其厥，不尔，水渍入胃，必作利也。(356)

【注解】 引起厥证的原因很多，若手足厥冷而又见心下悸者，当考虑是水饮为患。水停中焦，阻遏胃阳不能达于四末，故手足厥逆；水饮凌心，所以心下悸动。既然悸厥皆由水饮所致，故法当先治其水，以茯苓甘草汤温阳化饮，水饮去阳气通则厥自回。若饮去而厥仍不回，则当另议治厥之法。否则，不先治水，将贻误病机，使水饮浸渍肠胃，可发生下利之变。

按：茯苓甘草汤证之手足厥逆，是因水饮阻遏清阳所致，与阳虚之四逆有别。本证是水停中焦，无关膀胱气化，故口不渴、小便利。本条当与73条互参。

四、冷结膀胱关元证（或厥阴经脏俱寒证）

【原文】 病者手足厥冷，言我不结胸，小腹满，按之痛者，此冷结在膀胱关元也。(340)

【注解】 病人手足厥冷，小腹胀满，按之疼痛，自言“不结胸”，即不见心下痞硬疼痛等证候，说明病不在上，而在于下，是寒滞肝脉，冷结膀胱关元之证。足厥阴之脉，起于足大趾，上行，循阴股，入毛中，过阴器，抵小腹。小腹胀满，按之痛，乃厥阴经脏俱病，寒凝气滞，经气不通所致。关元，为任脉经穴，在脐下三寸。此言“膀胱关元”，是指病变部位在下焦，非指病变在膀胱。

按：太阳蓄水与蓄血，均属病在下焦，亦可见少腹满，或少腹急结，但蓄水证必见小便不利，而蓄血证又当见如狂或发狂等精神症状，故亦与本证有别。

本证在原书中未提出治法方药，根据寒滞肝脉、经脏俱病的病机，可施以灸法，或用当归四逆汤温经散寒；若小腹冷痛，可再加吴萸、生姜。

五、厥寒可灸证

【原文】 伤寒脉促，手足厥逆，可灸之。(349)

【注解】 脉来数而中止是谓促。脉促而搏指有力为阳盛，促而无力是阳虚。伤寒脉促无力而手足厥冷，是阳气亏虚，脉不接续，温煦失职所致。治用灸法，可助阳以温通经脉。

按：本条“脉促，手足厥逆”，亦有人认为是因于阳郁所致的。如章虚谷说，脉数而有止无定数者名促，此阳气为邪所郁，不得循度周行而手足厥逆，灸之以通经络，气行则厥愈也。此说有一定道理，可供参考。但统观《伤寒论》所用灸法者，皆属虚寒而无一热证，故本证断为阳虚为宜。

小结

厥阴病的寒证，可分为经寒与脏寒。经有寒则脉细而手足寒，治用当归四逆汤；脏有寒则少腹痛或干呕吐涎沫，治用吴茱萸汤。若冷结在膀胱、关元而手足厥冷，小腹满，按之痛，则可先用灸法以急温，后用四逆汤以回阳。

第四节　厥阴病热证

一、热厥证

【原文】伤寒脉滑而厥者，里有热，白虎汤主之。(350)

【注解】厥证有因阳虚寒盛而致者，脉必见微细，或促急无力之象。今手足厥冷而见滑脉，滑有动数流利之象为阳脉，故属“里有热”。阳热盛于内，不能达于外，致阴阳气不相顺接，所以手足厥逆。且阳热内伏越深，则手足厥逆越甚，即所谓“厥深者热亦深”。既属里热，则意在言外必见身热、烦渴、尿赤、舌红苔黄等症。治以辛凉重剂白虎汤清解里热，热除则阴阳和而厥自回。

由于热厥是热伏阳郁、阳盛格阴所致，故又称阳厥。其证情、治法与阳虚寒盛所致之阴厥截然不同。热厥的特点是必见发热，且发热在先而厥逆在后，热势深重则厥逆亦深重，热势轻浅厥逆亦轻浅，即如本论335条所说“伤寒一二日至四五日厥者，必发热。前热者，后必厥。厥深者热亦深，厥微者热亦微也。

《医宗金鉴》对《伤寒论》中的几种厥证作了较精辟的分析比较，现录之于后以供参考。“伤寒脉微细，身无热，小便清白而厥者，是寒虚厥也，当温之。脉乍紧，身无热，胸满而烦厥者，是寒实厥也，当吐之。脉实小，大便闭，腹满硬痛而厥者，热实厥也，当下之。今脉滑而厥，滑为阳脉，里热可知，是热厥也。然内无腹满痛不大便之证，是虽有热而里未实，不可下而可清，故以白虎汤主之。”

【治法】 清热回厥

【方药】 白虎汤方（见阳明篇）

二、热利便脓血证

【原文】 下利脉数而渴者，今自愈；设不差，必清脓血，以有热故也。(367)

【注解】 下利脉数而渴，为寒去阳复，故云自愈。设不差，为热复太过，热陷下焦，伤及阴络，必便脓血。

按：下利有寒热之分，寒利见热为阳复主病愈；若阳复太过者，亦为病进。

【原文】 下利，寸脉反浮数，尺中自涩者，必清脓者。(363)

【注解】 虚寒下利，脉必见沉迟。今下利，寸脉反见浮数，而尺中自涩，是阳盛灼阴，阴络伤故必清脓血。寸以候阳，尺以候阴；浮数为阳盛，涩则为阴伤。阳盛不解，必下乘其阴而伤及血络，血腐为脓，随利下血，所以必清脓血。

按：若本为虚寒下利，而脉反见浮数，是阳复太过。

【原文】 热利下重者，白头翁汤主之。(371)

【注解】 肝性喜条达而有疏泄之能，若湿热蕴郁阻碍疏泄，以致气滞壅塞，血被热腐，故发生里急后重，下利便脓血的病变。

【治法】 清热燥湿止利

【方药】 白头翁汤方

白头翁二两　黄柏三两　黄连三两　秦皮三两

上四味，以水七升，煮取二升，去滓，温服一升。不愈，更服一升。

【方解】 白头翁性味苦寒，清肠热治毒利，又能疏达肝气；黄连、黄柏清肠间之湿热，兼有厚肠止利之功；秦皮苦寒、能清肝胆湿热，凉血以坚下焦之阴。此方有清利湿热，疏达肝木，凉血滋阴等作用，对热利下重便脓，疗效卓著。

【附医案】 时某，男，38岁

夏末秋初，患腹痛下痢，有红白粘液，红多而白少，每日十数次，里急而后重，每次只便脓液数滴，小便黄短，口渴时呕，不欲饮食，体温38.4℃，脉弦滑，舌苔黄腻。

此证为内有湿热蕴郁，值初秋金气收敛之时，而热与湿合，使肝不疏泄，迫于肠中腐灼气血以为痢。唐容川所谓“金木沴、湿热煎”者是矣。

为疏：白头翁三钱，黄连二钱，黄柏二钱，秦皮三钱，滑石四钱，生甘草五分，鲜荷叶二钱，鲜菖蒲二钱，鲜竹叶二钱。

服三剂而下利逐渐减轻，然后用药调理而愈。

【原文】 下利欲饮水者，以有热故也，白头翁汤主之。(373)

【注解】 承上文，补出厥阴热利有渴欲饮水一症。其所以然者，以其人脏有热而伤津液之故。

按：清人王潜斋善用白头翁汤治痢，请参考《潜斋医书五种》。

第五节 厥热胜复证

【原文】 伤寒先厥后发热而利者，必自止；见厥复利。(331)

【注解】 “伤寒先厥”的“厥”，指寒厥而言。阴胜则厥，见厥则下利。若其人阳气能复，复则发热，发热则寒减，下利亦必自止。若更见厥则复下利。故热与厥不两立，厥则下利，热则利止，阴阳胜复，厥热与之相应。

【原文】 伤寒，先厥后发热，下利必自止。而反汗出，咽中痛者，其喉为痹。发热出汗，而利必自止；若不止，必便脓血。便脓血者，其喉不痹。(334)

【注解】 先厥是述阴盛，后发热是述阳复，阳复则阴退，故下利必自止。若发热同时而反见汗出者，是阳复太过迫津外渗之候；阳热太盛而上行，其人则为喉痹。若其人阳复只发热而无汗，则阳复不为过，而利必自止，因其阴寒已退；若继续下利不止，乃阳热之邪下行，必伤阴而便脓血。热下行而不上熏，故喉不痹。

按：此节论阳复阴退为病愈，若阳复太过为病不愈；有汗者阳热上行则为喉痹，无汗者阳热下行，虽不病喉痹，而有便脓血之患。从中可见厥阴热炽伤阴病机的特点。

【原文】 伤寒病，厥五日，热亦五日，设六日，当复厥；不厥者自愈。厥终不过五日，以热五日，故知自愈。(336)

【注解】 厥五日，为阴盛五日；热亦五日，为阳复五日。设六日复厥者，阴又胜阳；如不厥，阴不偏盛；阳复而阴不偏盛，故知自愈。自“厥终不过五日”以次是为注文，说明厥热相等，阴阳平衡，故能自愈。

按：此理可推，而指导临床，以察阴阳胜复之变，而断寒热虚实之情。

【原文】 伤寒发热四日，厥反三日，复热四日。厥少热多者，其病当愈；四日至七日热不除者，必便脓血。(341)

【注解】 此节发热在前，手足厥在后，又复热四日，对比之下为厥少热多，阳复阴退，故其病当愈。若四日至七日，而热继续不除者，则为阳复太过，热太过则伤阴络必便脓血。

【原文】 伤寒厥四日，热反三日，复厥五日，其病为进。

寒多热少，阳气退，故为进也。(342)

【注解】 此节与上节互相发明。上节言阳复阴退，此节言阳退阴进，故其病为未愈，而有加重之意。

第六节 厥阴病治疗禁忌

【原文】 诸四逆厥者，不可下之；虚家亦然。(330)

【注解】 “诸”，为发语词，非众多之意。此指阳虚阴盛之四肢厥逆者，和体虚正衰之人，皆应禁下。因下则更伤阳气，阳气伤则厥更甚。

【原文】 伤寒五六日，不结胸，腹濡，脉虚，复厥者，不可下；此亡血，下之死。(347)

【注解】 此节论伤寒五六日，虽为邪入里之时，然无结胸之热实，更无腹胀满之燥结，其人脉虚复厥者，反映了阳虚有寒，故虽有不大便，亦不可下。若误下阳虚之人，则必亡其血，阴阳皆亡，故死。

【原文】 伤寒一二日至四五日厥者，必发热；前热者，后必厥。厥深者热亦深，厥微者热亦微。厥应下之，而反发汗者，必口伤烂赤。(335)

【注解】 伤寒一二日至四五日，病程不长，正气不衰，伤于寒可化为热。先发热而后见厥，厥从发热得之，是属热厥。阳郁于内，格阴于外，故为热厥。由于厥从阳郁热伏而得，因此厥逆的程度，就与热伏的浅深有着密切的关系。“厥深者热亦深，厥微者热亦微”，即指出厥之微甚，是判断热势浅深的一个重要标志。既是邪热内盛，阳郁不达而致厥，则当根据热势之轻重及结聚的程度，治以寒凉清下之法，而不能用辛温发汗之方。若误用解表的治法反发其汗，则必助阳劫津，致阳热升腾而火上行，出现口舌红赤，甚至糜烂的病变。

按：热厥除见身热（以胸腹部为甚）、肢厥外，还必见舌红苔黄、口渴喜冷、便秘尿赤等症。此与寒厥阴盛格阳、里寒外热之寒厥证迥然不同。

第 330 条“诸四逆厥者，不可下之”，是针对寒厥而言的；本条所谓“厥应下之”，又是为热厥提出的治法。厥证有寒热虚实之分，治有可下与不可下之别，这正是辨证论治精神的具体体现。当然“厥应下之”，也并不是说一切热厥均应用下法，有可下之症则下，无可下之症则不能下。总之，要掌握辨证论治。

【原文】 下利清谷，不可攻表；汗出必胀满。(364)

【注解】 本条与 91 条、372 条前后呼应，互相发明，以示病证有表里，治法有先后缓急。治疗失序，亦为误治，将引起变证发生。

下利清谷，是阳虚寒盛之证，既使有表证，根据表里缓急治疗法则，亦应先温里而后再攻表；若不循此序，先行发汗攻表，汗出则脾阳更虚，转输失职，必生胀满。

【原文】 呕家有痈脓者，不可治呕；脓尽自愈。(376)

【注解】 “呕家”，指有呕吐证的患者。致呕的原因很多，当辨证求因，审因论治。如因内有痈脓而引起的呕吐，不能见呕止呕，当先治其痈脓，待脓液排尽则呕吐自愈。

按：厥阴病有厥热胜复、寒热之变。厥阴之脏主藏血。若阳复太过，热气有余，常可腐败气血而成痈脓。痈脓秽浊之气逆于胃则呕，脓不尽则呕不止。文中指出“不可治呕，脓尽自愈”，正是治病求本之法。

第七节 厥阴病预后

【原文】 厥阴中风，脉微浮为欲愈；不浮为未愈。(327)

【注解】 厥阴者，阴病也；脉浮者，阳脉也。阴病见阳脉，是正气渐复、邪气衰减、阳长阴消之象，故为欲愈。脉不浮，说明正气未复，抗邪无力，其病仍要迁延，故为未愈。

按：尤在泾对此条有较详尽的分析，今录之于后而供参考：“此厥阴经自受风邪之证。脉微为邪气少，浮为病在经，经病而邪少，故为欲愈。或始先脉不微浮，继乃转而为浮者，为自阴之阳之候，亦为欲愈，所谓阴病得阳脉者生是也。然必兼有发热、微汗等候，仲景不言者，以脉该证也。若不浮则邪著阴中，漫无出路，其愈正未可期，故曰不浮为未愈。”

【原文】 厥阴病，渴欲饮水者，少少与之愈。(329)

【注解】 厥阴病为阴寒之证，阳复阴消则病愈。渴欲饮水，正是阳气来复，津液一时不及上承所致。因阳气初复，故虽口渴亦不能多饮，以防饮多抑阳而伤胃。只须少少与之，以润干燥，使阴阳自和，必自愈。

按：厥阴病本有消渴，是厥阴风火炎灼耗伤津液所致，故其渴势较为厉害，绝非少少饮水所能解者，自与本条所述之病情不同。

【原文】 伤寒，始发热六日，厥反九日而利。凡厥利者，当不能食；今反能食者，恐为除中，食以索饼。不发热者，知胃气尚在，必愈。恐暴热来出而复去也。后日脉之，其热续在者，期之旦日夜半愈。所以然者，本发热六日，厥反九日，复发热三日，并前六日，亦为九日，与厥相应，故期之旦日夜半愈。后三日脉之，而脉数，其热不罢者，此为热气有余，必发痈脓也。(332)

【注解】 伤寒开始发热六日，而手足厥冷反九日，厥冷时兼见下利；厥至九日以后，复又发热三日，而下利仍不止。凡厥利阴寒之证，其人当不能食，今反能食的，似为胃气已回，而又恐为“除中”，虑其胃中垂绝之阳暂来而复去，尚未可知。姑且食以索饼试探之。若食后不发热的，则知胃气尚存而能消谷，故其病必愈；若食索饼后发热，知为残灯复明，恐昙花一现而不可为生。今食后经过三日，日期不为短少，而厥后之热续在，自非暂时发热之可比，此乃胃气已复之佳象，非为胃气外亡之危候。故可期以次日夜半阳生之时而病愈。何以故？本发热六日，复发热三日，共得九日，与厥之九日其数相应，且九日后反能食，胃气得复，故可期之“旦日夜半愈”。若后三日再诊，脉反数而发热不罢者，又为阳复太过，热气有余，故有发痈脓之变。

按：人以胃气为本，有胃气则生，无胃气则死。除中者死，其理即在于此。“除中”是指中气除去，犹言胃气已无。索饼，面食而成条索状者，如今之面条之类。旦日夜半，即次日半夜。

【原文】 伤寒脉迟六七日，而反与黄芩汤彻其热。脉迟为寒，今与黄芩汤复除其热，腹中应冷，当不能食；今反能食，此名除中，必死。(333)

【注解】 伤寒脉迟，其病为寒，当治以温，而不应用黄芩汤之类的酸苦寒性药物彻除其热。之所以投黄芩汤以除热，是因为医者不晓厥阴病有厥热胜复之机，而误认为是太少合病。厥利、脉迟本为虚寒，今又与黄芩汤复除其热，寒以寒治，势必更伤阳气，因而出现腹中冷痛、不能食等症。中阳虚衰，腐熟受纳无权，本不能食；今反能食者，是胃气败绝，反欲引食自救的除中证，故曰“必死”。

按：除中与某些危重病人临终前突然精神转佳一样，都是一种虚假现象，俗称谓“回光反照”、“残灯复明”，是疾病迅速恶化，以致发展为死证的先兆。临证时当细心观察，认真辨别。

【原文】 伤寒热少微厥，指头寒，嘿嘿不欲食，烦躁，数日，小便利，色白者，此热除也，欲得食，其病为愈；若厥而呕，胸胁烦满者，其后必便血。(339)

【注解】 热少厥微，仅指头寒，为病本不甚；默默不欲食，为肝胆之气郁而不舒；烦躁数日，而又小便赤者，为阳郁而热邪偏盛，病犹未解。如果其人小便利而尿色白者，此为热除之象；若欲得食，则肝胃之气调和，故其病为愈。若不如是而手足厥冷且呕，又胸胁烦满不解，反映了邪热郁于肝胆而病不解。肝为藏血之脏，热在肝必影响于血，故其人将有便血之变。

【原文】 伤寒六七日，脉微、手足厥冷、烦躁，灸厥阴。厥不还者，死。（343）

【注解】 伤寒六七日，病至厥阴，见脉微、手足厥冷，是阳衰阴盛之象。弱阳极力与盛阴相争，神气浮越于外，故烦躁不宁。此时可施以灸法急救回阳。手足转温者，是阳气来复，为可治之征；若厥逆不还，说明阳气已亡，是不可救治之兆，故主死。

按：根据烦属阳、躁属阴的道理，可知本条所云之烦躁，当以燥为主。

关于“灸厥阴”，原文中并未指明具体穴位，各注家对此有不同见解，有认为是灸足厥阴肝经输穴太冲者，有认为是灸足厥阴肝经之荥穴行间与章门的，也有认为当灸任脉关元、气海等穴。据考，关元、气海为全身强壮穴，灸关元、气海，或配以百会、神阙等穴有回阳救逆的作用，故当以灸关元、气海为宜。

【原文】 伤寒发热，下利、厥逆、躁不得卧者，死。（344）

【注解】 伤寒病至厥阴，阳虚阴盛，故下利、厥逆。若见发热属阳回阴消者，当利止、手足转温；而今虽见发热，但仍下利不止、厥逆不回，说明是阴盛极而格阳于外。此时如果更见躁扰不宁、不得卧寐，乃是虚阳欲脱之象，病情极为危重，故曰死。

【原文】 伤寒发热，下利至甚，厥不止者，死。（345）

【注解】 伤寒发热而利止，厥回，是阳气来复，其病向愈；若下利至甚，厥逆不止，则是阴竭于下，阳浮于外，阴不敛阳，阳不摄阴，阴阳欲有离绝之势，故亦主死。

按：关键在于下利至甚和厥不止之症，故可论其死。若下利不甚，厥有时者，便非死证可言。

【原文】 伤寒六七日不利，便发热而利，其人汗出不止者，死，有阴无阳故也。(346)

【注解】 伤寒六七日，不见下利，今忽然发热、下利并汗出不止，可知此“发热”为格阳，下利为阴盛，阴盛格阳本属危象，若更见汗出不止，则显示阳气已经外亡，“有阴无阳”，故其人主死。

按：厥阴发热，若属阳气来复，本当不死；而上述三条皆见发热，又均为死证，其理何在？盖厥阴阳气来复而见发热者，其下利必自止，而今不仅下利不止，且更见躁不得卧、厥逆不回、汗出不止，说明此发热非为阳复，乃是阳气被阴寒所逼而亡脱于外，故俱主死。“有阴无阳”，可以说是对以上三条死证机理的概括。

【原文】 发热而厥，七日下利者，为难治。(348)

【注解】 先发热而后见厥，厥热相等为正邪斗争处于相持阶段；再见发热而不利，为正胜阳复，主病愈；而今厥逆七日后复见下利者，为正衰邪盛，阳气不能固护于里，故其病为难治。

按：本条应与上述几条互参，虽病机相似，但病势有轻重之分，故前三条属死证，而本条仅言难治。张隐庵指出：“此节乃通承上文死证之意，而言发热而厥至七日而犹然下利者，病虽未死，亦为难治。上文言死证之已见，此言未死之先机。”张氏的分析是有道理的，可资参考。

【原文】 下利有微热而渴，脉弱者，今自愈。(360)

【注解】 疾病转归，取决于正邪力量的对比。正复邪衰者为向愈；正虚邪实者多预后不良。厥阴病下利而厥逆，是阳虚阴盛，正不胜邪；下利脉实，是正虚邪实，预后皆不良。今下利而见弱脉，说明邪随利减而胃气尚存；身有微热而口渴，是阳气来复的征兆，故其病有自愈之机。

【原文】 下利脉数，有微热汗出，今自愈；设复紧，为未解。(361)

【注解】 厥阴虚寒下利是阴证，数脉为阳脉，阴病见阳脉者生；更见微热汗出，是阳气来复能通达于表，故病有自愈之机。“设复紧”，即脉又见紧象，紧则为寒，寒邪复盛，故其病为未解。

按：本条以脉象变化，反映正邪斗争情况，从而预断疾病的转归。

【原文】 下利、手足厥冷、无脉者，灸之不温，若脉不还，反微喘者，死；少阴负趺阳者，为顺也。(362)

【注解】 下利、手足厥冷、无脉，是阳气极虚，阴寒独盛，病属危证，但还可施以灸法，以温经回阳。若灸后手足仍不温，脉亦不还，而反增微喘者，是肾不纳气，呼吸无根，真阳虚脱之象，故为死候。当此时诊下部脉，如果趺阳脉胜于太溪脉，即“少阴负趺阳者”，说明其人先天之阳虽为阴寒所抑，但后天脾胃之阳气尚存，“有胃气则生”，故为顺。

按：少阴，肾脉也；趺阳，胃脉也。肾气与胃气是人体先后天之气的本源，故诊少阴与趺阳，对了解先后天气之盛衰存亡，以断生死预后有着重要意义。

又，脉为血之府，胃为气血生化之源，胃脉不绝则脉可续而生机存，所谓“少阴负趺阳为顺”，其理亦在于此。

【原文】 下利，脉沉弦者，下重也；脉大者，为未止；脉微弱数者，为欲自止，虽发热不死。(365)

【注解】 脉沉主里，弦为肝脉而主痛。厥阴下利，脉见沉弦，是邪结在里，气机不畅，大肠壅滞之征，故见里急下重，滞下不爽；脉大主邪气盛，“大则病进”，故为未止；若脉由沉弦或大，而转见微弱数者，是邪气衰减而正气恢复佳象，预示下利将自止，此时见发热，是脉证相应，并非邪气盛实、阳气外亡之兆，故主“不死”。

按：厥阴下利而见下重者，是为热利，即后世所说的“痢疾”。

【原文】 下利脉沉而迟，其人面少赤、身有微热、下利清谷者，必郁冒汗出而解，病人必微厥，所以然者，其面戴阳，下虚故也。(366)

【注解】 脉沉迟而下利清谷，是阴盛阳虚，水谷不能腐熟而下注，此即所谓“诸病水液，澄澈清冷，皆属于寒”。阴寒盛于里，格阳于外，戴阳于上，可见身热、面赤。今其人面部仅少少发红，身上略微发热，手足厥逆亦不甚，说明阳气虽虚，但格拒不甚，阳气尚有能力与阴寒邪气斗争。正邪相争则昏晕眩冒，正胜邪却，阳气得伸，则汗出而病解。

按：少阴病篇 317 条“少阴病，下利清谷，里寒外热，手足厥逆，脉微欲绝，身反不恶寒，其人面色赤……通脉四逆汤主之”，与本条相似，也属阴盛格阳之证。但彼条阳虚阴盛之势重，而本系之证轻，故彼条非用通脉四逆汤不足以回阳救逆，而本条却有郁冒汗出自解之机。

【原文】 下利后，脉绝，手足厥冷，晬时脉还，手足温者生；脉不还者死。(368)

【注解】 久利脉绝而致手足厥逆，阳气渐尽，心肾机能不续，危亡未可逆料。若周时其脉自还，手足由厥变温的，为心肾阴阳犹能接续，则主生不主死。若周时脉不还，手足亦不变温，生机无望，认是死证。

按：晬，读“醉”，其原义为小儿周岁，此处作对头的时间，即经过 24 小时。

【原文】 伤寒下利日十余行，脉反实者，死。(369)

【注解】 伤寒下利，即虚寒性下利，日行十余次，越利正气越虚，脉当见沉迟微弱，方为脉证相符。而今下利，脉却反见实象，脉证不符，表明正气衰败，而邪气盛实，正不胜邪故为死证。

按：脉证相应，主顺；脉证相反，为逆。下利是属里虚，本不当见实而有力或洪大的脉象，见则即为逆。《素问·玉机真脏论》云："泄而脉大，难治。"《灵枢·五禁篇》云："病泄脉洪大，是逆也。"《灵枢·玉版篇》云："腹鸣而满，四肢清，泄，脉大，是逆也，不过十五日而死矣。"都讲的这个道理。

【原文】 呕而脉弱，小便复利，身有微热，见厥者，难治，四逆汤主之。(377)

【注解】 呕而脉弱，是胃阳之气衰败，阴寒之气上逆之象。小便清而复利，是下焦阳虚固摄无权。此时若见身有微热而手足温者，是阳气来复、阴寒消退的欲愈之象；而今见身热、肢厥，说明阴盛格阳，阳气浮越而有欲脱之势，故为难治之证。急以四逆汤回阳救逆，或可挽回垂危欲脱之阳。

【原文】 伤寒哕而腹满，视其前后，知何部不利，利之即愈。(381)

【注解】 哕者，呃也。哕而腹满，有因于虚者，也有因于实者。从"利之即愈"的治法看，可知本条所述之哕而腹满，是因实所致。

若由于腑气不通，胃气不降而致腹满哕逆者，必有大便不通的见证；如因水饮内停而致腹满哕逆的，则必见小便不利。治病当审其因而治其本，所谓"视其前后，知何部不利，利之即愈"，也就是治本之法。"前后"这里指二便。大便不通则通其大便，小便不利而利其小便，二便通利，气机能转输升降，则腹满哕逆自愈。

按：本条虽讲的是实证腹满哕逆的施治法则，但也提示实证腹满哕逆预后是好的，只要辨证准确，治疗得法，"利之即愈"。此与 232 条所述的由于胃气败绝而致"不尿、腹满加哕"

的不治之证，显然不同。

第八节　厥阴病欲解时

【原文】厥阴病欲解时，从丑至卯上。(328)

【注解】厥阴与少阳为表里。少阳旺于寅至辰。从丑至卯，为阴尽阳生之时，厥阴中见少阳之化，故厥阴病欲解时，从丑至卯上，阴得阳助则病解。

第七章　辨霍乱病脉证并治

【原文】 问曰：病有霍乱者何？答曰：呕吐而利，此名霍乱。(382)

【注解】 此条出于《辨霍乱病脉证并治篇》。霍乱每以饮食不节，寒热不调，清浊相干，阴阳乖隔，脾胃失调，遂成此病。此证轻者，只名吐利；重者则仓卒而至，挥霍撩乱，心胃大痛，吐利不止。若心腹绞痛难堪，而又吐利不出的，则叫干霍乱。

【原文】 问曰：病发热、头痛、身疼、恶寒、吐利者，此属何病？答曰：此名霍乱。霍乱自吐下，又利止，复更发热也。(383)

【注解】 病发热、头痛、身疼、恶寒，若不吐利者，其名伤寒，为邪在于表。若有吐利，并且吐利为甚，则名曰霍乱。若吐利止，而复更发热不解的，是里解而表未和，治当解其表，似以桂枝汤小和之为得。

按：霍乱为病，往往兼表，然以吐利为主，故名霍乱而不名伤寒。

【原文】 伤寒，其脉微涩者，本是霍乱，今是伤寒，却四五日，至阴经上，转入阴必利。本呕下利者，不可治也；欲似大便，而反失气，仍不利者，此属阳明也，便必鞕，十三日愈，所以然者，经尽故也。下利后，当便鞕，鞕则能食者愈。今反不能食，到后经中，颇能食，复过一经能食，过之一日当愈；不愈者，不属阳明也。(384)

【注解】 霍乱之吐利，开始即见。因吐下之后，阴阳俱伤，其脉则见微涩，故曰“本是霍乱”。今伤寒之吐利，却在四五日传至阴经，因“转入阴必利”，故伤寒之吐利不在前而在后。为此，“本呕下利者”，是为霍乱，而不可以伤寒之法治之。若伤寒四五日欲似大便，而反矢气，仍不利者，此胃肠有燥热，病属阳明，大便必硬。“十三日愈”者，因邪传经尽，则阴阳气和，大邪已去而病愈。若下利后亡津液，大便当硬，能食为胃和，必自愈。今反不能食者，为未和，到后经中，为复过一经（指经过七天），若其人颇能食的，反映了胃气方和，再过一天其病当愈；若不愈者，必另有其它原因，所以说不属阳明。

按：此条论霍乱与伤寒各自的吐利特点，以资鉴别。并指出阳明胃气得复的大便硬和硬则能食的自解机转。虽云伤寒，亦包括霍乱在内，触类而长之可矣。

中医的霍乱是以证候立名，与现代传染病霍乱不同。

【原文】 吐、利、发汗，脉平，小烦者，以新虚不胜谷气故也。(391)

【注解】 吐、利、发汗，是说经过的治法；脉平，是说病邪已解；小烦，是指现有的证候；以新虚不胜谷气故也，是说明小烦不解的原因。自可减谷则愈。

按：小烦，指小有烦热不解。

第八章　辨阴阳易差后劳复病脉证并治

【原文】　伤寒阴阳易之为病，其人身体重、少气、少腹里急，或引阴中拘挛，热上冲胸，头重不欲举，眼中生花，膝胫拘急者，烧裈散主之。(392)

【注解】　据成无己说："大病新差，血气未复，余热未尽，强合阴阳得病者名曰易。男子病新差，未平复，而妇人与之交，得病，名曰阳易；妇人病新差，未平复，男子与之交，得病，名曰阴易。以阴阳相感，动其余毒相染着，如换易也。其人病身体重，少气者，损动真气也；少腹里急，引阴中拘挛，膝胫拘急，阴气极也；热上冲胸，头重不欲举，眼中生花者，感动之毒，所易之气，熏蒸于上也。"

按：此证辨认重点，在于头重不欲举（头抬不起）而又膝胫拘急者。

【治法】　导邪外出

【方药】　烧裈散方

妇人中裈，近隐处，取烧作灰。

上一味，水服方寸匕，日三服，小便即利，阴头微肿，此为愈矣。妇人病取男子裈烧服。

【方解】　《医宗金鉴》曰："男女裩裆浊败之物也，烧灰用者，取其通散，亦同气相求之义耳。服后或汗出，或小便利则愈，阴头微肿者，是所易之毒，从阴窍而出，故肿也。"

山西名老中医李汉卿曾用此法治愈此病有六七例之多，一九六二年余在太原时亲聆其事，故幸勿以方废治为告。

【原文】　病人脉已解，而日暮微烦。以病新差，人强与

谷，脾胃气尚弱，不能消谷，故令微烦；损谷则愈。(398)

【注解】 此条应与 391 条合参。夫病解脉平，只是日暮时微烦，此以大病新差，脾胃气尚弱；而人情之常，每强与饮食以为爱，殊不知脾胃不能消谷，致胃气生郁而日暮微烦。然非宿食之变，故令病人损减谷食、恢复消化机能，使胃气不郁则愈。

按：本书以六经分证立论，而又打破原文次第重新组合归类。为此，已把霍乱、阴阳易差后劳复的有关方证归于六经分证范围。所剩以上六条原文，归纳而有一定困难，故仍按原来篇次而附于后加以介绍。

附录

一、论《伤寒论》条文组织排列的意义

《伤寒论》的文章结构，是以条文形式组成，据赵开美刻的《伤寒论》条文计有 398 条之多。《伤寒论》既然用条文以论辨证论治，因此，学习《伤寒论》就有一个理解条文和条文之间相互联系的意义而为基本要求。

应该看到《伤寒论》398 条，是一个有机的整体，在条文之间，无论或前或后，或左或右，彼此之间都是有机地联系。作者在写法上，充分发挥了虚实反正、含蓄吐纳、参证互明的文义和布局，从而把辨证论治方法表达无遗。

此外，学习《伤寒论》先要领会条文的排列组合意义：要在每一条内容中，看出作者的布局目的，要在条文之中学到条文以外的东西，要与作者的思想相共鸣，才能体会出书中的精神实质。

基于上述要求，兹不揣肤浅，仅以管见所及，试将《伤寒论》398 条的相互关系，按六经范围加以论述，以为学习《伤寒论》的提供参考。

先从《太阳病篇》谈起。《太阳病上篇》的条文为 30 条。从第 1 条到 11 条的内容是一书的纲领，有指导全书统领辨证的意义。

举例而言，第 7 条的内容辨病发阴阳；第 11 条的内容辨

病有真假寒热，被认为是六经阴阳寒热的辨证纲要，贯穿于全书之中，占有指导的地位。

第 1 条的内容：辨太阳病的总纲，反映了表证的共同证候。以下凡言太阳病的皆以此条为准。

第 2、3 条的内容：是在太阳病总纲之下，又分出中风与伤寒两类表证，两条并列不分，意在对比发明，用以加强辨证论治思路。

第 6 条内容论温病，看来似乎同中风、伤寒有鼎足而三的意思，但它与第 3 条不并列，显而易见作者是作为风寒的类证写出的。

第 4、5 两条，若联系一起体会，则知作者让人从脉证两方面的变化来辨传经与不传经的方法。

第 8 条的内容：论太阳病七日自愈，为邪行经尽。若邪气不衰，则有传经之变，作者示人针刺足阳明经，使其不传以杜其邪。说明在太阳病中有“传经”与“行经”的不同，同时也提出预防传经的方法，并对第 4 条的“传”也获得了答案。

第 9、10 两条，论太阳病的欲解时和太阳中风的待期自愈日数。它说明了正复邪退要有一个条件，应以正气得旺时而方欲解，故有其临床意义。

以上计 11 条，皆有论而无方，重点在于辨阴阳寒热、辨表病异同、辨病邪传变、辨病欲解时，它是全书纲领，也是太阳篇的总论。

第 12 条论中风证，是在第 2 条的基础上补充了中风的病理和治疗方法。

应当指出，张仲景先抛出桂枝汤并非偶然之举，而是用以说明治病的原则在于调和阴阳，而与第 7 条的辨病发阴阳同等重要。

第 13 条的内容，看来好像重复，实际上本条不提中风而只提太阳病，所以就扩大了桂枝汤的治疗范围，它比 12 条的内容有更深的意义在内。

第14、18、20、21、22、28等条，是论桂枝汤的加减证，它的前后排列之法，很能启人深思。

先从14条的项背强几几经输不利的桂枝加葛根汤开始，后以头项强痛……的桂枝去桂加茯苓白术汤收尾，其用意是太阳经病属表，故在前；太阳腑病属里，故在后。以此把发汗和利小便的两种治法分开，则使14条与28条的病机自然地加以划分，而使人不发生去桂去芍之疑意。

在桂枝汤加减证后，还穿插了桂枝汤的禁忌证。

第15条内容论误下之后，太阳之气上冲和不上冲，不上冲的禁用桂枝汤。对“气上冲”的解释注家说法不一，若与134条的“阳气内陷”互相对照，则知其气上冲，也就是未致于阳气内陷的互义。

第16条内容论“坏病”不可用桂枝汤；太阳病伤寒无汗表实脉紧的也不能用桂枝汤。

第17条内容论酒客病证类中风，不可用桂枝汤。因为酒客不喜甘之故。

第23、25、27条论桂麻合方的证治，它以太阳小邪不解，或寒热如疟，或热多寒少，或不得小汗身必痒。此时治疗如单用桂枝汤则嫌其缓，单用麻黄汤则又虑其峻，故以两方合用，而又以桂枝冠首含有护正祛邪的宗旨。

但是，第15条的“此无阳也”注家意见颇不一致。我认为若以太阳表证欲罢为解则庶几近之。可参考153条的“无阳则阴独”句，据成无已注“表证罢为无阳”，则其义自见。

桂麻合方另一意义，作者有从《太阳病上篇》的桂枝汤证，到《太阳病中篇》的麻黄汤证作为引线之笔而有循序前进的意思。

第29条从表面上看是论桂枝汤的禁忌证，但它包含了对第16条“观其脉证，知犯何逆，随证治之”的补笔，具体地为随证施治作出了示范。第 30 条是为 29 条的注文。

《太阳病中篇》的条文为 97 条。

第 31 到 33 条的内容论葛根汤证及加味证。其中的 31 条应同 14 条作比较，32 条又应同 36 条对比，然后可以查知项背强几几分有汗和无汗，二阳合病分下利与喘满的不同。至于 34 条的误下利遂不止，又应同二阳合病必自下利互相对看，以辨认下利一证而有表里寒热的不同。

第 35 条的内容，是在第 3 条的基础上补充了伤寒无汗而喘和麻黄汤的治法。此条也应同 12 条的桂枝汤证作比较，以见有汗为虚、无汗为实的辨证。

第 36、37 条内容，继论麻黄汤证，但辨证的重点各自不同。36 条从证以辨喘，37 条从脉以辨浮，以见麻黄汤的治疗各有所本。

第 38、39、40、41 等条的内容，是论麻黄汤的加减证而有表里兼治的特点。

38、39 条是大青龙汤证，关键在于不汗出而烦躁；40、41 条是小青龙汤证，关键在于表不解而心下有水气。大青龙汤兼内热，小青龙汤兼内寒，故两条排列无间，互相对比发明。

第 42、43、44、45 等条，接麻黄汤之后，又论桂枝汤以代替麻黄汤的治疗不及。其衔接之处，如 37 条"脉但浮者，与麻黄汤"，若外证未解，脉浮弱者，则又以桂枝汤汗解。

第 41 条的"咳而微喘"是用小青龙汤，但是，43 条的"下之微喘"则不能用小青龙汤而用桂枝加厚朴杏仁汤。

第 44 条的内容：论外证未解者不可下。从文推义当有不大便之症。治当先解表，宜桂枝汤而禁用麻黄汤，恐其过汗伤津反助胃肠之燥。若与 56 条合参则意义更明。

第 45 条论汗下之余，脉浮不愈。乍看和 37 条的麻黄汤证相同，而此处却用了桂枝汤。作者考虑了汗下之后，正气受挫已难任麻黄汤的峻汗。

通过以上的条文可以看出作者于桂枝汤后论桂麻合方，桂麻合方后又论麻黄汤，麻黄汤后又论桂枝汤，桂枝汤方虽一，而使用则因证而异。一般说无汗不用桂枝，而56条未提有汗，但也用了桂枝，文义愈述愈深，而桂枝汤之治因之亦愈广。

第46条论服麻黄汤以后的证情。与24条的服桂枝汤，反烦不解之义相同。然24条先用刺法，尔后再服桂枝汤；而46条先服麻黄汤发汗而使正拒邪出，继之作衄乃解。

第47条论伤寒无汗，体强者有衄以代汗之机。若同35条麻黄汤合参，以见汗血同源，殊途同归之旨。

第48条论二阳并病的成因和阳明经证、腑证与发汗不彻的脉证。若同32条比较，以区别合病与并病之异。

第49、50条论不可发汗的脉证，乃是麻黄汤的禁忌证。

第51、52条是接49、50条若其人尺中脉不微不迟而浮数的，则仍可用麻黄汤发汗。虽言其脉，而证候亦包括在内。

第53、54条内容论桂枝汤治营卫不和证。条文不冠风寒，而以“病”为称，说明此条与中风无关而实涉及到杂病。

第55条的内容应与47条对比，以见伤寒作衄有解与不解之分。若衄少而邪不出者，则又当以麻黄汤发汗，越出营中之邪，则衄亦随之而止。

第46条先服麻黄汤病不解而后作衄则解，55条则是先衄不解而后用麻黄汤发汗则解。55条为不发汗因致衄，47条为身无汗而邪不出。这几条若不联系来看，则首尾不顾，索然无味。

第56、57条论用麻黄汤发汗，半日后病又复烦不解，或不大便六七日，头痛有热而小便清白，皆应以桂枝汤先解外邪，以代替麻黄汤之治。

第58、59条排于误治变证之前，是辨病发阴阳之后，又示人“阴阳自和”方为愈病之条件。因此对以下的第60、61、

62、63、64、65、66、67、68、69、70 等条，有其指导意义，也为救治坏证指出了原则。

从第 60 条至 70 条的误治变证中，有内外俱虚的身振而寒、阳虚阴盛的烦躁、营卫俱虚的身疼痛、肺热作喘、心虚作悸、脾虚作胀、水挟肝气上冲、寒挟水气欲作奔豚以及汗后恶寒为虚、不恶寒但热为实的表里寒热虚实与五脏六腑等病，反映了伤寒与杂病共论的辨证论治典范。

第 71、72、73、74 等条，论太阳病表里不解的膀胱蓄水证，它以口渴能饮而小便不利为主。作者用假宾定主的笔法，先论胃中干燥，烦躁不得眠，欲得饮水的缺津证，然后引出若脉浮、小便不利、微热消渴的下焦蓄水的五苓散证。一为缺津，一为津聚。两者病理不同，证候易混，作者对比详辨以引人入微。

第 75 条论发汗太重，心肾阳气两伤，以致心悸欲按而两耳发聋，当与第 64 条的“其人叉手自冒心，心下悸、欲得按者”作比较，以见证有轻重，而治亦有区分。

第 76、77、78、79、80 等条，论胸膈火郁的虚烦诸证，从病理讲水多蓄于下而火多郁于上，故栀子豉证接五苓散证有其用意所在。另一意义是太阳病由经传腑则以蓄水为主；若由表传里则邪必先胸，故有胸中火郁的虚烦诸证。火郁于胸则心烦懊侬，如气不利则胸中窒，血不利则心中结痛；若下延入胃，则心烦腹满，卧起不安；若上热而脾寒则大便必溏而身热微烦。

第 81 条论栀子豉汤的禁忌证。

第 82 条论阳虚而水气泛滥的真武汤证，也同样属于水下火上的辨证意义。

从第 83 条至 89 条论不可发汗证，也是麻黄汤的禁忌证。不可发汗指其人虽为伤寒然又有阴阳气血营卫津液等不足，则属于伤寒挟虚之证，所以不能发汗。如果强发虚人之汗，则有便血、发痉、不能眴、寒栗而振等诸逆。结合49条的“尺中脉微”和50条的“尺中脉迟”来看，则禁汗的脉证至此方备。

第90、91、92条论病有先汗后下之常，也有先下后汗之变，更有表里缓急之治和两感风寒兼治与专治之异。在禁汗之后，提出什么是先治，什么是后治，什么是缓治，什么是兼治，什么是专治，确有总结以前、指导以后的意义。

第93、94、95三条并列分析三种不假药力而汗出的不同机制。第93条的“冒汗”可责其虚；94条的“战汗”为正拒邪从外解；95条的“自汗”则为邪风不解。三条互相比较，加强读者的辨证思维。

以上太阳病的表证叙述已毕，发汗与禁汗亦无复可议之时，作者笔锋由太阳转入少阳为病的证治。联系以前的二阳合病与二阳并病，可见太阳传入之邪并不固定某经的具体说明。

第96条论邪传少阳的热型和证候以及治法，亦可同37条的“设胸满胁痛者，与小柴胡汤”之文合参。

第97条论血气虚衰，邪中少阳而搏于胁下，同96条对比有续发和原发两种不同形式。

第99条论三阳合病的证候与治取少阳的方法；100条论少阳病挟虚的证治；98条论小柴胡汤的禁忌证；101条论治少阳其证不必悉具，以及误下少阳而柴胡证不罢者，可复与小柴胡汤。

第102条论伤寒挟虚的小建中汤证，既可与100条对看，也更应与第50条的“尺中迟者，不可发汗”相对比，而补出小建中汤的治疗方法。

小柴胡汤为柴胡剂加减诸方的代表，所以，在小柴胡汤主证的前提下，第103条论少阳兼阳明的大柴胡汤证；104条论少阳兼潮热的柴胡加芒硝汤证；105条论伤寒有十三日，过经阳明而谵语的胃燥内实的调胃承气汤证；106条论太阳病不解，热结膀胱，其人如狂而少腹急结的桃核承气汤证。此条列于小柴胡和大柴胡汤之后，作者用意是胸胁满用小柴胡汤；心下急用大柴胡汤；但少腹急结者则用桃核承气汤。以示上焦气郁，中焦热结，下焦血瘀的特点，这种气郁与血瘀相提并论对辨证启发甚大。

第107条论柴胡加龙骨牡蛎汤，而排列于桃核承气汤之后，因为此证有胸满烦惊、谵语等精神证候，以资与蓄血如狂、少腹急结的桃核承气汤证对比区别，而方知各自的病机重点所在。

第108、109条论肝胆之邪传脾乘肺的变化，曰纵曰横，寓有气亢妄行无忌之意。

从110条至119条论误用火疗的种种坏证。其中有很多值得我们借鉴之处。至于其中的救逆汤、桂枝加桂汤、桂枝甘草龙骨牡蛎汤，在临床治疗仍被广大医家临床所习用。

第120、121、122、123条论太阳病误吐的变证。120条论吐后中寒；121条论吐后内烦；122条论吐后客热不能消谷；123条论太阳病极吐下，胃中不和而郁郁微烦。误吐后共分四证，有寒有热，互相对看，以尽辨证之长。

第124、125、126条论太阳随经瘀热在里的热与血结证。应与106条的桃核承气汤证相对比，以辨热大于血、瘀大于热、瘀热皆轻的三种病情。

第127条论太阳病蓄水。若小便利的为茯苓甘草汤证，以饮水多必心下悸；若小便少的为五苓散证，饮水之后必苦里急。此条应与73条进行联系，其义方全。

《辨太阳病下篇》共有条文51条。

第128、129条内容论结胸与脏结的证候。作者把结胸为实，脏结为虚，结胸为热，脏结为寒而互相对比介绍，以加强辨证认识。

第130条论脏结无阳证；131条论结胸与心下痞的成因，从脏结以论结胸不但是互相发明，在写法上也有假宾定主的含意。

第132、133条论结胸下之太早则死；当下不下使证情加剧亦死。两条合在一起体会其义更备。

第134条论误下的大结胸证与治法。文中的“阳气内陷”遥对第15条的“其气上冲”以说明误下的两种可能。若误下不结胸的，而有热与湿结小便不利的身必发黄证，以辨同一误下，而有水结和湿郁的不同。

第135条论结胸三症：即脉沉紧，心下痛，按之石鞕。抓住三症辨结胸则可无遗。

第136、137条论结胸与大柴胡证、大承气证的鉴别与分析。

第138条论小结胸三症：即正在心下，按之则痛，脉浮滑。应与135条的大结胸三症对比，则大小轻重之分自明。

第139条论其人本有水饮，若太阳之邪化热入里与饮相搏则成结胸；若不成结胸而下利不止的则为协热利。误下的原因相同，而有两种不同发病形式。

第140条论以脉测证，以喻误下诸般变证的发生。

第141条论水疗劫热，以致水热稽留体表，以及寒实结胸的证治。

从以上的第128、131、132、133、134、135、136、137诸条来看，是集中地论述大结胸的病因、证治、禁忌、预后等问题；129、130两条论脏结成因。它详于证候而略于治法，所以它是以结胸的类证而出现。

第142条论太少并病，因有“时如结胸”的证候，故列于结胸证之后。

在太少并病之后，第143、144、145三条论妇人热入血室的证治。此证因与少阳有关，而证又有如结胸状，载于此处，颇引人深思。

第146条论太少并病；147条论少阳病兼脾寒；148条论

少阳证的阳微结而与纯阴结的分析，示人少阳气郁而有类似少阴证候的问题。

第 149 条是一证三变，辨证引人入胜，并且开心下痞证治之端。

第 150 条进一步论述误下少阳可以导致结胸证，还可引起下利不止，水浆不下之症。

第 151 条论痞证按之自濡的特点，乃是画龙点睛之笔。

第 152、153 两条，一为实证，一为虚证，虽皆有心下痞而又不属于主证，故可目之为心下痞的类似证。

第 154 条论热痞。在热痞的前提下，155 条指出恶寒汗出的上热下寒痞，两条相连，各表一支。

第 156 条论水痞，关键在于小便不利；157 条论饮气痞，与水痞互相发明。

第 158 条论脾虚客气上逆痞，而痞与利皆重又心烦不安。

心下痞为胃气不和之证，若不用泻心汤而误用下法，则使人下利不止。为此，159 条针对下利而出理中、固涩和利小便的不同的辨证与治法。

第 160 条论水气痞而气血虚衰，久而成痿；161 条论痰气成痞而噫气不除；163 条论协热下利，心下痞鞕的表里不解证。

在此，挟有 162 条下后邪热迫肺的麻杏甘膏汤证，应与 63 条合看。

第 164 条论心下痞而表未解，应先解表，后治其痞；165 条论肝胃气结的呕吐下利心下痞。

第 166 条论胸中实；167 条论胁下素有痞。

总而言之，从 149 至 167 条，主要围绕痞的证候，或在心下，或在胁下，或在胸中，或虚或实，或寒或热，或寒热相混，其中辨证分析使人咀嚼不尽。

第 168、169 条论白虎加人参汤证，170 条论白虎汤禁忌证，以见太阳之邪既有传少阳之机，也有传阳明之实。追溯96条之文对比，则其义自明。

第171条论太、少并病之刺法；172条论太、少合病的黄芩汤及黄芩加半夏汤证。由此而知并病与合病之治法不同。

第173条论胸热胃寒而不成痞，说明病机相似而症状不同。

第174、175条论寒湿痹痛，是论伤寒的类证，也是于伤寒中论杂病的方法之一。

第176条论白虎汤的表里热证，应与350条合看。

第177条论伤寒脉结代、心动悸，以示病始于太阳而后及于少阴，以见表里阴阳相配之义。

《阳明病篇》共有84条。

第179条论阳明病的里实证，其成因有三，其中以正阳阳明为主。

第180条论阳明病的提纲胃家实。意在言外，作者认为若辨出了阳明病的“实”则达到辨证要求。

第181条论阳明病成因；182条论阳明病外证；183条论阳明胃实而无复传；184条论阳明病始虽恶寒而后即反汗出恶热。

第185条论发汗不彻而邪传阳明，传阳明则见濈濈汗出；186条论邪传阳明则见脉大。两条合参，以辨阳明受邪之脉证。

从179条至186条是阳明燥热为病的总论，强调了阳明里证的不大便和外证身热汗自出而不恶寒。

第187条阳明与太阴相表里，有从湿从燥两种病理变化；188条接186条言若伤寒之邪系于阳明而不犯脾则其人可见濈然汗出。

第189条论阳明中风而邪气浮泛于外，故不能下；188条是邪已传入里，故见濈濈汗出。

第 190 条以能食不能食辨中热和中寒。可以体会伤寒与杂病并论的这一事实。

第 191 条论阳明中寒的不能食，不是燥屎的不能食；是中虚的手足濈然汗出，不是胃实的手足濈然汗出。虽然也大便鞕，但只是初头鞕而后必溏。这是病人欲作固瘕，非是阳明胃家实病。此条从杂病角度鉴别伤寒胃家实之法。

第 192 条论阳明寒湿等证。若胃气复，谷气胜，则有汗出作解之机。

第 193 条论阳明病欲解时，列于谷气胜之下有作者用意之处。

第 194 条从不能食和脉迟以辨阳明胃虚，故不可用下法。应与 191 条合参。

第 195 条论寒湿发黄而作谷疸，以见因湿而发黄的有湿热与寒湿之异，而尽辨证之全。

有 196、197 条论阳明有汗为实，反无汗则为虚。阳明病中亦有寒证、湿证、虚证，可见并非只论伤寒，实亦兼论杂病。

第 198 条论阳明病的火邪上炎；199、200 条论阳明病湿热发黄。

第 201、202、203、204、205 等条论阳明热在外而未入里，因里未实故禁用攻下。

第 207 条论阳明可下的轻症，应同 208 条相对比。

第 208 条论燥屎可下在于其有潮热。若其热不潮，即使腹胀而大便不通，也不能用大承气汤，只能用小承气汤调和胃气。

第 209 条论阳明病有潮热，如大便鞕时方可下，以补 208 条的未了之义，以及测验大便是否成躁，也是水到渠成之笔。其辨证关键在于转气与不转矢气，所以第 208 与 209 两条合观，方尽其义。

第210条论阳明实则谵语。然同时忌阴竭的直视与喘满下利；211条又补出谵语又忌正虚的脉短。

第212条论大承气汤证及当下不下的预后和转归。

第213、214条论汗多胃燥、便硬谵语，证在虚实之间，或谵语潮热，脉不沉实而反滑疾者，均宜小承气汤代替为允。

第215条承上条继论谵语潮热而反不能食，反映了肠实胃满燥屎已成。同第191、194条对看，若能食主大便虽硬而未成燥屎。前者以大承气汤，后者则用小承气汤。

第216条论阳明在经之热不解，而有热入血室之受，也是专指妇人之病。

第217、218条论阳明病兼经邪不减，邪过经乃可下。若阳明病脉沉而喘满，则不可反发其汗。两条合参，以见阳明汗下之依据。

第219条论三阳合病若热盛者治用白虎汤；220条论二阳并病已成实的治用大承气汤；221条论三阳合病，热在膈脘的治用栀子豉汤；222条继221条若见热在中焦而渴欲饮水的治用白虎加人参汤；223条继222条若热在下焦而小便不利的则用猪苓汤。仲景设方御变，是为阳明病开手三法，总为热盛而不成实者设治。

第224条论猪苓汤的禁忌证。

第225、226条论脉浮而迟，表热里寒与中寒不食、饮水则哕。此处阳明的寒证似与上述热证作比较，以加强辨证之思维。

第227条论阳明热在经作衄；228条论阳明热在上则心烦头汗出；229条论阳明之邪不实而少阳之邪不解；230条论阳明虽不大便、苔不黄而胁下满，则病不属阳明而属少阳。以上诸条皆为阳明热证而未犹成实之辨。

第231、232条论三阳合病，脉弦浮大有刺阳明、解少阳以及发太阳之汗的各种辨证。

第233条论阳明病津液内竭的不可攻而可导的辨证。应与承气汤诸证对比。

第234、235条论阳明病经表之邪不解可以发汗之证。

第236条论湿热发黄证治。若与燥热之证对比则更为突出。

第237条论阳明病蓄血其人喜忘。可与太阳蓄血合观。

从第238条至242条，论阳明病可攻与不可攻的辨证。

第243条论胃寒作呕；244条论误下成痞，或寒入阳明，或阳明成燥，或为蓄水的不同辨证。

第245条论汗出太多，阳绝于里，亡津液于外，大便因鞕，而含有论阳明病因成分。

第246条继上条论阳绝于里之脉；247条论脾约证治。以上三条皆论亡失津液而阳绝于里的病变。

第248条论胃燥的蒸蒸发热；249条论吐后伤液的腹胀满，皆用调胃承气汤和其胃气。

第250条论阳明病不大便，微烦，小便数，大便因硬的小承气汤证。

第251条论阳明病屎虽硬而未成燥，以其尚能食，故以小承气汤微和之。若服后仍不大便可制大其服，与小承气汤一升。凡用大承气时，须小便利屎定硬乃可攻之。

从248条至251条，是论可下之证，然有在胃在肠、成硬成燥之分，故三个承气汤证交相穿插，使人增强辨证论治水平。

第253、254、255条论阳明病三急下症，为急下存阴、泻火全水之法。但其下证的辨证重点在于救阴，可见阳明病延误时机，每以亡阴告败。

第255条论腹满不减的可下证；256条论阳明少阳合病，虽有热证而大便必下利。若阳明病腹胀满疼痛，脉滑而数，舌黄不退，则当用大承气汤泻下。

第 257 条论阳明热与血瘀的发热不解证治。应与 237 条的“本有久瘀血”证合参。

第 258 条论阳明热迫于肠而下利脓血，同 257 条是一种原因所发生的两种病变。

第 259 条论寒湿发黄不可下；260 条论湿热发黄而里实腹满则可下。

第 261 条论身黄发热的栀子柏皮汤证；262 条论伤寒瘀热在里，身必发黄的麻黄连轺赤小豆汤证。

以上所论的 260 条论湿热在里，262 条论湿热在表，261 条论湿热介于表里之间，故三方合看，方尽其治。

《少阳病篇》共有 10 条。

第 263 条论少阳病的提纲证。

第 264、265 条论少阳经或中风或伤寒的脉证。对少阳经证的治法只能和解，而禁发汗与吐下。

第 266 条论太阳之邪转入少阳的证候和治法。

第 267 条论误治少阳发生的坏证。应与 264、265 条的汗吐下坏证同看。

第 268 条论三阳合病而热在少阳的盗汗症；269 条论伤寒六七日，邪从少阳之枢有入阴的机转。

第 270 条承上条论三阴不受邪，以其人能食而不呕乃胃阳不衰之故。

第 271 条论少阳邪解之脉；272 条论少阳欲解之时。两条互相联系，以见欲解的脉、时特点。

少阳病的大部分内容已在太阳病篇第 96 条至 108 条进行了论述，因此，可与有关条文加以参考。

《太阴病篇》共为 8 条。

第 273 条论太阴病的提纲证。应与阳明病的胃家实对比，以见寒热虚实反映在脾胃上各自不同的证情。

第 274 条与 276 条合看，是论太阴经表的证治。

第 275 条论太阴病的欲解时。列于 274 条“阳微阴涩而长为欲愈”之后，有其相互借助之用意。

第 277 条论自利不渴属太阴。应与 282 条的“自利而渴者，属少阴也”互相对看。

第 278 条论太阴湿热发黄的脉证和脾家实浊邪作解的机转。

第 279 条论脾家气血不和的腹满时痛和邪转阳明的大实痛证。

如果把 277、278、279 条列在一起体会，作者先论寒，后论湿，最后再论实，以穷太阴为病有主有次的辨证层次。

第 280 条论太阴病大便利而脉弱的腹满疼痛时，则宜减掉大黄，因其人已是胃气虚寒之故。

《少阴病篇》共有 45 条。

第 281、282 条论少阴病的提纲，而以阴阳两虚的脉证和阳虚不蒸腾津液的病理变化为主。

第 283 条论少阴亡阳；284 条论少阴被火；285 条、286 条论少阴不可汗下之证。

以上 4 条说明少阴有治疗之禁，应从阴虚阳虚两方面加以辨认。

第 287 条论脉紧变微，手足反温；288 条论利止手足转温；289 条论阳回而时自烦欲去衣被；290 条论脉阳微阴浮而为欲愈，以反映正邪进退阴消阳回之机。

第 291 条论少阴病欲解时，列于 290 条之后，其意与太阴篇同。

第 292 条论少阴病吐利，手足不逆冷反发热者不死；293 条论少阴之邪外出太阳，而一身手足尽热，以热在膀胱必便血的机理。

以上的 287 条至 293 条都以少阴寒证而出现阳复的热象，便为可治之据。

第294条论少阴阳虚但厥无汗，若强发其汗，必动其血，可构成小便难而口鼻出血的“下厥上竭”的危证。

第295条论少阴病，身踡而利，手足逆冷；296条论吐利、烦躁、四逆；297条论下利止而头眩、时时自冒；298条论四逆恶寒而身踡，脉不至，不烦而躁；299条论少阴病六七日而息高；300条论自利，复烦躁不得卧。以上诸证反映了阴寒内盛，阳气已败，真气已竭的死证。可从各个证候的特点而分析出其所以构成死证的原因和证候反映。

归纳起来，从281条至300条属于少阴病篇的总论部分。它阐述了少阴阴阳水火升降出入方面的病理变化和证候特点；以及阴阳盛衰、正邪进退与有关少阴病预后的问题。所以，它是少阴病的纲领，而指导少阴病的辨证论治。

第301条论少阴病始得之而太阳表邪不解的“两感”证。可与92条的“病发热头痛，脉反沉”合看，以见太阳少阴为表里的关系。

第302条继论301条的证候，若延至二三日，而无少阴里寒时仍可微发其汗的治则。

第303条论少阴阴虚热证，以心中烦，不得卧之症为主。从中可以体会少阴为病关于心肾水火的问题。

第304、305条论少阴病的附子汤证。它一是少阴阳虚背部恶寒，一是少阴阳虚骨节痛而手足寒。背为阳之府，四肢为诸阳之本，故以两条的寒象而辨少阴阳气之衰。

第306、307、308条皆论少阴病下利脓血，其中有寒热之分和涩肠止利与泻热止利之不同。

第309条论少阴病吐利以但吐为主的吴茱萸汤证。应与378条对比，其义自明。

第310条至313条论少阴病的咽痛。少阴经脉“其直者，从肾上贯肝膈，入肺中循喉咙”，故少阴病而又有咽痛的特点，然有寒热不同的证治。

第 314 条论少阴病下利的白通汤证；315 条论服白通汤利不止，厥逆无脉，干呕烦者。反映了不但伤阳，且也伤阴，应与白通汤加猪胆汁阴阳两顾，也含有从治之法示范。

第 316 条论少阴病阳虚水泛的真武汤证；317 条论少阴病里寒外热的通脉四逆汤证。

第 318 条论少阴病阳郁不伸的四逆散证，应与少阴病阳虚寒证作对比。

第 319 条论少阴病阴虚有热蓄水证。可与 316、303 条对比：比水分寒热，比证分阴阳，比火上水下的心烦不得眠。

第 320、321、322 条论少阴病的三急下。应与 252、253、254 条合观，以见燥热伤阴急下的角度各有不同。

第 323 条论少阴病脉沉者，急温之，宜四逆汤。它列于急下之后，以资同燥热亡阴、阴寒亡阳互相对比然各有所重。

第 324 条论胸中痰实和膈上有寒饮证治；325 条论呕而汗出必数更衣的证治。

以上两条合观，以辨证分虚实、治有补泻的不同。亦可同 166 条合参为更善。

《厥阴病篇》计有 56 条。

第 326 条论厥阴病的提纲证，以风阳之气撞心，心中疼热，而又脾胃虚寒，食则吐蛔，下之利不止的寒热错杂症状为主。

第 327、328、329 条论厥阴欲愈的脉、时、证，义同于上。

第 330 条论阳气虚寒不可攻下。应同 335 条的“厥应下之”的可下证合参。

第 331 条论阴寒厥，后见阳复发热，则下利必自止，如厥则复又下利。

第 332 条论热与厥的胜复情况，以及阳热太过而不罢者必发痈脓。

第 333 条论太阴中寒，误用黄芩汤，其腹必冷。若反能食者，名曰“除中”，故预后不良。

第 334 条论厥热胜负，若阳复太过而反汗出则发喉痹；若发热无汗而利不止，必便脓血。此条应与 332 条合看，以证热邪伤阴而有在上在下在外之分。

第 335 条论阳热厥的前热者后必厥的证候与治法。此条应与 354 条的阳虚寒厥对比，也应同 330 条的“诸四逆厥者，不可下之”合看。

第 336 条仍论厥热胜复的辨证。

第 337 条论厥的病机和症状。此条与第 7 条、第 58 条的阴阳辨证，阴阳辨病机，阴阳辨治法，形成鼎足而三。

第 338 条用宾主笔法写出脏厥与蛔厥的分析和蛔厥的证治。

第 339 条论热少厥微的病欲愈与厥而呕、胸胁烦满的其后必便脓血。

第 340 条论冷结在膀胱关元的小腹满而手足厥冷。

第 341、342 条论厥热胜复的热不除或阳气退的证候特点。

第 343、344、345、346 条论阴盛绝阳的死证。

第 347 条论脉虚复厥不可下。应与 330 条合看。

第 348 条论发热而厥，七日下利的难治之证。

第 349 条论寒厥可灸；350 条论热厥可清；351 条论血虚受寒之厥的治法；352 条论内有久寒的治法；353、354 条论阳虚寒厥治法；355 条论胸中实厥的治法；356 条论心下水气致厥治法；357 条论邪郁于里，寒热错杂的厥利治法。以上诸条应对比分析，方见辨证之精。

第 358 条论寒利的前驱证候；359 条论食入口即吐的证治。

第 360、361、362、363、366、367、368、369 条论下利预后的生死诊断。

第 364 条论下利清谷应先温里不可发汗，当与 91 条合观。

第 366 条论阳气虽虚而犹能与邪相争而作解的特点。

第 365 条论下利所见之脉不同，而其病机也随之不同。是乃以脉测证之法。

第 367、368、369 条论下利预后的生死诊断。它与手足厥的预后互相呼应。

第 370 条论下利清谷，里寒外热的治法；371 条论热利下重的治法。两条应加对比，以分寒热下利之证。

第 372 条论里寒与表邪的治则，应与 91 条合参。

第 373 条论厥阴热利的证治；374 条论热结旁流的证治；375 条论下利虚烦的证治。

以上从 367 条至 375 条皆围绕下利问题，或辨其预后，或辨其寒热虚实，以及与它相应的治法。

第 376 条论因内痈致呕而不可治呕之理。此条应与 19 条同参。

第 377 条论里寒外热之呕；378 条论肝胃寒饮上逆之呕；379 条论脏病还腑之呕。

以上三条皆围绕呕的问题加以辨证论治。

第 380 条论虚寒作哕；381 条论六腑邪实作哕。虚实两证对比发挥，以加强辨证论治。

厥阴篇的下利、呕吐、哕逆是论杂病之文，而非尽为伤寒而设。

《霍乱病篇》共有 10 条。

第 382、383 条论霍乱为病的特点，而以吐利、发热、身疼恶寒的证候为准。

第 384 条承以上两条辨霍乱与伤寒的证候鉴别，以及病属阳明后的各种判断。

第 385 条论下利阳亡阴竭的证治；386 条论霍乱吐利，头痛，发热，身疼痛的前提下：若热多欲饮水的治用五苓散；寒多不用水的治用理中丸。387 条论吐利止而身疼不休，当消息和解其外，宜桂枝汤。此条可同 91 条合参，亦可理解为服四逆辈后的吐利止而身痛不休的治法；388 条论吐利汗出阳气虚、津液竭的证治；389 条论吐利大汗出，下利清谷，里寒外热，脉微欲绝的证治。可与 368 条合参，以尽四逆汤之治。至于第 390 条论吐已下断，阴阳并竭的证治。

从 385 条至 390 条，每条下皆有治法，但有理中、四逆、四逆加猪胆汁的不同。至于五苓散以利水湿，桂枝汤以解外邪，则为消息权衡之治而设。

第 391 条论病愈脉平而小烦不解的原因，自可损谷则愈，而勿需进行治疗。

《阴阳易差后劳复病篇》共有 7 条。

第 392 条论伤寒阴阳易病证与治法，病变在于少阴、厥阴之分，证候在于头不举而少腹里急。

第 393 条论大病差后劳复发热的证治，其中也兼有对食复的证治。

第 394 条论伤寒差后更发热的证治：其一，脉弦者用小柴胡汤；其二，脉浮表不解者用桂枝汤；其三，脉沉实者则以调胃承气汤下之。

从以上两条可见，劳复发热而治在于胃。若邪羁三阳而不解者，则有汗、下、和之治。

第 395 条论差后腰以下肿；而 396 条论差后胸上有寒；397 条论伤寒解后，胃中气阴两伤、气逆欲吐的证治。

从 395 条至 397 条是以上、中、下三焦的病变立论，以辨大病差后之治。

第 398 条论病人脉已解，而日暮微烦，损谷则愈的机理。应与 391 条合观，以体现大病差后节饮食的重要性。

二、古今剂量折算表

汉代剂量	折合十六进位市制单位	折合公制（克）
一两	一钱	3 克
一升	六钱至一两	18 克至 30 克
一方寸匕	二钱至三钱	6 克至 9 克
一钱匕	五分至六分	1.5 克至 1.8 克

按：关于剂量之标准，古今不一。汉时六铢为一分，四分为一两，即二十四铢为一两。处方应用时，一方面根据前人考证的量制折算，更重要的是依据临床实践。除表中所列剂量外，又有云厚朴一尺者，折合公制为 30 克。云如鸡子大，折合 45 克。凡云若干升者，若作容量计算，以折合 60 至 80 毫升为宜。余如杏仁、桃仁、大枣、栀子、枳实、附子、水蛭、虻虫等以个数计算者，均结合实际情况，比较它药的配伍，灵活运用。表中折合公制，是以十六进位市制单位，等于 30 克约略计算。

本剂量折算表，以 1963 年出版的全国中医学院统一教材《伤寒论讲义》为依据。

三、方剂索引

二　画

三　画

四　画

五　画

六　画

七　画

八　画

九　画

十 画

十 一 画

十 二 画

十 四 画

四、条文索引